TRAITÉ

COMPLET

D'ANATOMIE.

TOME SECOND.

AF344249

TRAITÉ COMPLET D'ANATOMIE,

OU

DESCRIPTION

DE TOUTES LES PARTIES

DU CORPS HUMAIN;

PAR M. SABATIER,

Membre du Collége & de l'Académie Royale de Chirurgie de Paris, de celle des Sciences, de celle de Wilna en Pologne, de celle de Marine; Professeur Royal en Chirurgie, Chirurgien-Major & Consultant de l'Hôtel Royal des Invalides, &c. &c.

TROISIÈME ÉDITION.

TOME II.

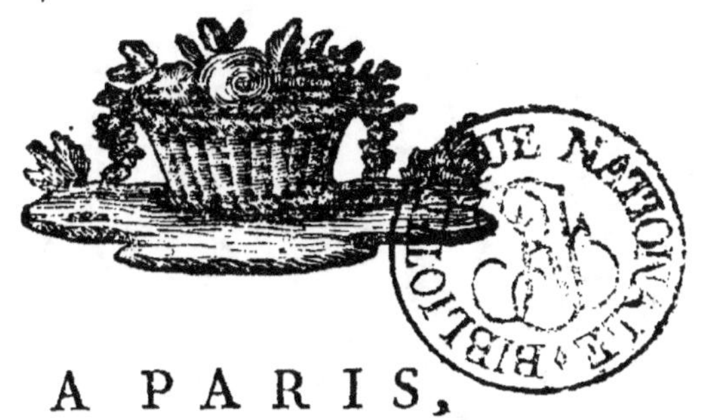

A PARIS,

Chez THÉOPHILE BARROIS le jeune, Libraire, quai des Augustins, N°. 18.

M. DCC. XCI.

TABLE
DES DIVISIONS
DU SECOND VOLUME.

DE LA SPLANCHNOLOGIE.

Fin de la Table des Divisions.

TRAITÉ

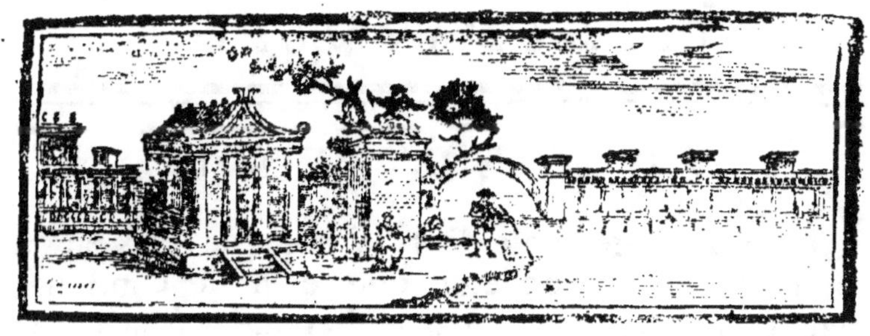

TRAITÉ D'ANATOMIE.

DE LA SPLANCHNOLOGIE.

La Splanchnologie traite des viscères & des principaux organes, c'est-à-dire, des parties dont la structure est plus ou moins composée, & qui sont logées dans les grandes cavités du corps; ou de celles qui, sans y être contenues, exercent, comme les premières, des fonctions importantes.

Les grandes cavités du corps sont au nombre de trois : la tête, la poitrine & le bas-ventre.

DE LA TÊTE.

Outre le cerveau qui est renfermé au-dedans du crâne, la tête présente les organes de la vue, de l'ouïe, de l'odorat, du goût, & la plupart de ceux qui servent à la déglutition.

Tome II.   A

DU CERVEAU.

On donne généralement le nom de cerveau à toute la maſſe moëlleuſe que le crâne contient; mais ce nom convient particulièrement à ſa partie ſupérieure & antérieure. Les deux autres, une inférieure & poſtérieure, l'autre inférieure & moyenne, portent ceux de cervelet & de moëlle alongée. La moëlle de l'épine, qui eſt une continuation de cette dernière, & qui, ſortant par le grand trou occipital, ſe continue au dedans du canal des vertèbres, fait auſſi, en quelque façon, partie du cerveau, & doit être décrite avec lui.

Toutes les parties du cerveau ſont recouvertes de trois membranes; une externe que l'on appelle la dure-mère; une moyenne que l'on nomme arachnoïde, & une interne, qui eſt connue ſous le nom de pie-mère.

De la Dure-mère.

La dure-mère eſt d'une épaiſſeur aſſez conſidérable, & à-peu-près égale dans toute ſon étendue. Elle tapiſſe toute la cavité du crâne à laquelle elle eſt fort adhérente, plus cependant à ſa baſe & à l'endroit des ſutures, qu'ailleurs. Cette adhéſion n'eſt pas ſeulement le réſultat du contact immédiat; elle eſt encore produite par des fibres qui ſe gliſſent à travers les ſutures, ou qui s'introduiſent dans la ſubſtance des os, & par des vaiſſeaux ſanguins qui s'y portent auſſi. Les points rouges qui ſe voient ſur la ſurface de la dure-mère, lorſqu'on vient de la détacher de la portion du crâne dont elle étoit couverte, & les injections, prouvent l'exiſtence de ces vaiſſeaux.

L'adhéfion de la dure - mère au crâne, montre affez que cette membrane ne peut exercer aucune efpèce de mouvement. Les fibres nombreufes & faillantes que l'on apperçoit quelquefois dans fon tiffu, avoient fait penfer à Pacchioni & à plufieurs autres, qu'elle pouvoit être mufculeufe & fufceptible de contraction & de relâchement; mais cette idée n'eft plus adoptée par perfonne. Cependant, lorfqu'on met la dure-mère à découvert dans une étendue un peu confidérable fur un animal vivant, elle s'affaiffe & fe relève alternativement. Ces mouvemens, ifochrones à ceux de la refpiration, & tels que le premier a lieu dans l'infpiration & le fecond dans l'expiration, ne lui appartiennent pas en propre; ils lui font communs avec toute la maffe du cerveau. Daniel Schlitting, qui a communiqué à ce fujet, en 1750, un Mémoire fort intéreffant à l'Académie royale des Sciences, donne pour caufe de ce phénomène, que dans l'infpiration, le fang parcourant les poumons avec plus de facilité, il fe fait une forte de dérivation qui l'entraîne du côté où il trouve le moins de réfiftance. Celui que contiennent les oreillettes & le ventricule droit, fe porte dans les poumons; celui des veines caves tombe dans l'oreillette droite, & les veines fous-clavières, ainfi que les jugulaires voifines, fe défempliffent. Dans l'expiration, au contraire, le fang eft reçu plus difficilement dans les poumons. Le ventricule droit a plus de peine à fe vider; il fe fait une forte de ftagnation dans l'oreillette droite, dans la veine cave & dans celles qui viennent s'y rendre, & les vaiffeaux du cerveau ne peuvent fe défemplir.

A cette première caufe, qui étoit déja connue de Santorini, il s'en joint une feconde que Haller a découverte au moyen de l'expérience, & sans en être averti. Le thorax, qui se contracte & se resserre en tout sens dans l'expiration, comprime le cœur, les poumons & les gros vaisseaux, & détermine le sang à refluer dans les vaisseaux du cerveau qui se gonflent, & forcent la masse à s'élever.

Sans doute il n'arrive rien de semblable, tant que le crâne est dans son intégrité; mais au moins les parties du cerveau ont-elles une tendance réelle à se mouvoir. Ainsi ce viscère doit éprouver pendant l'expiration, une sorte de compression qui cesse bientôt pendant l'inspiration suivante. La même chose ne peut manquer d'arriver dans les inspirations fortes & long-temps continuées; car il faut que les mouvemens de la respiration se succèdent alternativement, & d'une manière qui ne soit ni trop lente, ni trop précipitée, pour que le sang traverse librement les vaisseaux des poumons.

La dure-mère est composée de deux lames unies ensemble par un tissu cellulaire assez serré, que l'on apperçoit aisément en examinant l'épaisseur de cette membrane, & qui leur permet de glisser l'une sur l'autre, lorsqu'on en tient un lambeau entre deux doigts que l'on fait mouvoir en sens contraire. L'extérieure est comme celluleuse sur ses deux faces. L'intérieure est lisse & polie en dedans, & continuellement humectée d'une sérosité fine, que l'on a cru pendant long-temps être fournie par des glandes logées dans son épaisseur, mais que l'on fait à présent suinter de tous les points de sa surface, par les pores dont elle est percée. La première n'a d'étendue que ce qu'il lui en faut pour tapisser la cavité du crâne. La seconde en a beaucoup davantage, & se repliant sur elle-même, forme des espèces de cloisons, ou plutôt des replis qui sont au nombre de sept, trois grands & quatre petits.

Les trois grands sont la faux du cerveau, la tente & la faux du cervelet. Les petits sont appelés sphénoïdaux, eu égard à leur situation.

La faux du cerveau est le plus considérable de tous; elle a la figure de l'instrument dont elle porte le nom. On y distingue une pointe, une base, & deux bords, l'un convexe & l'autre tranchant. Elle partage la cavité qui contient le cerveau proprement dit, en deux parties égales. Sa pointe tient à l'apophyse *crista galli*. Sa base est appuyée sur le milieu de la tente du cervelet. Son bord convexe est fixé à toute l'étendue de l'épine coronale interne, aux bords de la gouttiere formée par la réunion des deux pariétaux, & à ceux de la branche supérieure de l'épine cruciale de l'occipital; & l'inférieur qui ne tient à rien, & qui est, pour ainsi dire, en l'air, descend entre les deux hémisphères du cerveau, jusqu'au voisinage du corps calleux. Son usage est non-seulement d'empêcher que les deux parties du cerveau ne pèsent l'une sur l'autre, quand on est couché sur l'un des deux côtés, mais encore de prévenir les concussions de la partie supérieure de ce viscère, comme les inégalités de la base du crâne préviennent celles de sa partie inférieure. La faux est fort petite dans la plupart des animaux, mais leur cerveau a moins de volume, & ses circonvolutions, qui ont beaucoup de saillie, sont reçues dans des cavités creusées profondément au-dedans du crâne, & qui ont le même effet.

La tente du cervelet est située à la partie postérieure & un peu inférieure du crâne. Elle a la forme d'une cloison, & sépare la cavité qu'occupe le cerveau d'avec celle dans laquelle le cervelet eſt contenu. Ses attaches ſont aux branches tranſverſales de l'épine cruciale de l'occipital à l'angle poſtérieur & inférieur des pariétaux, & au bord ſupérieur du rocher, juſqu'auprès des apophyſes clinoïdes poſtérieures. Elle eſt percée à ſon milieu & à ſa partie antérieure d'une ouverture étroite & comme terminée en pointe en arrière, & plus large en devant, par laquelle paſſe le commencement de la moëlle alongée. La partie la plus large de la faux du cerveau tombe ſur ſa partie moyenne, & la partage en deux parties latérales. Ces deux replis empruntent leur fermeté l'un de l'autre ; car ſi on coupe l'un des deux, l'autre s'affaiſſe & perd toute ſa tenſion.

La tente du cervelet eſt plus élevée à ſa partie moyenne que ſur ſes parties latérales, leſquelles forment de chaque côté un plan incliné qui ſe termine au bord ſupérieur du rocher, & qui ſe continue ſur la face voiſine de cette apophyſe. La diſpoſition dont il s'agit la rend plus propre à empêcher que les lobes poſtérieurs du cerveau ne pèſent ſur le cervelet, comme ils le feroient ſi la tente étoit placée dans une direction tranſverſale. Car, comme la peſanteur des corps qui portent ſur des plans inclinés, ſe décompoſe en deux forces, dont l'une agit perpendiculairement, & l'autre parallèlement à ces plans, celle du cerveau doit porter en grande partie ſur l'éminence oſſeuſe du temporal. Il faut cependant avouer que toute la tente du cervelet ne deſcend pas uniformément de derrière en devant, & qu'il y a une partie de cette cloiſon membraneuſe qui ſe porte obliquement de devant en arrière, juſques vers la protubérance occipitale interne ; mais l'extrémité du lobe poſtérieur du cerveau qui appuie deſſus, eſt peu confidérable, & fe trouve fuffifamment foutenue par cette protubérance.

La faux du cervelet eft affez femblable à celle du cerveau, fi ce n'eft qu'elle eft beaucoup plus petite, & que fa partie la plus large eft en haut, & fa partie la plus étroite en bas. Elle tient fupérieurement à la partie mitoyenne & inférieure de la tente du cervelet. Sa pointe, qui fouvent eft comme bifurquée, s'étend jufqu'au grand trou occipital. Son bord convexe eft en arrière ; il tient à la branche inférieure de l'épine cruciale de l'occipital. Son bord concave eft en devant, &, pour ainfi dire, en l'air. Il eft logé dans le fillon qui fépare les deux lobes du cervelet, ce qui les empêche de pefer l'un fur l'autre dans les diverfes attitudes de la tête.

Les replis fphénoïdaux font fi petits, qu'à peine méritent-ils d'être remarqués. Deux font placés fur les côtés de la felle turcique, & deux au bord poftérieur des petites ailes du fphénoïde, ou des ailes d'Ingraffias. Les premiers s'étendent de la pointe du rocher à la partie externe & inférieure de l'apophyfe clinoïde antérieure. Ils ne paroiffent prefque point diftincts de l'extrémité antérieure de la tente du cervelet, & bordent latéralement l'enfoncement du corps du fphénoïde, que l'on nomme la foffe pituitaire. Les feconds augmentent un peu la largeur des foffes antérieures du crâne, & la profondeur de fes foffes moyennes. Ils s'enfoncent dans la fciffure de Sylvius, & empêchent peut-être que les lobes antérieurs du cerveau ne preffent fur les poftérieurs.

Les replis dont il vient d'être parlé font uniquement formés par la lame interne de la dure-mère, & ne doivent pas être confondus avec les prolongemens de cette membrane, qui le font par fes deux lames. Ceux-ci font auffi nombreux qu'il y a d'ouvertures qui vont de l'intérieur à l'extérieur du crâne.

Le plus confidérable eft celui qui accompagne la moëlle de l'épine. Il règne depuis le grand trou occipital jufqu'à la partie inférieure de l'os facrum, & dans toute cette étendue, il ne tient au feuillet ligamenteux qui tapiffe le canal de l'épine que par une fubftance cellulaire & graiffeufe lâche. Ses attaches à la circonférence du trou occipital font fermes & folides. Il eft auffi fixé dans l'intervalle de chaque vertèbre, par l'efpèce d'entonnoir qu'il forme en fe prolongeant fur les ganglions & fur le commencement des nerfs que la moëlle alongée produit.

On voit encore deux autres prolongemens de la dure-mère, d'une affez grande étendue, qui fe portent dans l'orbite, foit par le trou optique, foit par la fente fphénoïdale, & qui tapiffent cette cavité & lui fervent de périofte. Les autres font auffi petits qu'ils font multipliés. Ils fortent du crâne par tous les trous deftinés à tranfmettre les vaiffeaux fanguins & les nerfs, & vont en partie fe continuer avec le péricrâne, & en partie former des efpèces de gaînes qui embraffent ces organes, mais fans les accompagner fort loin.

La dure-mère, ainfi que toutes les autres parties du corps, a des artères & des veines fanguines. Elle renferme auffi dans fon épaiffeur des conduits veineux d'une nature particulière, que l'on nomme finus. Ses artères principales lui font fournies par les maxillaires internes, fous le nom de méningées ou d'artères moyennes de la dure-mère. Elles pénètrent dans le crâne par les trous épineux ou petits ronds de l'os fphénoïde, & fe portant de bas en haut, elles vont gagner la portion interne de l'angle inférieur & antérieur des pariétaux, d'où elles se répandent dans tous les sens, envoyant des ramifications en devant, en arrière & en haut. Les premières s'entre-croisent avec les artères antérieures, les secondes avec les postérieures, & les troisièmes avec celles du côté opposé, en passant par-dessus le sinus longitudinal supérieur. Les autres artères de la dure-mère viennent, les antérieures de la lacrymale, soit qu'elle sorte de l'ophthalmique ou de la méningée dont il vient d'être parlé ; les postérieures de la vertébrale, à l'instant ou elle pénètre dans le crâne par le grand trou occipital ; & les autres plus petites, de la pharyngienne supérieure, de l'occipitale, de l'artère postérieure des sinus caverneux, & des ethmoïdales antérieure & postérieure.

Les veines de la dure-mère accompagnent ses artères. Elles s'ouvrent dans les veines du cerveau ou dans les sinus logés dans l'épaisseur de cette membrane. Ces conduits, dont la forme est presque généralement triangulaire, reçoivent tout le sang des veines du cerveau, & le versent principalement dans les veines jugulaires internes. Les anciens n'en ont connu que quatre, qui font, le longitudinal supérieur, les latéraux, & le sinus droit ; mais on en a découvert beaucoup d'autres ; savoir, le longitudinal inférieur, les occipitaux postérieurs, les pétreux supérieurs & inférieurs, le circulaire de la selle turcique, les transverses de l'occipital, & les caverneux.

Le sinus longitudinal supérieur est un des plus considérables. Il règne dans toute la partie supérieure & moyenne de la dure-mère, & s'étend depuis le trou borgne ou épineux du coronal, jusqu'à la protubérance moyenne de l'occipital. Il est logé supérieurement dans une gouttière prati-

quée à la partie moyenne du coronal , fous le bord
fupérieur des deux pariétaux , & à la partie moyenne
& fupérieure de l'occipital , & occupe tout le bord
fupérieur ou convexe de la faux , ce qui lui a fait
donner le nom de finus falciforme. Un de fes côtés
eft fupérieur , & les deux autres font inférieurs &
latéraux. Le premier eft formé par la lame externe
de la dure-mère , & les autres par la lame interne
de cette membrane qui s'écarte de la première ,
& dont les feuillets s'adoffent pour donner naiffance
à la faux. Une membrane fort mince & différente
de la dure-mère , en tapiffe la cavité intérieure.
Cette cavité eft traverfée de brides membraneufes ,
qui s'étendent inférieurement d'un de fes côtés à
l'autre , fans obferver aucun arrangement régulier.
On y trouve fouvent quelques grains blanchâtres
ou jaunâtres , tantôt ifolés & tantôt raffemblés
en manière de grappe , dont le nombre varie beaucoup dans les différens fujets , & qu'un Anatomifte
Italien , nommé Pacchioni , a pris pour des glandes
particulières : mais ces corpufcules ne préfentant
point de tuyaux excréteurs , on ne peut adopter
cette idée. D'ailleurs , s'ils étoient glanduleux , ils
auroient fans doute des ufages relatifs au finus , &
cependant on en rencontre beaucoup ailleurs que
dans ce conduit. La furface externe de l'arachnoïde
en eft fouvent couverte à l'endroit auquel elle
tient à la dure - mère , dans toute la longueur
du finus dont nous parlons , & on en trouve auffi
à la furface externe de la dure - mère , au voifinage du même finus où ils font entaffés en grand
nombre , & où ils forment une élévation qui
répond à un enfoncement creufé à la partie antérieure & fupérieure de chacun des deux os pariétaux.

Le finus longitudinal fupérieur eft étroit anté-

rieurement, & s'élargit de plus en plus, à mesure
qu'il se porte en arrière. Il reçoit les veines qui
reviennent de la partie supérieure des hémisphères
du cerveau. Lower est le premier qui ait remarqué
que ces veines se glissent obliquement dans l'épaisseur des membranes qui le forment, à-peu-près
comme le canal cholédoque & les deux uretères
dans celles du duodénum & de la vessie. Il dit
aussi qu'elles s'ouvrent toutes de derrière en devant,
en quoi il a été suivi par Vieussens, lequel en
excepte cependant deux ou trois, qui de la partie
antérieure vont à la postérieure. Ridley ensuite a
avancé que la moitié de ces veines alloit de derrière
en devant, & l'autre moitié de devant en arrière.
Santorini les a vues dans trois directions différentes : celles qui sont antérieures, & qui répondent au front, sont placées en travers ; celles qui
suivent vont de devant en arrière, & les postérieures de derrière en devant : celles-ci sont plus
amples & plus nombreuses. Enfin Nicolas Alberti,
auteur d'une Dissertation très - estimée sur la direction des vaisseaux, assure que la plus grande
partie de ces veines marche de derrière en devant,
mais que les autres qui sont un peu plus du tiers
de leur nombre total, marchent de devant en
arrière. Il ajoute que la disposition des premières
empêche que le sang ne coule dans le sinus avec trop
de rapidité, pendant que celle des secondes favorise
son cours lorsque la tête est penchée en devant,
& qu'il lui faut remonter contre son propre poids
pour se rendre dans le golfe des veines jugulaires.
On conçoit avec peine comment il peut y avoir
une diversité de sentimens aussi marquée sur une
chose de fait. La plus légère attention suffit pour
voir que toutes les veines qui s'ouvrent dans le
sinus longitudinal supérieur, s'y rendent de derrière

en devant, comme la plupart des modernes le disent. Lorsque j'en ai rencontré qui paroissoit avoir une direction différente, j'ai toujours vu qu'elles n'alloient point au sinus ; mais qu'elles se terminoient dans une des grosses veines qui y aboutissent. Pour me rendre plus certain de la marche de ces veines, j'ai souvent remarqué la manière dont celles qui communiquent avec les sinus latéraux & avec le sinus droit, venoit s'y rendre, bien persuadé qu'elle devoit être la même. Mon attente, à cet égard, n'a pas été trompée. J'ai vu les unes se glisser de devant en arrière , & les autres de derrière en devant, c'est-à-dire , d'une manière toujours contraire au cours du sang qui traverse ces sinus. Depuis que j'ai fait ces observations, j'ai trouvé qu'elles l'avoient été par Verhéyen.

La partie la plus large du sinus longitudinal supérieur va pour l'ordinaire s'ouvrir dans le sinus latéral droit, & quelquefois en même temps dans le gauche, de sorte qu'il se bifurque, & que le sang qu'il contient , se partage pour ces deux sinus , en se portant toujours en plus grande quantité dans celui-ci , qui est à droite.

Les sinus dont il s'agit, portent aussi le nom de transverses ; on pourroit leur donner encore celui d'occipitaux supérieurs , pour les distinguer de deux autres sinus que l'on appelle ordinairement occipitaux postérieurs , & quelquefois occipitaux inférieurs. Ils ne le cèdent point en capacité à la partie la plus évasée du sinus longitudinal supérieur , & deviennent de plus en plus amples , à mesure qu'ils approchent de leur extrémité inférieure. Ils s'étendent depuis la protubérance occipitale moyenne , jusqu'à la portion postérieure & inférieure des trous déchirés postérieurs , où ils s'ouvrent dans le golfe des veines jugulaires internes. Ils règnent d'abord le long du bord postérieur de la tente du cervelet, qu'ils abandonnent vers la base du rocher, pour descendre derrière cette apophyse, & ils font reçus dans les gouttières que préfentent les parties latérales de l'épine cruciale de l'occipital, dans celle qui fe voit à la face interne de l'angle poftérieur & inférieur de chacun des pariétaux, dans celle qui eft creufée dans l'angle lambdoïde des temporaux, & enfin dans cette gouttière qui fe trouve de chaque côté fur la partie inférieure & latérale de l'occipital, entre le grand trou de cet os & fon apophyfe angulaire. Des trois côtés qu'ils préfentent dans leur partie fupérieure feulement, le poftérieur appartient à la lame externe de la dure-mère, & les deux antérieurs, l'un fupérieur & l'autre inférieur, aux deux feuillets de la lame interne de cette membrane, dont le rapprochement fait la tente du cervelet. Depuis la bafe du rocher, leur forme ceffe d'être triangulaire, & devient en quelque forte cylindrique. Ils font alors logés dans l'écartement des deux lames de la dure-mère. On y obferve les mêmes brides & les mêmes corpufcules que dans le finus longitudinal fupérieur, & l'on voit dans toute leur étendue, fur la portion de la dure-mère qui les avoifine, des fibres dont la difpofition n'a rien de régulier, & qui s'entre-croifent les unes les autres. La même chofe fe remarque au voifinage du finus longitudinal fupérieur. Ces finus reçoivent un grand nombre de veines de la partie poftérieure du cerveau & de celle du cervelet, qui viennent s'y ouvrir au-deffus & au-deffous de la tente qui couvre le dernier de ces vifcères. Quelques-unes de celles qui appartiennent à la moëlle alongée, viennent auffi s'y rendre, en accompagnant le nerf de la huitième paire, mais plus en dehors que ce nerf. Celui du côté droit eſt pour l'ordinaire plus large & ſitué plus bas que celui du côté gauche. Preſque tout le ſang que les autres ſinus de la dure-mère contiennent, eſt verſé dans leur cavité, près leur union avec les veines jugulaires.

On donne le nom de ſinus droit à celui qui ſe rencontre entre la partie la plus large de la faux, & la partie ſupérieure & moyenne de la tente du cervelet. Il a peu de longueur, & s'étend obliquement de haut en bas & de devant en arrière. Un de ces côtés appartient au feuillet inférieur de la lame interne de la dure-mère, qui contribue à la formation de la tente du cervelet, & les deux autres aux deux feuillets de cette membrane, qui donnent naiſſance à la faux. Il préſente antérieurement les mêmes brides & les mêmes corpuſcules que les autres, & va s'ouvrir dans le ſinus latéral gauche. Le ſang qu'il reçoit vient du ſinus longitudinal inférieur qui aboutit à ſon extrémité antérieure, & de deux grandes veines logées dans l'épaiſſeur de la membrane qui unit les deux plexus choroïdes. C'eſt le quatrième ventricule des anciens, qui prenoient les deux latéraux pour le premier & le ſecond, & le longitudinal ſupérieur pour le troiſième. On le nomme quelquefois *torcular Herophili*, parce que cet auteur ayant imaginé qu'il communiquoit avec l'extrémité poſtérieure du ſinus longitudinal ſupérieur, & avec le commencement des deux ſinus latéraux, avoit penſé que le ſang qu'il renferme devoit y éprouver une preſſion aſſez forte.

Le ſinus longitudinal inférieur occupe le bord inférieur ou tranchant de la faux. Il ſe préſente ſous la forme d'une veine étroite en devant, &

un peu plus large en arrière, qui va se rendre dans la partie antérieure du sinus dont il vient d'être parlé. Cette veine est rarement aussi longue que le bord inférieur de la faux, & manque à sa partie antérieure. Elle reçoit celles qui viennent des parties internes & profondes des hémisphères du cerveau, & du voisinage du corps calleux.

C'est au célèbre Duverney qu'on est redevable de la connoissance des sinus occipitaux postérieurs ou inférieurs. Ils forment pour l'ordinaire deux troncs, dont un est à droite & l'autre à gauche ; mais quelquefois il n'y en a qu'un qui est à droite, ou plus rarement à gauche. Ils font logés dans l'épaisseur du bord postérieur de la petite faux du cervelet, & reçus dans une gouttiere superficielle, pratiquée sur les côtés de la branche inférieure de l'épine cruciale de l'occipital, & ensuite sur les parties latérales & postérieures du grand trou de cet os. L'un d'eux s'ouvre supérieurement dans le sinus latéral droit, & l'autre dans le gauche. Lorsqu'il n'y en a qu'un, c'est avec le premier qu'il communique le plus souvent, & quand il est parvenu au voisinage du grand trou occipital, il se partage en deux branches qui vont chacune de leur côté. Les sinus occipitaux inférieurs versent le sang qu'ils contiennent dans le golfe des veines jugulaires. Ce sang leur est fourni tant par les sinus latéraux, que par quelques veines nées de la partie postérieure du cervelet, par celles qui répondent à la portion de la dure-mère qui tapisse les fosses inférieures du crâne, & par quelques-unes qui remontent du canal des vertèbres.

On donne le nom de sinus pétreux supérieurs à ceux qui font logés dans le sillon qui se remarque le long du bord supérieur du rocher. Ils s'étendent obliquement de devant en arrière, de dedans en dehors, & de haut en bas, & deviennent d'autant plus larges, qu'ils approchent davantage des ſinus latéraux, dans leſquels ils viennent ſe rendre vers la baſe du rocher. Ces ſinus communiquent antérieurement avec les ſinus caverneux au-devant des apophyſes clinoïdes poſtérieures. Ils reçoivent des veines qui viennent de la partie inférieure & moyenne du cerveau, & d'autres veines qui naiſſent du cervelet & du commencement de la moëlle alongée. Celles de la dure-mère qui appartiennent aux foſſes moyennes du crâne, viennent auſſi s'y rendre.

Ceux que l'on nomme ſinus pétreux inférieurs, ſont plus amples & un peu moins longs. Ils règnent le long de la ſuture qui unit le bord inférieur & poſtérieur du rocher avec le bord voiſin de l'occipital, & s'étendent, comme ceux dont il vient d'être parlé, de devant en arrière. Ces ſinus communiquent en devant avec les ſinus caverneux, & s'ouvrent en arrière dans le golfe des veines juguꞏlaires, dans leſquelles ils verſent le ſang qui les parcourt. Les veines qui viennent s'y rendre ſont principalement celles de la portion de la dure-mère qui répond à l'articulation des vertèbres avec l'occipital. Quelques-unes naiſſent auſſi de la moëlle alongée & du commencement de la moëlle de l'épine. Les ſinus tranſverſes de l'occipital uniſſent ces deux ſinus.

Le ſinus circulaire de la ſelle turcique a moins la forme d'un cercle que d'un ovale, dont la moitié antérieure plus étroite, eſt ſituée au-devant de la glande pituitaire, & la moitié poſtérieure plus large, eſt ſituée derrière cette glande. Elles communiquent enſemble par leurs extrémités, & en même temps avec les ſinus caverneux. Les veines

qui

qui s'y ouvrent, appartiennent à la dure-mère, à la subftance fpongieufe du fphénoïde, & fans doute auffi au corps glanduleux que ce finus entoure. Il préfente toujours beaucoup de variétés.

La face fupérieure de l'apophyfe bafilaire de l'occipital eft traverfée par un & quelquefois par plufieurs conduits veineux, parallèles les uns aux autres, qui vont du finus pétreux inférieur droit à celui du côté oppofé, & que l'on nomme finus tranfverfes de l'occipital, & finus occipitaux anté-rieurs. Ils ne reçoivent aucunes veines que celles de la dure-mère au voifinage du lieu qu'ils occupent. On met auffi quelquefois au nombre des finus occi-pitaux antérieurs, deux réfervoirs veineux qui defcendent fur l'apophyfe bafilaire de l'occipital, jufqu'au grand trou de cet os, & qui s'ouvrent, d'une part, dans les grands finus du canal de l'épine, & de l'autre, dans des veines qui percent du dedans du crâne au dehors de cette cavité, à travers les trous condyloïdiens antérieurs. Mais ils doivent être regardés comme une partie des finus du canal de l'épine.

Enfin, les finus caverneux, autrefois connus de Fallope, & décrits depuis avec exactitude par Vieuffens, font logés fur les parties latérales & inférieures de la felle turcique. On les défigne quel-quefois fous le nom de réceptacles. Ils s'étendent depuis le deffous des apophyfes clinoïdes anté-rieures, jufqu'au-deffous de l'ouverture interne des conduits carotidiens. Leur forme eft affez irré-gulière. Le fang qui y coule paffe à travers le tiffu cellulaire & filamenteux dont ils font remplis, & baigne l'artère carotide interne ou cérébrale, & le nerf de la fixième paire, qui les traverfent de derrière en devant. Ce fang vient des veines de la partie antérieure de la dure-mère, de celles que l'on nomme ophthalmiques , & qui rapportent celui de presque toutes les parties des yeux, & de quelques-unes de la partie profonde de la grande scissure de Sylvius. Il vient encore du sinus circulaire de la selle turcique. Une veine née de sa partie inférieure , & qui sort du crâne par le canal carotidien, en porte une partie dans le plexus veineux qui se trouve à la face externe & inférieure du crâne, au voisinage des apophyses ptérigoïdes. Le reste passe dans les sinus pétreux inférieurs & dans les postérieurs qui communiquent en arrière avec eux , & va se rendre dans le golfe des veines jugulaires. Ces veines reçoivent par conséquent la plus grande partie du sang qui revient des parties intérieures de la tête ; cependant il y en a une portion qui est transmise au dehors du crâne par des ouvertures connues sous le nom d'émissaires. Telle est la petite veine née de la partie inférieure des sinus caverneux , & cette autre que Haller a vue le premier , & qui passe par une ouverture pratiquée dans l'épaisseur de la grande aile du sphénoïde, entre les trous maxillaires supérieur & inférieur. Cette ouverture n'est pas constante , quoiqu'elle se trouve souvent. Plusieurs l'avoient remarquée ; mais l'usage en étoit inconnu. Telles sont encore celles qui traversent les trous maxillaires supérieur & inférieur, avec les nerfs de même nom , & qui ont été décrites par Santorini. Toutes ces veines vont s'ouvrir dans le plexus veineux, qui se trouve à la racine des apophyses ptérigoïdes, & dont il vient d'être parlé.

On a cru anciennement que les artères de la dure-mère alloient aussi se rendre dans les sinus logés dans l'épaisseur de cette membrane, & que ces sinus avoient des mouvemens & des battemens

manifeftes. On voit effectivement quelques artères
paffer au-deffus du finus longitudinal fupérieur,
mais aucune ne s'y ouvre. Quant aux mouvemens
dont il s'agit, quoique autrefois Véfale, & dans
ces derniers temps, Ridley & M. Lamure difent
les avoir apperçus, ils n'ont point lieu fur les
animaux vivans; & lorfque ces finus font ouverts,
le fang en fort fans foubrefauts, de forte que l'on
peut affurer qu'ils n'ont d'autres mouvemens que
celui qui eft commun à toutes les veines de l'intérieur du crâne, qui fe diftendent pendant l'infpiration, & s'affaiffent pendant l'expiration.

Le prolongement de la dure-mère qui s'enfonce
dans le canal de l'épine, a auffi fes finus particuliers. Ils font au nombre de deux, & s'étendent
fur fes parties latérale & antérieure, derrière le
corps des vertèbres, depuis le grand trou occipital, jufqu'à la partie inférieure de l'os facrum.
Leur calibre eft confidérable. Ils communiquent
enfemble par des traverfes, dont les unes font antérieures & les autres poftérieures. Les premières
répondent au milieu de la hauteur du corps de
chaque vertèbre dans l'épaiffeur defquelles elles font
creufées, & quelquefois même à une affez grande
profondeur. Les fecondes, moins larges, embraffent
la partie poftérieure de la dure-mère. Le long du
cou, ces finus s'ouvrent dans les veines vertébrales; au dos, ils fe rendent dans les intercoftales; aux lombes, dans les lombaires; & plus
bas, dans les veines facrées. Leur partie fupérieure
s'étend jufqu'au-dedans du crâne, & va gagner le
trou condyloïdien antérieur, par où ils communiquent avec les veines de la partie fupérieure &
antérieure du cou.

L'utilité des finus de la dure-mère ne paroît pas
être d'accélérer le cours du fang qui les parcourt,

puifque la plupart des veines s'y ouvrent à contre-
fens, & qu'ils font par-tout bridés par des fibres
ligamenteufes, qui vont d'une de leurs parois à
l'autre. Il femble au contraire que le but que la
nature s'eft propofé, a été de ralentir la vîteffe avec
laquelle le fang y coule, & par-là d'augmenter la
fecrétion cérébrale. Mais leur principal ufage eft
d'empêcher que le reflux du fang, que la gêne de
la refpiration & les autres efforts occafionnent, ne
s'étende jufqu'au cerveau ; ce qui auroit pu altérer
la conftitution tendre & délicate de ce vifcère.

La dure-mère a-t-elle des nerfs ? Quelques-uns
lui en attribuent ; mais les Anatomiftes les plus
exacts lui en refufent, en difant qu'elle n'en reçoit
ni de la cinquième paire, ni de la portion dure de
la feptième, ni de la huitième, comme on l'avoit
cru. Mes obfervations font en tout conformes aux
leurs, de forte que fi cette membrane reçoit quelques filets nerveux, il faut qu'ils foient extrêmement fins, puifqu'ils ont échappé aux recherches
que l'on a faites pour les appercevoir.

De l'Arachnoïde.

La membrane connue fous le nom d'arachnoïde
a long-temps été prife pour la lame externe de
la pie-mère. Ce n'eft que vers le milieu du fiècle
dernier qu'elle a commencé à en être diftinguée,
& qu'on lui a donné un nom particulier, quoique
peut-être elle eût été connue précédemment. Elle
eft attachée à la partie fupérieure du cerveau, par
un tiffu cellulaire affez ferré, qui pourtant fe laiffe
pénétrer par l'air que l'on y introduit. Mais à la
partie inférieure de ce vifcère, au cervelet, à la
moëlle alongée, & fur-tout le long de la moëlle de
l'épine, leurs connexions font beaucoup moindres,

& même il y a des endroits où elles paroissent totalement séparées l'une de l'autre. L'arachnoïde est mince & transparente. Elle enveloppe & recouvre toutes les parties du cerveau, sans s'enfoncer dans les sillons de différentes espèces qui s'y remarquent, & sans entrer dans leurs cavités intérieures. Cette membrane descend dans le canal des vertèbres, au-delà de la moëlle de l'épine, & l'espèce d'entonnoir qu'elle forme, s'étend jusques sur l'assemblage des nerfs qui constituent la queue de cheval.

De la Pie-mère.

La pie-mère ne diffère presque point de l'arachnoïde. Elle est mince & transparente comme elle; mais l'étendue en est plus considérable, car non-seulement elle s'enfonce dans toutes les circonvolutions du cerveau & du cervelet, entre lesquelles elle se replie manifestement, mais elle se glisse jusques dans les cavités intérieures du cerveau, par plusieurs endroits, & sur-tout au-dessous de la partie postérieure du corps calleux, pour les tapisser & pour y donner naissance aux plexus choroïdes. La pie-mère tient supérieurement à l'arachnoïde, au moyen d'un tissu cellulaire; mais par-tout ailleurs elle ne lui est unie que par quelques filamens comme ligamenteux. Le tissu dont il vient d'être parlé se prolonge entre les replis de cette membrane, qui s'engagent entre les circonvolutions du cerveau. C'est entre ces replis & au milieu de ce tissu que sont logés les vaisseaux sanguins des différentes parties du cerveau, artères & veines. Ils s'y divisent à l'infini, de sorte que la propre substance de ce viscère n'en reçoit que des ramifications extrêmement fines. Plusieurs ont cependant penfé que les artères y envoyoient des branches affez confidérables; ce qu'ils ont effayé de prouver par les points rouges qui fe remarquent dans fa fubftance, lorfqu'on vient à la couper, & par la réfiftance que les vaiffeaux qui y font répandus offrent quelquefois au tranchant des inftrumens dont on fe fert pour la divifer. Mais je n'y en ai jamais rencontré, & cette difpofition eft une de celles par où le cerveau diffère le plus effentiellement des autres organes fecrétoires, tels que le foie, les reins & autres, où les gros troncs fanguins s'introduifent, & dans l'intérieur defquels ils fe ramifient. Les magnifiques préparations que Ruifch & Albinus ont faites de la pie-mère, confirment ce fentiment. On y voit, du côté par lequel cette membrane étoit appliquée au cerveau, un nombre prodigieux de vaiffeaux d'une fineffe extrême qui la font paroître comme lanugineufe. Sans avoir pu réuffir à porter comme eux les injections dans la propre fubftance du cerveau, j'ai vu la même chofe fur des fujets dont la pie-mère fe détachoit avec facilité, & laiffoit la fubftance du cerveau entièrement à nu.

La pie-mère fe prolonge, ainfi que la dure-mère & l'arachnoïde, le long du canal de l'épine, pour fervir d'enveloppe à la production médullaire qui y eft renfermée. Elle y eft affez étroitement unie en devant & en arrière; mais elle s'en détache fur les côtés, pour donner naiffance à une efpèce de ligament mince & tranfparent, étroit en haut & plus large en bas, que fa forme a fait appeler le ligament dentelé. Ce ligament repréfente en effet une fuite de dentelures dont le nombre varie fuivant la longueur différente de la moëlle de l'épine, mais qui ne font guère moins de vingt, ni plus de vingt-deux. Il commence vis-à-vis le grand trou occipital, derrière & un peu au-deſſus de l'entrée des artères vertébrales dans le crâne, de ſorte que ſa première dentelure eſt entre les nerfs de la neuvième & de la dixième paire. Il continue de ſe fixer à la partie interne du tuyau formé par la dure-mère, dans l'intervalle des nerfs vertébraux, entre les deux faiſceaux dont ils ſont compoſés, & qu'il ſépare l'un de l'autre. Son uſage eſt certainement de ſoutenir la moëlle de l'épine & de prévenir l'effet des ébranlemens auxquels elle eſt expoſée dans les divers mouvemens que le corps exécute.

A l'extrémité de la moëlle de l'épine, le prolongement de la pie-mère ſe retrécit & dégénère en un ligament aſſez mince, cylindrique, ſemblable à un nerf qui deſcend au milieu de ceux dont l'aſſemblage forme la queue de cheval, & qui perce enfin la dure-mère au bas de l'os ſacrum pour aller s'implanter à la face poſtérieure du coccix.

Du Cerveau proprement dit.

Le cerveau proprement dit eſt d'un volume fort conſidérable. Il occupe la partie antérieure & ſupérieure du crâne. Sa forme eſt celle d'un ſphéroïde alongé de devant en arrière, dont la petite extrémité eſt en devant, & la groſſe en arrière. Il préſente un grand nombre de ſillons dont la profondeur n'eſt guère moindre d'un pouce & demi en quelques endroits, & qui non-ſeulement rendent ſa ſurface fort inégale, mais lui donnent encore quelque reſſemblance avec des circonvolutions d'inteſtins. Sa maſſe eſt diviſée en deux parties, l'une à droite & l'autre à gauche, que l'on nomme les hémiſphères du cerveau, & qui ſont ſéparées l'une de l'autre par le premier & le plus grand des replis de la dure-mère, c'est-à-dire, par le faux.

Chaque hémisphère du cerveau a trois faces ; une interne plate, par laquelle il regarde celui du côté opposé ; une supérieure & externe convexe, qui répond à la concavité de la partie supérieure & de la partie latérale du crâne ; & une inférieure presque plate, qui est reçue dans les fosses inférieures & moyennes du crâne, & dont la partie postérieure appuie sur la tente du cervelet. Cette dernière offre un sillon plus profond que les autres, qui la partage inégalement en deux parties, une antérieure moins grosse, & une postérieure plus alongée, que l'on nomme les lobes antérieur & postérieur du cerveau. Le sillon profond qui les sépare est la grande scissure de Sylvius.

Toute la masse du cerveau est composée de deux substances, une molle & friable, de couleur cendrée, qui en occupe l'extérieur, & une qui a un peu plus de consistance, & de couleur blanche, qui en occupe presque tout l'intérieur. La première, outre le nom de substance cendrée, porte aussi celui de substance corticale. Elle a une ligne & demie d'épaisseur, & s'introduit jusqu'au fond des circonvolutions du cerveau. L'autre est la substance blanche ou médullaire ; on la croit faite d'un nombre prodigieux de tuyaux extrêmement fins, destinés à recevoir, à conserver & à transmettre dans les nerfs qui en tirent leur origine, une liqueur appelée fluide ou esprit animal, que l'on dit être séparée du sang dans les glandes dont on pense que la substance corticale est formée. Il est impossible d'appercevoir ces tuyaux & ces glandes. La liqueur que l'on dit y être filtrée, ne peut être rendue sensible par aucun procédé connu : mais les phénomènes de l'action du cerveau & des nerfs s'expliquant affez bien au moyen de cette liqueur, on peut en admettre l'exiftence, jufqu'à ce qu'on foit plus éclairé fur la nature & fur l'ufage des différentes parties du cerveau.

Lorfqu'après avoir détaché la faux on écarte les deux hémifphères, on apperçoit le corps calleux qui fe préfente fous la forme d'une voûte de couleur blanche, fitué profondément dans l'intervalle qui les fépare, plus proche de leur partie antérieure que de la poftérieure, & qui les unit l'un à l'autre. Sa largeur eft de huit à dix lignes. Elle augmente un peu en arrière, & diminue fenfiblement en devant. Les hémifphères du cerveau portent fur fes parties latérales, & le vide qui fe trouve entre eux & ce corps, forme une cavité alongée, que l'on peut affez bien comparer à celle des finus ou des ventricules du larynx. Cette circonftance n'a été remarquée que par Véfale.

On voit fur le corps calleux plufieurs lignes faillantes, dont les unes le traverfent de devant en arrière, & les autres vont d'un de fes côtés à celui qui eft oppofé. Les premières, au nombre de deux feulement, font beaucoup plus élevées que les fecondes. Elles font placées à fon milieu, & s'accompagnent réciproquement. Elles forment une efpèce de raphé ou de future, qui le fépare en deux parties égales. Ces lignes ne font point parallèles dans toute l'étendue du corps calleux. On les trouve fouvent féparées en devant & en arrière, & rapprochées à leur partie moyenne, & plus fouvent encore rapprochées en devant & écartées en arrière. Il eft très-ordinaire qu'elles foient flexueufes dans leur cours. Les autres lignes que préfente ce corps font fort nombreufes. Elles font toutes dans une direction tranfverfale, & vont fans interruption de la partie droite à la partie gauche, en paſſant ſous les premières. La néceſſité d'expliquer comment la paralyſie & les mouvemens convulſifs arrivent toujours à la partie du corps oppoſée à celle de ce viſcère qui a été bleſſée, a fait croire à quelques-uns, contre le témoignage de leur ſens, que ces lignes, quoique tranſverſales en apparence, étoient cependant obliques, & qu'elles s'entre-croiſoient; mais l'examen le plus attentif, répété ſur un fort grand nombre de ſujets, m'a toujours fait voir le contraire.

Le corps calleux eſt ſans doute une des parties du cerveau dont la léſion eſt la plus dangereuſe. Mais eſt-il le ſiége de l'ame ? Quelques-uns l'avoient penſé. La Peyronnie l'a prouvé le premier, autant du moins qu'une opinion de cette eſpèce puiſſe l'être. Ce Chirurgien, auſſi célèbre par ſon ſavoir & par ſes talens, que par ſa munificence envers les Collèges de Chirurgie de Paris & de Montpellier, & par les établiſſemens utiles qu'il a conçus & exécutés, ayant vu pluſieurs perſonnes mourir, après avoir éprouvé des aſſoupiſſemens léthargiques, à la ſuite de coups ou de maladies de tête, chez leſquelles il a trouvé des matières ſanguines & purulentes épanchées ſur le corps calleux, & ce corps lui-même détruit par un ulcère qui en avoit rongé une partie, a penſé que l'intégrité du corps calleux étoit néceſſaire au maintien des facultés intellectuelles, & à l'exécution des mouvemens volontaires. Mais rien ne lui a paru plus propre à montrer que c'eſt la partie du cerveau d'où l'ame exerce plus puiſſamment ſon empire, que l'hiſtoire d'une perſonne qui, ayant été bleſſée à la tête, tomboit dans la ſtupeur, & perdoit toute eſpèce de mouvement volontaire, toutes les fois que le pus venoit à s'amasser sous le crâne, dans l'intervalle des pansemens, en assez grande quantité pour comprimer le corps calleux, & qui reprenoit sur le champ la faculté de penser & de se mouvoir, lorsque ce pus étoit évacué. Des expériences ultérieures ont fait voir que les désordres qui arrivent au corps calleux, n'ont pas toujours des suites aussi fâcheuses, & que ce corps n'a point de prérogatives supérieures à celles des autres parties du cerveau; mais les faits publiés par la Peyronnie, montrent qu'il ne peut y arriver de dérangemens considérables, sans que les fonctions les plus essentielles de l'économie animale soient troublées.

Le cerveau coupé au niveau du corps calleux représente un ovale auquel Vieussens & ceux qui l'ont suivi, ont donné le nom de centre ovale. Ce centre couvre les deux plus grandes cavités qui soient pratiquées au-dedans du cerveau. Ce sont les ventricules supérieurs, que l'on nomme encore ventricules latéraux. Leur forme est assez irrégulière; cependant elle approche antérieurement & supérieurement de celle d'un *C* dont la convexité seroit en dedans & adossée à celle du ventricule du côté opposé, & la concavité en dehors, & dont toutes les parties seroient situées horizontalement. Lorsque ces ventricules sont parvenus au voisinage de la partie postérieure du corps calleux, ils se recourbent de dedans en dehors & de haut en bas, puis de dehors en dedans, de derrière en devant, & toujours de haut en bas, de sorte que leur extrémité postérieure est plus bas & plus en dehors que celle qui est antérieure. A l'endroit auquel ils commencent à se contourner, chacun d'eux s'étend en arrière, par une espèce de cul-de-sac pointu, d'un pouce de long, & tellement courbé, que la concavité de l'un regarde celle de l'autre.

Les ventricules latéraux font féparés par une cloifon qui defcend de la partie moyenne & inférieure du corps calleux, & que fon peu d'épaiffeur & fa tranfparence ont fait appeler *feptum lucidum*. Elle eft compofée de deux lames de fubftance médullaire, entre lefquelles fe trouve un écartement qui eft connu fous le nom de cavité du *feptum lucidum*, & qui a été découvert par Sylvius. Cet écartement n'eft pas le même dans tous les fujets. Sa forme m'a paru triangulaire & affez femblable à celle du finus longitudinal fupérieur. Il eft tapiffé d'une membrane extrêmement fubtile, & contient plus ou moins de férofité. On le trouve plus large & plus évafé en devant qu'en arrière, où il fe termine en pointe. Sa longueur la plus ordinaire eft de dix-huit lignes; Vieuffens a dit qu'il communiquoit avec le troifième ventricule. Winflow a cru voir la même chofe; & Tarin a avancé que cette cavité s'ouvroit quelquefois, dans les ventricules latéraux, par la petite fente qui fépare les deux cordons du pilier antérieur. Santorini eft d'un avis entièrement oppofé. Selon lui, ce n'eft pas dans le troifième ventricule, mais au dehors du cerveau, vis-à-vis la partie poftérieure de l'union des nerfs optiques, que fe termineroit l'extrémité antérieure de la cavité dont il s'agit, fi elle n'étoit fermée en cet endroit par une lame médullaire extrêmement mince, & par la portion de la pie-mère qui recouvre cette partie du cerveau. Mes obfervations, à cet égard, confirment celles de cet Anatomifte. Quelques-uns croient que la cavité du *feptum lucidum* manque quelquefois; mais je l'ai toujours trouvée, excepté dans les cas où la fubſtance du cerveau étoit trop molle pour être aiſément développée.

Le bord inférieur du *ſeptum lucidum* tombe ſur la partie moyenne d'un corps médullaire que l'on nomme la voûte à trois piliers, & il s'y unit. Cette voûte convexe ſupérieurement, & concave inférieurement, a la forme d'un triangle équilatéral, dont un des angles eſt en devant, & les deux autres en arrière. Sa face concave eſt appuyée ſur l'adoſſement des couches des nerfs optiques, dont elle n'eſt ſéparée que par une membrane aſſez mince, qui tient à la pie-mère, & qui donne naiſſance aux deux plexus choroïdes. Cette face eſt traverſée par des lignes que Winſlow dit être placées en travers, & qu'il croit lui avoir fait donner le nom de *corpus pſalloïdes* & de *lyra*, parce qu'on l'a comparée à un inſtrument de muſique à-peu-près ſemblable à notre tympanon. Mais les termes de ψαλλίδες & de ψαλλιδοειδες, dont les auteurs grecs ſe ſont ſervis pour exprimer cette partie, ne ſignifient rien qu'une voûte, & n'ont nul rapport à un inſtrument de muſique. Quant aux lignes ſaillantes qui ſe voient à la face inférieure de cette voûte, elles ont une direction différente à la partie antérieure & à la partie poſtérieure. Antérieurement il n'y en a que deux, & elles ſont ſituées en long, & par conſéquent de devant en arrière. Poſtérieurement elles ſont en plus grand nombre, & leur direction eſt oblique de dedans en dehors. Elles vont ſe rendre de chaque côté vers un cordon médullaire, qui eſt formé par le prolongement du pilier poſtérieur de la voûte, & que l'on appelle *corpus fimbriatum*. Le pilier antérieur de la voûte, quoique ſimple en apparence, eſt compoſé de deux gros cordons adoſſés l'un à l'autre, mais qui s'écartent en bas, pour se perdre sur les parois de la partie antérieure, inférieure & latérale externe du troisième ventricule.

La voûte à trois piliers ne peut être bien apperçue, que lorsqu'on l'a dégagée des plexus choroïdes qui en recouvrent les bords. Ce sont des portions membraneuses, flottantes par un de leurs bords dans la cavité de chacun des ventricules latéraux, parsemées d'un grand nombre de vaisseaux sanguins, la plupart veineux, qui leur donnent une couleur rougeâtre, & de beaucoup de corpuscules d'un blanc tirant sur le jaune, & assez semblables à ceux qui ont été décrits à l'occasion du sinus longitudinal supérieur de la dure-mère, sous le nom de glandes de Pacchioni. Ils communiquent ensemble au moyen de la production membraneuse qui sépare la voûte à trois piliers d'avec les couches des nerfs optiques, & ne paroissent être autre chose qu'un repli de la membrane extrêmement fine qui tapisse les ventricules. Outre les bords du corps calleux, ils recouvrent la partie externe des couches des nerfs optiques, & s'étendant le long de la partie postérieure & recourbée des ventricules latéraux, ils enveloppent les *pedes hyppocampi* & les *corpora fimbriata*. Le cul-de-sac postérieur des ventricules n'en reçoit aucune partie. Leur usage est fort incertain, à moins qu'il ne consiste à rassembler les veines qui viennent de toutes les parties de la surface interne des ventricules latéraux, & à les transmettre au quatrième sinus de la dure-mère, ou au sinus droit, au moyen de celles qui sont renfermées dans l'épaisseur de la membrane qui les unit, & qui reçoivent aussi, par un grand nombre de vénules, le sang qui vient de la face inférieure de la voûte à trois piliers.

Les plexus choroïdes enlevés, on apperçoit aisément les diverses protubérances que contiennent les ventricules latéraux ; savoir, les corps cannelés, les couches des nerfs optiques, les cornes d'Ammon, ou autrement les pieds de cheval marin, *pedes hyppocampi*, les corps frangés, *corpora fimbriata*, & les deux éperons ou les tubercules figurés comme des ergots.

Les corps cannelés, *corpora striata*, sont ainsi nommés, parce qu'au-dessous de la substance grise qui en forme l'extérieur, on y rencontre des lignes blanches & grises, diversement entre-mêlées. Ils occupent la partie antérieure & supérieure de chacun des deux ventricules. Leur forme est assez semblable à celle d'une poire couchée en long, & dont la partie la plus étroite est en arrière. Ils sont assez près l'un de l'autre en devant, & séparés en arrière par les couches des nerfs optiques qui sont logés dans leur intervalle.

Ces couches sont deux corps blanchâtres, demi-sphériques, adossés & applatis l'un sur l'autre dans une partie de leur étendue. Chacune d'elles est surmontée en dehors par un tubercule ovoïde, alongé de devant en arrière & plus ou moins saillant. Willis avoit dit qu'elles étoient pour l'ordinaire séparées dans l'homme ; mais Vieussens assure qu'il les a toujours trouvées réunies par une substance médullaire fort molle, qui se rompt aisément, & dont les parties se contractent de telle manière, qu'il est difficile d'en retrouver les restes. Il ajoute que cette substance tire son origine de la partie du cerveau qu'il appelle le centre ovale, comme Vieussens se l'est persuadé ; mais il dit avoir souvent observé cette substance blanche, qu'il a trouvée composée de fibriles médullaires, diversément entrelacées ; & disposées sans ordre. Morgagni n'a pas feulement rencontré l'efpèce de voûte dont il s'agit, mais il en a trouvé deux placées l'une au-deffus de l'autre. L'inférieure étoit de couleur grisâtre, & la fupérieure de couleur blanche & de fubftance vraiment médullaire. Enfin Winflow dit, en parlant des couches des nerfs optiques, qu'elles font réellement unies, & ne font qu'un même corps par la continuation de la fubftance blanchâtre de leur convexité. Cette fubftance, continue-t-il, eft très-mince, & fe rompt par le propre poids des parties latérales du cerveau détaché du crâne; & pour s'affurer de fon exiftence, il faut l'examiner dans fa place naturelle, encore faut-il avoir foin de manier le cerveau avec beaucoup de légèreté.

Qui croiroit que, malgré l'affertion des habiles gens que je viens de citer, l'union des couches des nerfs optiques pût être révoquée en doute? Cependant, c'eft d'après l'obfervation la plus exacte & les diffections les plus multipliées, que j'ofe le faire. Quoique j'aie pris les plus grandes précautions pour ne point ébranler la maffe du cerveau en fciant le crâne; quoique j'aie enlevé la membrane qui couvre les couches des nerfs optiques avec une extrême lenteur; quoique j'aie plufieurs fois commencé l'examen du cerveau par fa partie inférieure, afin d'appercevoir, s'il étoit poffible, dans toute leur intégrité, celles qui font fituées fupérieurement, je n'ai jamais pu voir que ces couches fuffent jointes l'une à l'autre : au contraire, j'ai cru trouver, dans l'état fous lequel elles fe font préfentées, la preuve qu'elles n'avoient été que contiguës ; car les furfaces par lefquelles elles fe touchent mutuellement, m'en ont toujours paru fort liffes & fans aucune inégalité, ce qui ne feroit fans doute pas arrivé, fi elles euffent été unies en-

semble

femble par une forte de continuité de fubftance. Tout le fruit que j'ai tiré de mes recherches à cet égard , a été de trouver prefque conftamment entre elles une corde mollaffe, de coûleur grisâtre , d'une ligne ou d'une ligne & demie de diamètre , & qui naiffoit de leur partie moyenne & antérieure. Morgagni eft le feul des Anatomiftes que je fache avoir fait mention de ce cordon , qu'il dit joindre les couches des nerfs optiques à leur partie moyenne, & qu'il affure n'avoir été remarqué par perfonne avant lui.

Le fillon qui fépare les couches des nerfs optiques d'avec les corps cannelés , loge de chaque côté un cordon blanchâtre , fibreux , & en quelque forte tranfparent , plus épais en devant , plus mince en arrière , qui s'élève de la partie latérale & antérieure du troifième ventricule , près celui qui forme le pilier antérieur de la voûte. Ce cordon monte d'abord de bas en haut & de devant en arrière , puis il defcend dans la même direction jufqu'à l'endroit où le ventricule latéral fe courbe pour fe porter en dehors. Là il fe continue le long de la partie fupérieure du ventricule , & va fe terminer vers la fin de cette cavité , à la partie la plus intérieure des éminences que forme l'extrémité de la corne d'ammon ou de *l'hyppocampus*. Il paffe au-deffus de deux ou trois veines , qui du corps cannelé vont gagner celles qui font renfermées dans l'épaiffeur de la membrane qui unit les plexus choroïdes , & il les retient en manière de bride.

Willis eft le premier qui l'ait entrevu ; il l'a nommé *limbus pofterior corporis ftriati*. Vieuffens après lui , l'a appelé *geminum centrum femi - circulare* , fans que j'en fache la raifon ; mais la defcription qu'ils en ont donnée l'un & l'autre eft très-imparfaite. Tarin enfuite lui a donné le nom de *frenulum novum* dans un de fes ouvrages, & celui de bride dans un autre, fans doute parce qu'il paffe au-deffus des veines qui viennent du corps cannelé. Enfin Haller s'eft fervi, pour l'exprimer, du terme de *tænia femi-circularis*, bandelette demi-circulaire; mais il lui donne une origine & une terminaifon différentes de celles que je lui ai affignées.

On voit au-devant de l'adoffement des couches des nerfs optiques, une ouverture qui fe trouve précifément au-deffous du pilier antérieur de la voûte, & que l'on nomme *vulva*, & autrement l'ouverture antérieure du cerveau. Elle eft fermée en devant par un cordon cylindrique & médullaire, d'une groffeur médiocre, d'une ligne & demie de longueur, & qui unit enfemble ceux dont la jonc-tion forme le pilier antérieur de la voûte : c'eft la commiffure antérieure. Santorini la nomme *corda Williffi*, & *commiffura craffioris nervi æmula*, *Vieuf-fenii*. Il eft vrai que Willis en a fait mention ; mais il n'eft pas le premier de qui elle ait été connue. Je trouve que cet Auteur a été prévenu par Riolan, lequel dit, en parlant des corps cannelés, qu'ils ont des connexions au moyen d'une corde tranfverfale d'une groffeur & d'une fubftance femblables à celle du nerf optique.

La commiffure antérieure eft une des parties internes du cerveau qui ont le plus befoin du fe-cours de la diffection, pour être bien vues. Si on enlève avec le manche applati d'un fcalpel, ou avec un autre inftrument de femblable efpèce, la fubftance grife dont elle eft entourée, on verra que cette commiffure s'étend à plus d'un pouce & demi de côté & d'autre dans l'épaiffeur de chacun des lobes du cerveau, & qu'elle y eft

logée fans aucun mélange avec les parties qui l'a-
voifinent. Sa figure alors imite celle d'un arc à tirer
des flèches, étant affez enfoncée en arrière à fa partie
moyenne , & convexe en devant fur fes parties latérales. Sa groffeur augmente fenfiblement à mefure
qu'elle s'éloigne de fon milieu , & elle fe termine
en arrière par l'épanouiffement de fa fubftance
qui fe confond avec celle du cerveau. Santorini &
M. Petit, de l'Académie des Sciences, ont vu une
partie des circonftances que je viens d'expofer. Mais
ce qu'ils n'ont pas dit, & ce que des obfervations
fort nombreufes m'ont appris, c'eft que la commiffure antérieure eft compofée de beaucoup de
filets unis enfemble , & que l'on peut aifément diftinguer à l'œil fimple, lorfqu'on l'examine à un beau
jour.

La partie poftérieure de l'adoffement des couches des nerfs optiques, préfente une feconde ouverture, connue fous le nom d'*anus* ou d'ouverture
poftérieure , & qui eft fermée en arrière par un
cordon cylindrique, fitué en travers, & tout femblable à celui dont il vient d'être parlé , fi ce
n'eft qu'il s'étend moins loin de côté & d'autre
dans l'épaiffeur de la fubftance grife qui l'avoifine,
qu'il eft plus gros , & qu'il eft plus manifeftement
fibreux : c'eft la commiffure poftérieure. Cette commiffure, ainfi que l'ouverture poftérieure du cerveau, fe trouve au-deffous de la partie poftérieure & la plus large de la voûte à trois piliers.
Elle foutient la partie antérieure d'un corps de la
groffeur d'un pois, arrondi en arrière , un peu
pointu en vant, de couleur grife, de fubftance
molle & friable , quoique fouvent il renferme des
efpèces de grav   dans fon épaiffeur , & que fa
forme, en quelque forte femblable à celle d'une
pomme de pin , a fait appeler la glande pinéale.

Ce corps, dans lequel le célèbre Defcartes a cru que réfidoit le fiége de l'ame, eft recouvert & enveloppé fupérieurement par la fubftance membraneufe qui unit les plexus choroïdes, & porte en arrière fur quatre tubercules difpofés par paires, & fitués les uns au-deffus des autres, auxquels on a donné autrefois les noms obfcènes de *nates & teftes*, mais que l'on connoît à préfent fous celui de tubercules quadri-jumeaux. Sa partie antérieure, dont la couleur eft d'un blanc tirant fur le jaune, tient à deux cordons blanchâtres qui paroiffent venir de la partie poftérieure des couches des nerfs optiques, mais dont l'origine eft beaucoup plus éloignée. Ils naiffent de la partie antérieure & latérale du troifième ventricule, au même endroit que les cordons qui forment le pilier antérieur de la voûte, & que ceux qui ont été décrits fous les noms de *limbus pofterior corporis ftriati*, &c. &c.; & montant obliquement en arrière, ils marchent le long du bord fupérieur de l'ammoiffement des couches des nerfs optiques, & defcendent enfuite pour fe rendre au-deffus de la commiffure poftérieure, & plus en arrière. On les reconnoît aifément à la faillie qu'ils forment dans tout leur trajet, & à leur couleur plus blanche que celle des couches des nerfs optiques. Le plus grand nombre des Anatomiftes n'en a connu que la partie poftérieure, qu'ils ont regardée comme un nerf propre à la glande pinéale, qui fe détachoit de la partie poftérieure des couches dont il s'agit pour aller à cette glande, ou qui ne montoit que jufqu'à leur partie moyenne. M.rs Petit & Haller font les feuls qui en aient parlé; mais je les connoiffois long-temps avant de favoir que ces Auteurs en euffent fait mention.

Les deux ouvertures du cerveau inférieures à une

cavité oblongue, qui fe trouve au-deffous de l'a-
doffement des couches des nerfs optiques, & que
l'on appelle le troifième ventricule, & le ventricule
antérieur ou inférieur. Cette cavité eft affez profonde en devant, au-deffous du pilier antérieur de
la voûte, & paroît s'y terminer par un canal évafé
en haut, retréci en bas, formé par un prolongement de la fubftance médullaire du cerveau, &
foutenu en dehors par un femblable prolongement
de la pie-mère, & qui s'étend obliquement de derrière en devant & de haut en bas, jufques vers
la partie moyenne du corps logé dans l'enfoncement que préfente la partie fupérieure du corps du
fphénoïde, & que l'on connoît fous le nom de glande
pituitaire. Les anciens ont cru que ce canal étoit
deftiné à conduire hors du cerveau les férofités
qui s'amaffent dans les cavités de ce vifcère, &
l'ont appelé l'*infundibulum* ou l'entonnoir. Vieuffens
eft le premier qui ait apperçu qu'il n'étoit pas creux
dans toute fa longueur, comme l'inftrument dont
il porte le nom. Sa partie inférieure, dit cet auteur, n'a pas de cavité apparente ; elle n'eft percée
que de porofités. C'eft, ajoute-il, ce que prouve
l'expérience : car fi l'on y verfe une teinture de
fafran, faite avec l'efprit-de-vin, on ne la voit
parvenir que lentement jufqu'à la glande pituitaire.
Ridley penfe de même, & Lieutaud affure que le
canal en queftion n'eft en bas qu'un cylindre de
deux ou trois lignes de hauteur, auquel il donne le
nom de tige pituitaire. Il eft difficile de découvrir fi ce que l'on appelle l'*infundibulum* eft un
véritable canal ou un corps folide, comme le difent les Anatomiftes dont je viens de parler. Cette
partie eft fi foible, qu'elle ne fupporte aucune
efpèce d'injection fans fe déchirer & fe rompre,
& fi molle, qu'elle s'affaife fur elle-même lorfqu'on

la fépare de celles qui l'avoifinent , pour l'examiner plus commodément. Cependant il me femble
qu'elle ne renferme aucune cavité , & qu'elle ne
peut remplir les fonctions qui lui ont été attri-
buées , à moins qu'elle ne foit poreufe , comme
Vieuffens l'a avancé. Le corps auquel fa partie inférieure & la plus étroite aboutit , a la figure
d'une féve de haricot. Il eft placé tranfverfalement , & de manière que fon bord convexe eft
en devant & fon bord concave en arrière. Ses
deux faces font l'une en haut · & l'autre en bas ,
& fes deux extrémités à droite & à gauche. La
couleur en eft jaunâtre extérieurement & grife intérieurement , & la confiftance molle & friable. Du
refte , l'organifation n'en eft pas connue , & l'on
n'y voit rien qui permette d'affurer pofitivement
que ce foit une glande. S'il abforboit les férofités
du cerveau, on ne voit pas comment elles pourroient
en fortir.

La partie poftérieure du troifième ventricule eft
en quelque forte continue avec un canal pratiqué au-
deffous de la commiffure poftérieure & des tubercules quadri-jumeaux , lequel defcend obliquement
en arrière dans le quatrième ventricule , & que l'on
appelle l'aqueduc de Sylvius , quoique plufieurs
Anatomiftes , & notamment Galien & Arantius , en
aient eu connoiffance avant lui.

Les cornes d'ammon ou *pedes hyppocampi* , font
des protubérances médullaires qui occupent la partie
poftérieure & recourbée des ventricules latéraux.
Leur forme , femblable à celle de la cavité qui les
contient , les a fait comparer à des cornes de bélier,
& mieux encore aux pieds de cheval marin ; &
elles font terminées antérieurement & inférieurement par deux , trois & quelquefois quatre tubercules, féparés par deux fillons de peu de profondeur :

Souvent on en trouve deux situées l'une au-dessus de l'autre, dans chacun des ventricules. Les plexus choroïdes en couvrent une grande partie. Leur bord concave est surmonté d'une bandelette de substance médullaire qui s'amincit peu à peu, & disparoît enfin entièrement, & qui est formée de chaque côté par le pilier postérieur de la voûte : on la nomme la frange, *corpus fimbriatum*. Quelques - uns ont pensé, mais sans raison, que les cornes d'ammon elles-mêmes étoient la continuation de la voûte à trois piliers, car elles en sont très-distinctes.

Enfin les éperons ou les tubercules figurés en manière d'ergot, remplissent le cul-de-sac qui termine les ventricules latéraux en arrière. Ils sont larges en devant, étroits & pointus en arrière, & courbés sur leur longueur, de manière que le bord concave de l'un regarde celui de l'autre. Ces tubercules, trop négligés peut-être par les Anatomistes, ont été rétablis par Morand père.

Du Cervelet.

Le volume du cervelet est beaucoup moins considérable que celui du cerveau. Ce corps est logé dans les fosses postérieures & inférieures du crâne, au-dessous de la tente qui porte son nom. Il est en quelque sorte applati en dessus, & convexe dans tout le reste de son étendue. Sa largeur est plus grande d'un côté à l'autre que de devant en arrière, & son épaisseur médiocre. On le trouve divisé en deux lobes, dont l'un est à droite, & l'autre est à gauche. Ces lobes sont unis supérieurement par une vraie continuité de substance ; mais en arrière ils sont séparés par un sillon profond qui reçoit la petite faux de la dure - mère, & en bas par la moëlle alongée. On peut diftinguer fur chacun d'eux trois efpèces de tubercules, un antérieur, un moyen & un poftérieur, lefquels ne reffemblent pas mal à des extrémités de vers de terre, & que l'on connoît fous le nom de *proceffus* vermiformes; mais quelques-uns n'admettent qu'une protubérance de cette efpèce, qu'ils difent fe rencontrer à la partie fupérieure & moyenne du cervelet, à l'endroit où fes deux lobes font continus; & d'autres en admettent deux, une fupérieure & une inférieure.

La partie externe du cervelet préfente un grand nombre de fillons qui pénètrent fort profondément dans fon épaiffeur, mais qui ont un arrangement, une difpofition tout-à-fait différente de ceux du cerveau. Ces fillons, prefque par-tout parallèles entre eux, font paroître le cervelet comme découpé par tranches de peu d'épaiffeur. La pie-mère forme des replis qui s'enfoncent dans chacun d'eux, & qui foutiennent les vaiffeaux qui s'introduifent dans la fubftance de ce vifcère. Ils font recouverts extérieurement par la membrane arachnoïde, entre laquelle & la pie-mère rampent beaucoup de ces vaiffeaux, & même en plus grande quantité qu'à la furface du cerveau.

Le cervelet eft formé d'un mélange de fubftance grife & de fubftance blanche. La première en occupe la partie externe, & la feconde la partie interne. Leur proportion eft telle, que la fubftance grife eft beaucoup plus abondante que la fubftance blanche; & elles font arrangées de manière, que lorfqu'on fépare les deux lobes du cervelet par une coupe verticale, ou qu'on les fend de haut en bas, la feconde repréfente des efpèces de branchages dépouillés de feuilles. C'eft ce que l'on nomme l'arbre de vie.

Deux cordons médullaires uniffent fupérieurement les lobes du cervelet avec la partie poftérieure du cerveau. Ils montent de bas en haut, & vont fe continuer avec la partie inférieure des tubercules quadri - jumeaux. Ces cordons, plus écartés l'un de l'autre à leur partie inférieure qu'à la fupérieure, laiffent un vide dont la forme eft à - peu - près triangulaire, & qui eft rempli par une lame de fubftance blanche, tirant fur le gris & fort mince, que Vieuffens a prife mal-à-propos pour une valvule deftinée à fermer l'ouverture pour laquelle le quatrième ventricule communique avec l'extrémité poftérieure de l'aqueduc de Sylvius, pratiqué au-deffous des tubercules quadri-jumeaux. Deux autres cordons, prefque femblables, defcendent de la partie moyenne de chacun des lobes du cervelet, vers la partie fupérieure & poftérieure de la moëlle alongée, & fe confondent avec elle. Ces derniers s'approchent l'un de l'autre à leurs extrémités.

De la Moëlle alongée.

La moëlle alongée occupe la partie inférieure, poftérieure & moyenne du crâne. Elle fe préfente fous la forme d'une groffe protubérance demi-fphérique, de la partie poftérieure de laquelle part une queue ou tige, de figure conique, qui fe porte vers le grand trou occipital, & qui fe continue le long du canal des vertèbres, fous le nom de moëlle de l'épine. La fubftance du cerveau & celle du cervelet concourent également à la former. Chacun des hémifphères de l'un, & des lobes de l'autre, fournit pour fa production une groffe branche de fubftance blanche, fur laquelle on apperçoit des lignes faillantes & difpofées en long. Ces branches sont connues sous les noms de bras & de cuisse de la moëlle alongée.

Les bras de la moëlle alongée naissent de la partie moyenne & inférieure des hémisphères du cerveau. Ils sont écartés en devant, en dehors & en haut, & se rapprochent en bas, en dedans & en arrière, vers la protubérance moyenne, à laquelle ils vont s'unir. On trouve entre eux, & tout près du bord antérieur de cette protubérance, deux tubercules voisins l'un de l'autre, de couleur blanche, & de la grosseur d'un pois, que l'on nomme mamillaires, & qui répondent à la partie antérieure & inférieure du troisième ventricule. Quoique ces tubercules soient un peu plus en arrière que l'extrémité inférieure des cordons qui forment le pilier antérieur de la voûte, Santorini les a regardés comme le lieu d'où ces cordons tirent leur origine, & les a nommés les oignons ou bulbes des piliers antérieurs de la voûte, *priorum crurum fornicis bulbi*. Winslow leur a conservé cette dénomination, que mes premières observations me faisoient leur refuser, ne trouvant pas que leur situation répondît à celle des parties que ces deux Anatomistes disoient en venir. Un examen plus attentif m'a fait appercevoir qu'en enlevant avec un instrument mousse la substance grise qui forme les parois de la partie antérieure & latérale du troisième ventricule, on voit s'élever de chacun de ces tubercules une production médullaire, qui non-seulement donne naissance aux piliers antérieurs de la voûte, mais encore aux deux cordons qui ont été décrits ci-dessus, & que j'ai dit être logés dans le sillon qui sépare les corps cannelés d'avec les couches des nerfs optiques, & à ceux qui forment les pédicules de la glande pinéale.

Les cuisses de la moëlle alongée viennent de la
partie moyenne & inférieure des lobes du cervelet ;
elles sont écartées en arrière, en dehors & en bas,
& se rapprochent en devant, en dedans & en haut,
vers la protubérance moyenne avec laquelle elles
s'unissent & se confondent, comme les deux grosses
branches qui naissent du cerveau. Ces quatre productions représentent assez bien celles d'une croix
de S. André, dont la protubérance moyenne fait le
milieu.

La protubérance dont il s'agit n'est pas exactement
demi-sphérique ; elle est plutôt un peu alongée de
devant en arrière. Un sillon large & peu profond,
destiné à loger un tronc d'artère formé par la réunion
des deux vertébrales, & connus sous le nom de
tronc basilaire, la sépare de devant en arrière, en
deux parties égales. Varoli, un de ceux qui ont travaillé avec le plus de succès sur le cerveau, l'a comparée à un pont sous lequel quatre bras de rivière
viendroient se rassembler ; ce qui lui a fait donner
le nom de pont de Varoli. On lui donne encore celui
de protubérance annulaire.

La tige qui s'élève de sa partie postérieure, descend obliquement de devant en arrière ; elle en
est séparée par un retrécissement circulaire en
manière de collet. Cette tige est en quelque sorte
applatie sur deux faces, dont une est supérieure
& postérieure, & l'autre inférieure & antérieure,
& paroît comme formée de deux gros cordons
médullaires, situés, l'un à droite, l'autre à gauche,
& séparés par deux sillons assez profonds, qui
répondent à ses deux faces. En écartant ces sillons,
on y trouve des filets qui paroissent s'entre-croiser
& passer obliquement d'un côté à l'autre. François
Petit, ancien Médecin des Hôpitaux du Roi à
Namur, & depuis Membre de l'Académie royale

des Sciences, a cru que ces filets donnoient naiſſance aux nerfs ; & il a conclu de cette obſervation, que ceux de ces organes qui vont ſe diſtribuer à la partie droite du corps, naiſſent de la partie gauche du cerveau, & *vice verſâ*. La pathologie fournit un grand nombre de faits qui montrent que les choſes ſe paſſent ainſi ; mais le prétendu entre-croiſement des fibres de la moëlle alongée n'eſt rien moins que certain, & ne peut être apperçu d'une manière bien diſtincte ſur le plus grand nombre de ſujets. Outre les ſillons dont on vient de parler, la face inférieure & antérieure de la moëlle alongée en préſente deux autres, un de chaque côté, qui la diviſent en deux paires d'éminences oblongues, connues ſous les noms de pyramidales & d'olivaires. Ces dernières ſont au milieu & près l'une de l'autre ; les pyramidales ſont ſur les côtés.

La face ſupérieure & poſtérieure de la moëlle alongée concourt, avec la partie moyenne du cervelet, à la formation d'une cavité que l'on appelle le quatrième ventricule, ou le *calamus ſcriptorius*. Cette cavité a effectivement la forme d'une plume à écrire. Elle commence au-deſſous des tubercules quadri-jumeaux, & s'étend de côté & d'autre ſur la partie ſupérieure des cuiſſes de la moëlle alongée & dans l'épaiſſeur des lobes du cervelet, & en bas ſur l'extrémité de la moëlle, où elle ſe termine en pointe. Une membrane extrêmement mince la tapiſſe, ainſi que les autres ventricules du cerveau. On y diſtingue quelques fibres qui règnent ſur ſa partie inférieure, & qui s'étendent à droite & à gauche vers les lobes du cervelet. Elle ſe continue, dit-on, quelquefois le long du canal de l'épine, ſous la forme d'un canal alongé dans lequel on trouve une ſéroſité jaunâtre. Cette diſ-

pofition, connue de Charles-Etienne & de Colum-
bus, & décrite avec exactitude par ces deux
Auteurs, a été long-temps ignorée des Anatomiftes.
Elle le feroit encore, fi Senac ne s'en fût plufieurs
fois affuré, & fi M. Portal, à qui ce favant Médecin
l'a communiquée, ne fe fût empreffé de la publier.
Cependant elle n'eft pas encore prouvée par un affez
grand nombre de faits, pour être regardée comme
conftante. Le quatrième ventricule eft continu à l'a-
queduc de Sylvius, & par conféquent au troifième
ventricule. Nulle valvule n'en bouche l'ouverture,
& la veffie que l'on voit s'élever au-deffous des
tubercules quadri-jumeaux, lorfque l'on pouffe de
l'air dans l'aqueduc de Sylvius, n'eft produite que
par la membrane mince & gri ... dont il a été
parlé à l'occafion des cordons qui uniffent fupérieurement les lobes du cervelet avec les tubercules
quadri-jumeaux, laquelle ayant fort peu d'épaiffeur, prête plus aifément que les autres parties de
cette cavité.

La moëlle alongée donne naiffance à dix paires
de nerfs qui fortent du crâne par diverfes ouvertures dont cette boîte eft percée, & que l'on défigne ordinairement fous les noms de première,
feconde, troifième, &c. On leur donne encore
les noms de nerfs olfactifs, optique, moteurs
communs des yeux, pathétiques, tri-jumeaux,
moteurs externes, auditifs, nerfs de la paire
vague, guftatifs, & enfin de nerfs fous-occi-
pitaux.

Les nerfs de la première paire font les olfactifs.
Ils tirent leur origine de la partie inférieure &
antérieure du cerveau, par deux racines, une
extérieure plus alongée, qui vient du fillon qui
fépare le lobe antérieur de ce vifcère d'avec fon
lobe poftérieur; l'autre intérieure & plus courte,

qui naît de la partie postérieure du lobe antérieur du cerveau. Ils sont assez écartés en arrière, mais ils se rapprochent bientôt, & se portent, parallèlement l'un à l'autre & de derrière en devant, sous les lobes antérieurs du cerveau, dans un des sillons duquel ils sont logés, jusqu'à la lame cribleuse de l'os ethmoïde, où ils se divisent en un grand nombre de filets qui pénetrent dans les narines. Les nerfs olfactifs sont d'abord assez larges; ils se retrécissent ensuite, & s'élargissent de nouveau à leur partie antérieure. Leur consistance est fort mollasse, & leur forme applatie.

Les nerfs de la seconde paire, ou les optiques, naissent en arrière des éminences *nates & testes*, vers la partie postérieure de celles que l'on nomme les couches des nerfs optiques. Ils sont écartés & fort larges en cet endroit, & montent d'abord de bas en haut, & de dedans en dehors, entre les bras de la moëlle alongée & les lobes moyens du cerveau; après quoi ils descendent un peu en se portant de dehors en dedans, & de derrière en devant, jusqu'à ce qu'ils soient parvenus sur la selle turcique, au-devant de l'*infundibulum*, où ils s'approchent & s'unissent l'un à l'autre. Le lieu de cette union représente un quarré plus ou moins alongé, & dont les dimensions varient dans les différens sujets. Ils s'écartent ensuite, de nouveau, & marchent de derrière en devant, de dedans en dehors & de haut en bas, vers les trous optiques, par lesquels ils sortent du crâne. Ces nerfs sont un peu applatis, mais plus avant qu'après leur réunion; ils sont aussi plus larges en arrière qu'en devant.

Les nerfs de la troisième paire, ou les nerfs moteurs communs des yeux, viennent de la partie interne des bras de la moëlle alongée, près le bord antérieur de la protubérance annulaire ou du pont de Varoli, par un affez grand nombre de filets raffemblés en un feul faifceau. Ils font larges & applatis à leur origine ; mais ils fe retré- ciffent bientôt & prennent une forme arrondie. Ces nerfs montent en s'écartant l'un de l'autre, & fe portent de derrière en devant, & de dedans en dehors, jufques fous la pointe antérieure de la tente du cervelet, où ils percent la dure-mère au côté externe des apophyfes clinoïdes poflé- rieures. Ils entrent dans un canal formé par cette membrane, & y font reçus fans aucune adhé- rence ; puis, après deux lignes de chemin, ils s'engagent entre fes deux lames auxquelles ils font fortement attachés. Ces nerfs marchent le long de la paroi externe des finus caverneux. Arrivés auprès de la fente fphénoïdale, ils fe divifent en deux branches d'inégale groffeur, lefquelles paffent par la partie la plus large de cette fente, & fe portent dans l'orbite.

Les nerfs de la quatrième paire, ou les pathé- tiques, font les plus petits de ceux que la moëlle alongée fournit. Ils naiffent du voifinage des émi- nences *nates & tefles*, par un & quelquefois par deux filets très-minces ; & après avoir fait un circuit confidérable autour des bras de la moëlle alongée, ils fe rapprochent l'un de l'autre en de- vant, & vont percer la dure-mère derrière les apophyfes clinoïdes poftérieures, & au-deffous de la pointe que la tente du cervelet forme de chaque côté. Ces nerfs s'engagent auffi dans un canal membraneux, de deux lignes de long, où ils font reçus fans adhérence ; après quoi ils font logés dans l'épaiffeur de là dure-mère, le long des finus caverneux, dont ils font féparés par une cloifon fort mince. Ils fortent enfin du crâne par la partie la plus large de la fente fphénoïdale, & vont dans l'orbite.

Les nerfs de la cinquième paire portent le nom de tri-jumeaux, parce qu'ils fe divifent, avant de fortir du crâne, en trois groffes branches dont la fupérieure eft appelée ophthalmique de Willis, la feconde maxillaire fupérieure, & la troifième maxillaire inférieure. Leur groffeur eft confidérable. Ils tirent leur origine des parties latérales inférieures & antérieures des cuiffes de la moëlle alongée, à l'endroit où ces cuiffes fe joignent à la groffe protubérance annulaire, & en même temps de la partie latérale externe, moyenne & inférieure de cette éminence, par un grand nombre de filets diftincts, mais réunis en manière de ruban applati. Les nerfs tri-jumeaux fe portent en devant & en dehors, & fe gliffent dans un canal formé par l'écartement des deux lames de la dure-mère, dont l'ouverture, large de quatre lignes, répond à la pointe du rocher, au-deffous de la partie voifine de la tente du cervelet. Ils y font renfermés fans adhérence, s'y élargiffent, & commencent à former une efpèce de plexus applati, dont l'épaiffeur eft médiocre. Au-delà du canal en queftion, ils s'engagent entre les deux lames de la dure-mère auxquelles ils tiennent par un tiffu cellulaire, & commencent à s'y épanouir en manière de patte d'oie. Enfin les trois branches qui réfultent de leur divifion, s'écartent l'une de l'autre, & fortent du crâne, la première par la partie la plus large de la fente fphénoïdale, & la feconde & la troifième par les trous du fphénoïde, auxquels elles ont donné leur nom.

Les nerfs de la fixième paire, ou les moteurs externes, naiffent en arrière du fillon qui fépare la partie poftérieure de la protubérance annulaire

d'avec

d'avec le commencement de la moëlle alongée, par une feule tige, & affez ordinairement par plufieurs filets réunis enfemble, mais faciles à diftinguer. Leur groffeur eft médiocre : ils fe portent de derrière en devant, de bas en haut, & de dedans en dehors, & paffent au-deffous du pont de Varoli, jufques vis-à-vis la pointe du rocher, vers laquelle ils pénètrent dans le finus caverneux, près la partie latérale & inférieure du corps de l'os fphénoïde. Ces nerfs y croifent l'artère carotide en dehors, & continuant de marcher de derrière en devant, ils demeurent collés à cette artère par un tiffu cellulaire affez ferré, & font plongés comme elle dans le fang contenu dans les finus. Ils y font auffi unis avec deux rameaux nerveux affez minces, mollaffes, de couleur rougeâtre, qui font avec eux un angle un peu aigu en devant ; enfin, ils fortent de ces réfervoirs veineux & en même temps du crâne, par la partie la plus large de la fente fphénoïdale, pour fe porter dans l'orbite.

Les nerfs de la feptième paire, ou autrement les nerfs auditifs, fortent des parties latérales & poftérieures de la protubérance annulaire, à l'endroit où les cuiffes de la moëlle alongée viennent s'y rendre, ou plutôt de ces cuiffes même, par deux cordons voifins l'un de l'autre. L'un eft fupérieur & antérieur ; l'autre eft inférieur & poftérieur. Le premier eft mince, & de la confiftance des autres nerfs de la moëlle alongée ; & le fecond plus gros, & d'une molleffe qui diffère peu de celle des nerfs olfactifs. Ce dernier paroît venir de la partie latérale interne du quatrième ventricule, par des fibres blanches & faciles à diftinguer de la fubftance qui les avoifine. On le nomme la portion molle du nerf auditif, & l'autre eft connu fous le nom de portion dure. Ces deux cordons fe portent obliquement de bas en haut, de derrière en devant & de dedans en dehors, vers les trous auditifs internes, dans lefquels ils s'engagent, & par où ils fortent du crâne.

Les nerfs de la huitième paire, ou la paire vague, tirent leur origine des parties latérales & fupérieures de la moëlle alongée, près la protubérance annulaire ou le pont de Varoli, par un grand nombre de filets qui, rapprochés les uns des autres, forment deux troncs, un antérieur plus petit, & un poftérieur beaucoup plus gros.

Ces deux troncs montent obliquement en devant & en dehors, & vont percer la dure-mère devant le paffage de la jugulaire interne, & vis-à-vis la partie antérieure du trou déchiré poftérieur. L'ouverture qui les tranfmet hors du crâne eft féparée de celle de la veine par une ou plufieurs avances offeufes, & par des portions membraneufes qui les mettent à l'abri de la preffion que le fang pourroit exercer fur eux. Ils font accompagnés par un nerf connu fous le nom d'acceffoire de Willis, lequel remonte le long du canal de l'épine où il a pris naiffance de la partie poftérieure de la moëlle qui y eft contenue, & fe porte dans le crâne par le grand trou occipital.

Les nerfs de la neuvième paire, ou les guftatifs, font encore appelés nerfs linguaux ou grands hypogloffes. Ils tirent leur origine des fillons qui féparent les éminences pyramidales & olivaires, par dix ou douze filets qui fe réuniffent les uns aux autres, & ils percent la dure-mère vis-à-vis les trous condyloïdiens antérieurs. Ces filets forment quelquefois deux troncs qui paffent féparément à travers la dure-mère, & qui fe réuniffent auffi-tôt en un seul, qui sort du crâne par le trou qui vient d'être nommé.

Les nerfs de la dixième paire, ou sous-occipitaux, ont tantôt le caractère de ceux qui naissent de la moëlle alongée, & tantôt celui des nerfs qui viennent de la moëlle de l'épine. Ils sortent de cette moëlle dans l'intervalle qui sépare l'occipital d'avec la première vertebre du cou, & quelquefois aussi vis-à-vis cette dernière. Les filets qui leur donnent naissance tirent, pour le plus souvent, leur origine de la partie antérieure de la moëlle seulement; mais il y a au moins un tiers des sujets chez qui ils sont faits de deux plans de fibres, l'un antérieur & l'autre postérieur. Lorsqu'ils n'en ont qu'un, les filets qui les composent, sont au nombre de huit ou neuf, rassemblés en trois faisceaux pour l'ordinaire, & quelquefois en deux, écartés l'un de l'autre, & qui ne se réunissent qu'à travers le prolongement de la dure-mère qui tapisse le canal de l'épine. Lorsqu'ils en ont deux, l'antérieur est le plus considérable, & le postérieur n'est fait que d'un ou de deux filets dont l'inférieur est plus gros que l'autre. Ces deux plans sont séparés par le ligament dentelé, & par l'accessoire de Willis.

Les nerfs sous-occipitaux, formés comme il vient d'être dit, s'écartent de la moëlle de l'épine de dedans en dehors & un peu en arrière, & se portent vers le lieu où l'artère vertébrale perce la dure-mère & s'introduit dans le crâne. Les deux plans, quand il y en a deux, s'unissent & passent au-dessous de cette artère, & par la même ouverture.

De la Moëlle de l'épine.

La moëlle de l'épine est la continuation de la

moëlle alongée. C'est une production médullaire, de forme à-peu-près cylindrique, légèrement applatie de devant en arrière, & qui descend le long du canal de l'épine, jusqu'au bas de la première vertèbre des lombes. Elle paroît formée de deux gros cordons adossés l'un à l'autre dans toute leur longueur, & séparés par deux sillons, l'un antérieur & l'autre postérieur. Sa grosseur varie dans différens points de son étendue. Vis-à-vis la première & les trois ou quatre vertèbres inférieures du cou, & la première du dos, elle est plus considérable que par-tout ailleurs. Elle augmente aussi vers la dixième vertèbre du dos, ce qu'elle continue de faire jusqu'au bord supérieur de la première vertèbre des lombes, où elle se retrécit de nouveau, pour former une pointe alongée en manière de fuseau, de laquelle part le prolongement de la pie-mère, semblable à un nerf, dont il a été parlé dans la description de cette membrane. La moëlle de l'épine est de couleur blanche en dehors, & d'une teinte un peu plus obscure en dedans. Elle est, dit-on, formée de deux substances que l'on rencontre aux autres parties du cerveau, & celle qui est grise, en occupe l'intérieur; mais cette disposition n'est pas assez évidente, pour que l'on puisse assurer qu'elle a réellement lieu.

La moëlle de l'épine donne naissance à vingt-huit, vingt-neuf ou trente paires de nerfs, qui sortent du canal des vertèbres par les trous pratiqués sur les parties latérales de ce canal. On leur donne en général le nom de nerfs vertébraux, & on les distingue en cervicaux, dorsaux, lombaires & sacrés, suivant la classe des vertèbres auxquelles ils répondent. Les premiers sont au nombre de sept paires, dont la première passe entre la première & la seconde vertèbre du cou; & la dernière entre la feptième vertèbre de cette claffe & la première de celles du dos. Les feconds font au nombre de douze paires, les troifièmes au nombre de cinq, & les quatrièmes au nombre de quatre, cinq ou fix de chaque côté. Ils font formés de deux faifceaux compofés de plus ou moins de filets nerveux, & dont l'un eft antérieur & l'autre poftérieur. Ces faifceaux font féparés par le ligament dentelé. Ils fe portent de dedans en dehors, entraînent avec eux la pie-mère & l'arachnoïde, & percent enfin la dure-mère par deux ouvertures diftinctes, quoique très-voifines; après quoi ils fe réuniffent, pour former un ganglion affez gros. Les filets dont ils font compofés ont une direction différente. Au cou, les fupérieurs defcendent, & les inférieurs montent. Par-tout ailleurs ils defcendent tous, mais les fupérieurs beaucoup plus que ceux qui font inférieurs.

La groffeur des nerfs vertébraux n'eft pas la même. Ceux qui répondent à la partie fupérieure du cou & du dos, font plus minces que les autres. Vers le commencement de la moëlle de l'épine, ils font féparés par des intervalles affez grands; au lieu qu'à fa partie inférieure ces intervalles diminuent, & ils fe touchent enfin par leurs bords voifins. Les premiers ont auffi une marche à-peuprès tranfverfale; mais ceux qui fuivent en ont une de plus en plus oblique, & les derniers defcendent prefque perpendiculairement, & font difpofés d'une manière telle, que leur affemblage repréfente affez bien une queue de cheval. Cet affemblage en porte le nom.

Les artères qui fe diftribuent aux différentes parties du cerveau, viennent des carotides internes ou cérébrales, & des vertébrales.

Les veines qui leur répondent naiffent des différentes parties du cerveau, du cervelet & de la moëlle alongée, & se réunissent pour former des troncs assez gros, dont les tuniques ont peu d'épaisseur, dépourvus de valvules, qui rampent à la surface de ces viscères ou sur les membranes qui en tapissent les cavités, & qui vont enfin s'ouvrir dans les sinus de la dure-mère. Elles ont été ignorées pendant quelque temps. On a cru que le cerveau étant un viscère froid, n'en avoit point. Cette méprise vient sans doute de ce qu'elles ne sont pas de gros troncs, comme les artères de qui elles reçoivent le sang; mais la médiocrité de leur calibre ne peut empêcher de les reconnoître.

La moëlle de l'épine a des artères qui lui sont fournies par les vertébrales, sous le nom de spinales antérieures & postérieures. Elle en reçoit aussi des cervicales, des intercostales, des lombaires & des sacrées. Celles-ci sont fort petites. Elles se glissent le long des nerfs vertébraux qu'elles accompagnent à travers l'ouverture de la dure-mère qui transmet ces nerfs au dehors, & se répandent sur les parties antérieure & postérieure de la moëlle, en communiquant ensemble & avec les spinales. Au cou & au dos, elles sont au nombre de deux dans chaque intervalle de vertèbres; aux lombes & à l'os sacrum, il n'y en a plus qu'une.

Les enveloppes dures de la moëlle de l'épine, celle qui lui est fournie par la dure-mère, & celle qui est faite par le grand surtout ligamenteux qui tapisse le dedans du canal des vertèbres, ont des artères dont la source est la même, excepté au cou où elles naissent des vertébrales. Celles-ci sont plus grosses, sur-tout celles qui vont à la dure-mère, & se séparent les premières du tronc qui les produit au dos, au cou & aux lombes. Il y a des intervalles de vertèbres où les troncs dont on vient de parler, manquent. Mais on ne peut déterminer avec justesse quels ils font. Les veines de la moëlle de l'épine & de ses enveloppes sont moins connues. Il est vraisemblable qu'elles vont toutes s'ouvrir dans les grands sinus veineux qui ont été décrits précédemment.

Ce que l'on fait des usages du cerveau, se réduit à fort peu de chose. Il donne naissance aux nerfs par le moyen desquels il communique ses influences à toutes les parties du corps, & reçoit celles que ces mêmes parties exercent sur lui. Peut-être est-il, comme on le dit, un organe secrétoire, dans lequel se sépare un fluide très-subtil d'où dépendent le mouvement, le sentiment & la nutrition. Les raisons de la structure de ses parties intérieures ne sont point encore connues, & ne le seront peut-être jamais. Cependant on ne peut se dispenser de l'approfondir, pour ne rien négliger de ce qui concerne la manière dont le corps de l'homme est organisé.

DES YEUX.

LES yeux, au nombre de deux, sont situés au bas du front & à chaque côté de la racine du nez. Ils représentent un globe entouré de muscles, & recouvert extérieurement par deux voiles mobiles que l'on nomme les paupières.

Du Globe de l'œil.

La forme du globe de l'œil n'est pas exactement sphérique ; il est légèrement applati de devant en arrière. Sa moitié antérieure l'est aussi sur quatre faces ; en dedans, en dehors, en haut & en bas, ce qui le fait paroître comme quadrangulaire. Il tient en arrière à une efpèce de pédicule alongé qui n'eft autre chofe que le nerf optique, dont l'infertion répond à fa partie inférieure, & un peu interne; & il eft furmonté en devant par la cornée tranf-parente, qui eft comme un fegment de fphère plus petite, ou de fphéroïde alongé, ajouté à une fphère plus grande. Ce globe eft compofé de trois tuniques; favoir, la fclérotique, la choroïde & la rétine; & d'un pareil nombre d'humeurs, qui font le corps vitré, le criftallin & l'humeur aqueufe.

La fclérotique, ainfi nommée à caufe de fa du-reté, eft la plus extérieure & la plus épaiffe des tuniques de l'œil. Elle s'étend depuis l'infertion du nerf optique jufqu'à la cornée tranfparente qui y eft étroitement unie, & qui en fait, pour ainfi dire, partie. Sa couleur eft blanche en dehors & un peu terne en dedans, & fon épaiffeur affez con-fidérable, fur-tout à la partie poftérieure de l'œil. Mais cette épaiffeur diminue de derrière en devant, & plus aux endroits qui répondent aux aponé-vrofes des mufcles droits, que dans leurs inter-valles. On trouve la fclérotique formée d'un tiffu fort ferré, & dans lequel on n'apperçoit aucune organifation, fi ce n'eft qu'elle préfente deux lames, une externe plus épaiffe, & une interne plus mince, affez faciles à féparer dans le fœtus & dans les enfans, mais très-étroitement collées dans l'âge adulte. Cette membrane eft percée d'un grand nombre de trous, au moyen defquels les vaiffeaux fanguins & les nerfs fe gliffent dans fon épaiffeur, & pénètrent au-dedans de l'œil. Galien avoit cru qu'elle étoit faite par l'épanouiffement de la dure-mère, qui forme l'enveloppe extérieure du nerf optique; mais on voit manifeftement cette enve-loppe fe raffembler en un grand nombre de filets folides & brillans, qui s'insèrent au bord du trou de la fclérotique, par lequel entre la fubftance médullaire du nerf. Il n'en eft pas de même de l'enveloppe intérieure que la pie-mère fournit au nerf optique. Celle-ci, après avoir formé une efpèce de bourrelet faillant au-dedans de l'œil, fe réfléchit & s'applique à la face interne de la fclérotique dont elle augmente l'épaiffeur, & dont elle forme la feconde lame.

La cornée tranfparente paroît comme enchâffée dans l'épaiffeur de la fclérotique. Intérieurement, elle repréfente toujours un cercle faillant, & qui dépaffe un peu les bords de cette membrane. Antérieurement, outre qu'elle a un peu moins de largeur, elle a la forme d'une ellipfe dont le grand axe s'étend du petit au grand angle de l'œil. Son épaiffeur eft plus grande que celle de la fclérotique, fur-tout dans les enfans nouveau-nés, où fa face poftérieure touche, pour ainfi dire, à l'iris & au criftallin.

La cornée tranfparente eft faite d'un grand nombre de lames concentriques, unies par une fubftance cellulaire, dans les aréoles de laquelle il y a de la férofité. Cette fubftance eft plus lâche entre les lames antérieures, qu'entre les poftérieures. La liqueur qu'elle contient fuinte par les pores de la cornée, fuivant le témoignage de Winflow, & fe mêle à l'humeur des larmes. C'eft, fans doute, ce qui produit fur les yeux des moribonds l'efpèce de croûte muqueufe & blanche dont on les voit fe couvrir.

François Petit, en examinant avec attention la cornée d'un Nègre, y a apperçu plufieurs lignes rougeâtres qui formoient par leur réunion des figures de quatre, cinq & fix côtés. Il a retrouvé les mêmes lignes fur la cornée de quelques Nègres vivans ; mais il n'a pu les voir sur celle des blancs, excepté sur un homme de vingt-sept ans. Ce font, sans doute, des vaisseaux sanguins, puisqu'on voit du sang s'épancher entre les lames de la cornée, à la suite de coups sur l'œil, puisque cette partie devient rouge dans les fortes inflammations, & qu'il y survient quelquefois de petits abcès : mais comme les injections ne peuvent y pénétrer, il faut que ces vaisseaux soient extrêmement fins, & que la partie rouge du sang ne s'y introduise qu'en quelques circonstances.

Galien, & beaucoup d'autres Auteurs après lui, ont regardé la cornée transparente comme une suite de la sclérotique ; il est même assez ordinaire de leur donner à toutes deux le nom de cornée, en désignant la dernière sous celui de cornée opaque. Cependant elles paroissent très-différentes. La sclérotique est d'un tissu serré & sans organisation ; elle reçoit beaucoup de vaisseaux sanguins, & fait partie d'une sphère assez grosse : au lieu que la cornée transparente est faite de lames, qu'elle ne reçoit point de vaisseaux sanguins dans l'état naturel, & qu'elle fait partie d'une sphère beaucoup plus petite. D'ailleurs, dans les oiseaux, la première est composée de lames osseuses, oblongues, étroites, disposées suivant la longueur du globe de l'œil, & artistement arrangées ; elle est cartilagineuse dans les poissons : & certainement la cornée ne peut être la continuation de ces lames osseuses & de ce dur cartilage. L'expérience qui suit, & qui a autrefois été communiquée à l'Académie royale des Sciences par M. Demours, le confirme encore davantage. Si on fait macérer long-temps des yeux d'homme & de divers animaux dans de l'eau, qu'on les y laisse jusqu'à ce qu'ils commencent à se corrompre,

& qu'après les avoir fufpendus à un fil on les plonge dans de l'eau bouillante, on féparera très-aifément la fclérotique d'avec la cornée, & l'on verra qu'elles ne font jointes que par un tiffu cellulaire affez lâche.

La choroïde tire fon nom du grand nombre de vaiffeaux dont elle eft parfemée. On lui donne auffi celui d'uvée, parce qu'on a cru lui apper-cevoir quelque reffemblance avec un grain de raifin, foit pour la forme, foit pour la couleur. C'eft la feconde des membranes de l'œil : elle eft fituée au-deffous de la fclérotique, à laquelle elle tient par un grand nombre de vaiffeaux fanguins & de nerfs, qui paffent de l'une à l'autre, & par un tiffu cellulaire affez lâche pour que de l'air, pouffé à travers une ouverture faite à la fclérotique, fe gliffe facilement entre elles. Ce tiffu eft plus abondant chez les enfans que chez les adultes, & le long du trajet des gros vaiffeaux & des nerfs, que par-tout ailleurs. La face interne & concave de la choroïde eft liffe & polie : elle répond à la rétine, fur laquelle elle pofe de manière que nul intervalle ne fépare ces deux membranes, qui ne tiennent enfemble par aucune cellulofité, ni par aucun vaiffeau.

La face externe de la choroïde eft d'une couleur rougeâtre dans les enfans nouveau-nés, & brune obfcure dans les adultes. Cette couleur fe communique au tiffu cellulaire qui la joint à la fclérotique, & à la face interne de cette membrane. Elle ne dépend point d'une humeur qui y foit répandue, car on ne peut l'abfterger en paffant le doigt deffus. D'ailleurs, elle ne fe diffipe pas au moyen de la macération ; ainfi il faut qu'elle dépende de la texture même de la choroïde. On trouve plufieurs exemples femblables dans la ma-

chine animale, & notamment dans le corps muqueux de Malpighy.

La face interne de la choroïde eſt couverte d'une
eſpèce de vernis noirâtre, plus épais, plus ſolide,
plus profondément coloré chez les enfans que chez
les adultes, & ſemblable à une pâte molle étendue
ſur cette membrane. On ne trouve point de ce
vernis à la partie poſtérieure de l'œil, proche
l'entrée du nerf optique, où l'on apperçoit au
contraire un cercle blanchâtre. Il a plus d'épaiſſeur
en devant qu'en arrière. Vers le corps ciliaire,
il n'enduit que les intervalles des procès dont ce
corps eſt compoſé, qu'il laiſſe libres & qui conſervent leur couleur blanche. Il y eſt ſi tenace,
qu'il adhère à la partie antérieure du corps vitré,
ſur laquelle il forme un anneau rayonné. Son
épaiſſeur diminue avec l'âge, mais il tient plus
fortement aux parties qu'il recouvre. Lorſqu'il a
été enlevé de deſſus la choroïde, & que cette
membrane a été tenue quelque temps en macération dans de l'eſprit-de-vin, on apperçoit à ſa
place une ſorte de duvet très-fin, & dont les
flocons ſont ſaillans. Ce duvet n'eſt pas long à
l'endroit du corps ciliaire. Sa couleur eſt blanchâtre. Les Membres de l'Académie des Sciences,
qui ont travaillé en commun à la diſſection des
animaux, à la fin du ſiècle dernier, ſont les premiers qui l'aient apperçu. Sans doute il a pour
uſage de filtrer le vernis dont il vient d'être fait
mention.

La choroïde paroît eſſentiellement formée de
fibres noirâtres dont on ignore la nature, & d'un
grand nombre de vaiſſeaux. On voit à ſa face
externe, les nerfs ciliaires applatis en manière de
rubans, leſquels vont de derrière en devant, puis
les deux artères ciliaires longues, une de chaque

côté, qui suivent la même route, & qui se portent vers un anneau blanchâtre que l'on nomme le ligament ciliaire. Au-dessous & vers le milieu du globe de l'œil, sont des vaisseaux dont les ramifications nombreuses se contournent en devant & en arrière, en manière de tourbillons. Ces vaisseaux, décrits par Sténon, sous le nom de *vasa vorticosa*, ont été pris pour des artères jusqu'à Haller, qui a fait voir que ce sont des veines. Les intervalles qu'ils laissent sont remplis par les artères ciliaires postérieures, qui s'y entre-mêlent, & qui s'y divisent en formant des angles très aigus en devant. Ces artères s'engagent bientôt à leur partie interne, & marchent de derrière en devant, & presque parallèles les unes aux autres, du côté par lequel la choroïde regarde la rétine, jusqu'à la partie antérieure de l'œil, où elles se rencontrent avec les extrémités des artères ciliaires antérieures. Elles sont couvertes intérieurement d'un beau réseau de vaisseaux fort fins & de la même grosseur, qui forment par leurs entrelacemens des aires quadrangulaires & rhomboïdales, assez semblables à celles d'un filet de chasseur. Ce réseau, à peine visible en arrière, présente des mailles plus larges, & s'évanouit, pour ainsi dire, près les procès ciliaires, auxquels les artères ciliaires courtes se portent parallèlement & en grand nombre. Il a été découvert par Lieberkunh.

La disposition dont on vient de parler fait que la choroïde paroît être composée de deux plans, un externe formé par les veines, & un interne qui l'est par les artères. Ruysch, qui l'a observé un des premiers, & qui a trouvé que l'on pouvoit séparer quelques lambeaux de cette membrane en deux lames, a cru qu'elle en avoit par-tout deux très-distinctes, & a donné son nom à l'interne.

Beaucoup ont adopté cette division de la choroïde ; mais du temps de Ruyfch même, Rau, fon compatriote, l'a rejetée, en affurant que s'il eft poffible de partager quelques portions de la choroïde en deux lames chez les animaux, cela ne fe pouvoit faire dans l'homme. Albinus, Haller & Zinn font de même avis ; & l'extrême ténuité de la choroïde, jointe à fa molleffe, ne me permet pas de penfer autrement.

La choroïde change beaucoup d'état à fa partie antérieure. A une ligne de la cornée, elle fe couvre en dehors, & du côté de la fclérotique, d'une cellulofité blanche, courte, molle, pleine d'eau, plus molle & plus mince en arrière, plus épaiffe & plus denfe en devant, qui repréfente un anneau blanchâtre, & forme un lien, au moyen duquel la choroïde s'unit affez exactement à la fclérotique, pour qu'on ne puiffe les féparer fans l'endommager. Cet anneau eft ce que l'on nomme communément le ligament ciliaire ; plufieurs l'appellent le cercle ciliaire, le cercle de la choroïde & le plexus ciliaire. On dit qu'en cet endroit la face externe de la choroïde fe continue en devant pour former l'iris, & que fa face interne fe jette en arrière pour donner naiffance au corps ciliaire ; mais l'iris paroît être une partie tout-à-fait différente de la choroïde, & le corps ciliaire femble tirer uniquement fon origine de cette membrane.

Galien a connu les procès ciliaires : il a dit qu'ils alloient s'implanter dans le corps vitré & dans le criftallin, pour les empêcher de fe porter trop en devant. Plufieurs en ont parlé après lui. Fallope a donné le nom de corps ciliaire à l'anneau qu'ils repréfentent, & leur a attribué le même ufage que Galien, fans s'expliquer fur leur ftructure. Les

Anatomistes qui l'on suivi, ont dit qu'ils étoient vasculeux, & d'autres qu'ils étoient de nature musculeuse. Enfin, le plus grand nombre s'accorde aujourd'hui à les regarder comme des plis de la choroïde.

Si on enlève les membranes du globe de l'œil jusqu'à deux lignes de la cornée transparente, en laissant le corps vitré en place, on apperçoit à travers la partie antérieure & concave de la choroïde, un anneau noir très-élégant, semblable au disque d'une fleur radiée, qui entoure le cristallin en manière de couronne, large de deux lignes vers la tempe, & un peu plus étroit du côté du nez, suivant la remarque de Winslow. Cet anneau est terminé postérieurement par un bord dentelé & ondulé, qui le distingue du reste de la choroïde. Il est noir en arrière ; mais à peu de distance du cristallin, il présente plusieurs lignes séparées par des intervalles noirs, de sorte qu'il paroît composé de deux parties, une postérieure plus ample, également noire par-tout, & une antérieure plus étroite, formée alternativement de lignes blanches & noires. Les lignes blanches, nées de stries que l'on peut à peine appercevoir, s'élargissent insensiblement du côté du cristallin, & s'avancent d'une manière telle, qu'une partie assez considérable de leur étendue se trouve située au-devant de ce corps, & ne peut être apperçue qu'à travers sa transparence. Avec beaucoup d'attention, on voit que ce sont des corpuscules oblongs, saillans, plus pâles & plus minces en arrière, plus larges, plus épais & plus blancs en devant, qui naissent de stries presque imperceptibles.

Lorsque le corps vitré & le cristallin ont été ôtés, ce qui se fait aisément sur les yeux qui ont quelque ancienneté, l'aspect est tout-à-fait différent. La plus grande partie du vernis noir qui enduit le corps ciliaire, & même la totalité de ce vernis chez les enfans, reste sur la partie antérieure du corps vitré, & y forme un très-bel anneau de la même couleur & de la même forme que le corps ciliaire, lequel reste blanc, entre la partie postérieure de la choroïde & celle de l'iris, qui sont noirs. Si on dépouille ce corps du vernis qui lui reste dans l'adulte, on voit qu'il est vraiment la continuation de la choroïde, quoique cette membrane subisse quelque changement pour le former. En effet, après avoir été concentrique à la sclérotique, elle la quitte pour se jeter sur le corps vitré & sur le cristallin.

Les lignes blanches que présente le corps ciliaire, sont ce que l'on nomme les procès ciliaires. Elles sont ordinairement bifurquées à leurs extrémités, & n'ont pas une égale longueur. On les trouve alternativement longues & courtes. Elles paroissent être reçues dans des sillons qui se voient au-devant du corps vitré; après quoi elles se réfléchissent en dedans, & se portent le long de la face postérieure de l'iris, jusqu'à la pupille. Quand on plonge le corps vitré dans l'eau, les procès ciliaires y flottent librement, sans être joints par aucune membrane, & font tant de saillie, qu'on peut les faire aller de côté & d'autre. Examinés à la loupe sur des yeux qui ont été bien injectés, on voit que le réseau de la face interne de la choroïde ne s'étend pas jusques sur eux, mais qu'ils sont tapissés par le duvet dont cette face interne est totalement couverte, lequel est plus élevé dans leurs intervalles, & plus bas sur leur partie saillante. On apperçoit aussi que les artères ciliaires courtes, après avoir marché parallèle-

ment

ment les unes aux autres fur le dedans de la choroïde , fe continuent fur chacun d'eux, au nombre
de plus de vingt , unies par des rameaux placés
en travers ; & quand elles font parvenues à leurs
extrémités , elles s'inclinent réciproquement en
formant des arcades concentriques. Les plus groffes
font fur leur partie la plus élevée , & les plus fines
dans leurs intervalles.

Les procès ciliaires étant vafculeux , & les vaiffeaux qui les forment étant continus avec ceux de
la choroïde, on peut penfer , avec raifon , qu'ils
ne font eux - mêmes que des plis de la choroïde ,
comme il a été dit précédemment. En effet , cette
membrane , qui étoit appliquée à la fclérotique ,
ne peut l'abandonner pour embraffer la partie antérieure du corps vitré , fans s'y froncer & fans
former des plis.

Ces plis ne portent pas directement fur la partie
antérieure du corps vitré; ils en font féparés par
une production membraneufe qui couvre la partie
antérieure de ce corps jufqu'à la circonférence du
criftallin , & qui eft bridée par quelques fibres
fortes & courtes , qui la ferrent par intervalles.
Cette membrane s'apperçoit mieux quand on a
abftergé l'enduit noirâtre que le corps vitré a dépofé deffus. C'eft la couronne ciliaire dont il fera
parlé dans la fuite. Les procès ciliaires y font collés
par une efpèce de gluten. Ils tiennent auffi à l'union
de la cornée avec l'iris, par des filets celluleux &
par des vaiffeaux. Mais leur extrémité qui s'avance
jufqu'au-devant du criftallin , ne s'attache pas à la
face antérieure de la capfule de ce corps ; elle y eft
libre , flottante , & fans aucune adhéfion. Il fuffit ,
pour s'en affurer , d'enlever la cornée tranfparente ,
de couper l'iris , & de le foulever pour bien voir ce

qui se passe à sa face postérieure & à la face antérieure du cristallin.

On a eu sur la formation de la choroïde les mêmes
idées que sur celle de la sclérotique. Plusieurs ont
pensé qu'elle étoit faite de l'épanouissement de la
pie-mère qui sert d'enveloppe au nerf optique ; &
depuis que Ruysch a dit qu'on pouvoit y distinguer
deux lames, on a regardé l'externe comme le produit de l'arachnoïde, & l'interne comme celui de la
pie-mère proprement dite. Le Cat a aussi avancé que
la choroïde tiroit son origine de la pie-mère, pendant que l'arachnoïde se réfléchissoit autour du nerf
optique, pour s'appliquer à la face interne de la
sclérotique. Mais plusieurs raisons empêchent de le
croire. Si l'on vient à couper les artères ciliaires,
au moyen desquelles la choroïde tient en arrière
à la sclérotique, au voisinage du nerf optique, &
si on détruit le tissu cellulaire qui fortifie cette
union, on verra que cette membrane présente une
ouverture ronde pour le passage de la partie médullaire du nerf, & que cette ouverture est sans dé-
chirure & sans irrégularité, ce qui n'arriveroit pas si
la choroïde faisoit corps avec la pie-mère. D'ailleurs,
les artères ciliaires postérieures qui s'y distribuent,
ne viennent point de l'épaisseur du nerf optique,
& n'ont rien de commun avec celles qui se répandent sur les enveloppes de ce nerf.

On trouve derrière la cornée transparente, au-
devant du cristallin & de la partie antérieure du
corps vitré, un cercle membraneux, diversement
coloré dans les différens sujets, percé d'une ouverture ronde à sa partie moyenne, & qui tient
au bord antérieur du cercle ou du ligament ciliaire.
C'est l'iris. Sa face antérieure présente toujours
deux anneaux distincts, un externe plus large,

dont les couleurs font plus claires, & un interne plus étroit, qui est d'une teinte plus obscure. L'ouverture qui s'y remarque est plus pres du nez que de la tempe. On lui donne le nom de prunelle ou de pupille. Elle a des mouvemens dont la connoiſſance a été attribuée à Fabrice d'Aquapendente, mais qui ont été remarqués par les Arabes, & sans doute aussi par Galien. Ces mouvemens font tels, que la prunelle se retrécit à l'approche d'une lumière vive, & qu'elle s'élargit lorſque l'on est exposé à une lumière foible. La même chose arrive quand on examine des objets proches ou éloignés. Cette ouverture se reſſerre encore lorſqu'on fixe quelque chose avec beaucoup d'attention.

La face antérieure de l'iris est garnie d'un nombre prodigieux de fibres entaſſées les unes sur les autres, & diſpoſées en manière de rayons. Ces fibres font flexueuses quand la pupille est dilatée, & plus droites quand elle est contractée. Elles se rendent toutes vers cette ouverture. Là, elles se bifurquent, & les branches qui en résultent s'écartent en formant des angles droits. Cet appareil fibreux est recouvert par une membrane tranſparente & épaiſſe dont il sera parlé ci-après, & entre-mêlé d'un grand nombre de vaiſſeaux sanguins & de nerfs. Les premiers viennent principalement des artères ciliaires longues, qui, après avoir rampé entre la sclérotique & la choroïde jusqu'au cercle ciliaire, s'y partagent chacune en deux branches qui s'écartent & s'uniſſent bientôt ensemble, pour former un cercle à la grande circonférence de l'iris. A ce cercle viennent se joindre les artères ciliaires antérieures qui le fortifient. Il en part des rameaux sans nombre, en quelque sorte parallèles, rayonnés & flexueux, qui marchent vers la pupille. Lorsqu'ils y font arrivés, ils fe bifurquent ; leurs branches s'écartent, puis elles fe rejoignent, & donnent naiffance à un autre cercle vafculeux, qui eft près de la petite circonférence de l'iris, & duquel partent encore d'autres vaiffeaux radiés, qui vont à la pupille. Sans doute l'iris a auffi des veines qui fe rendent dans celles de la choroïde ; mais elles ne font point connues. Ses nerfs tirent leur origine des nerfs ciliaires, lefquels, après avoir percé la partie poftérieure de la fclérotique, s'avancent entre cette membrane & la choroïde, jufqu'au cercle ciliaire. Ils difparoiffent, pour la plupart, fous la fubftance celluleufe qui le forme. Cependant il y en a que l'on peut fuivre jufques fur la face antérieure de l'iris, où ils fe portent en grand nombre. Les couleurs différentes que cette face préfente, paroiffent être le réfultat de l'entrelacement différent de ces nerfs, des vaiffeaux fanguins & des fibres rayonnées dont il il a été parlé plus haut.

La face poftérieure de l'iris eft couverte d'un vernis noirâtre & tenace, femblable à celui qui enduit la face interne de la choroïde. Quand il a été enlevé, on voit au-deffous plufieurs rayons convergens, différens des fibres de la face antérieure, lefquels naiffent de la grande circonférence de l'iris, & paroiffent être comme les extrémités des procès ciliaires qui s'avancent jufqu'à la prunelle. Ces rayons font connus. Ils ont été pris pour des fibres mufculeufes : la néceffité d'expliquer les mouvemens de la prunelle aura donné lieu à cette idée, que les plus habiles gens rejettent.

Dans le fœtus, la prunelle eft bouchée par une membrane vafculaire extrêmement mince, continue à l'iris, qui difparoît, pour l'ordinaire, au terme de sept mois, & même quelquefois beaucoup plus tard. On a même vu des sujets sur qui elle s'est conservée après la naissance , & qu'elle a rendu aveugles. Les vaisseaux que cette membrane reçoit, lui viennent de la face antérieure de l'iris , & , suivant Hunter , de la capsule du cristallin. Elle porte le nom de membrane pupillaire. On la connoît depuis peu. C'est , dit - on , un Médecin nommé Vachendorf qui l'a décrite le premier dans le *Commerc. Norimb.* de l'année 1740. Haller en a parlé dans les Actes de l'Académie d'Upsal , pour l'année 1741. Albinus prétend l'avoir trouvée en 1734 , & l'avoir fait dessiner en 1737 ; mais Hunter en attribue la découverte à une autre personne qu'il ne nomme pas.

L'iris a presque toujours été regardé comme une partie de la choroïde. Cependant Riolan a cru devoir s'écarter de cette opinion , tant parce que la pupille a des mouvemens qui lui sont particuliers , que parce que l'iris est composé de fibres différentes de celles de la choroïde. On pourroit ajouter à cela , que ses vaisseaux ne sont point continus à ceux de cette membrane , qu'ils ont leur disposition propre, & qu'il en est séparé par l'épaisseur de la mucosité du cercle ciliaire. La forme de cette partie n'est pas encore bien constatée : quelques-uns ont dit qu'elle étoit convexe en devant & concave en arrière , & d'autres qu'elle étoit plane. Il est assez difficile de décider entre ces deux sentimens ; mais le dernier paroît le plus vraisemblable.

La rétine a autrefois été connue sous le nom de membrane arachnoïde , relativement à son peu de consistance. Celui qu'elle porte maintenant , vient de ce qu'elle est faite d'un réseau de vaisseaux fanguins & de fibres médullaires qui s'entrelacent. C'eſt la troiſieme tunique de l'œil ; elle eſt ſituée au-deſſous de la choroïde & au-deſſus du corps vitré, & ne tient à l'une ni à l'autre par aucun tiſſu cellulaire, ni par d'autres vaiſſeaux ſanguins, que par l'artere centrale du corps vitré qui pénetre ce corps par ſa partie moyenne & poſtérieure. Sa conſiſtance eſt mollaſſe & ſa couleur blanche : on la trouve parſemée d'un grand nombre de vaiſſeaux ſanguins qui tirent leur origine de ceux du nerf optique, & dont les dilatations anévriſmatiques ou variqueuſes peuvent donner lieu à différens vices de la viſion. Son épaiſſeur eſt conſidérable. Elle eſt compoſée d'un tiſſu filamenteux & vaſculeux, qui répond à ſa face externe, de ſorte qu'elle paroît avoir deux lames diſtinctes ; mais nulle induſtrie humaine ne peut les ſéparer : il n'y a que la macération qui puiſſe détacher une partie de ſa mucoſité ; d'où il réſulte que c'eſt une membrane ſimple.

La rétine eſt formée par la partie pulpeuſe & médullaire du nerf optique. Ce nerf ſe rétrécit beaucoup à ſon entrée dans l'œil ; mais ce rétréciſſement eſt plus grand du côté externe que de l'interne, de ſorte que quand on le diviſe verticalement, ſa moitié interne eſt plus plate, & l'externe plus convexe. Sa derniere extrémité eſt couverte d'une lame orbiculaire, percée comme un crible, par les pores de laquelle la ſubſtance médullaire dont il eſt rempli ſort pour former la rétine. Cette membrane préſente d'abord un léger enfoncement à ſa partie moyenne où elle paroît pliſſée & rayonnée comme l'ouverture d'une bourſe, après quoi elle s'écarte dans tous les ſens pour embraſſer le corps vitré en maniere de cupule. On ne peut dire d'une maniere bien poſitive juſqu'où elle s'étend en devant ; plufieurs croient qu'elle finit vers le bord poftérieur du corps ciliaire. Il femble en effet qu'il y ait en cet endroit un gros bourrelet circulaire, au-delà duquel le corps ciliaire refte à nu : cependant il paroît fe détacher de ce bourrelet une membrane extrêmement mince, qui s'avance au-deffous du corps ciliaire, jufqu'à la face antérieure du criftallin auquel elle adhère. Cette lame eft plus facile à appercevoir dans la première jeuneffe, que dans un âge un peu avancé.

On ne peut douter que la rétine ne foit le principal organe de la vifion, & qu'elle ne foit deftinée à tranfmettre au fiége de l'ame, l'impreffion que les corps lumineux font fur elle. Cependant Méry, & après lui plufieurs Phyficiens très-diftingués, ont cru que cette fonction appartenoit à la choroïde. Ils fe fondoient fur les raifons fuivantes. La rétine, difoient-ils, eft tranfparente, & par conféquent moins propre à recevoir les images des objets, que la choroïde, membrane opaque, & qui à les qualités requifes pour abforber les rayons fuperflus. D'ailleurs, dans les autres organes des fens, celui qui eft principal eft derrière un autre organe moyen. L'épiderme couvre & enveloppe la peau dans laquelle réfident les fens du toucher, du goût & de l'odorat. Ainfi, conformément à cette analogie, la rétine ne doit être qu'un organe moyen par rapport à la choroïde. Enfin, cette membrane tire fon origine de la fubftance moëlleufe du cerveau, qui eft infenfible, & la choroïde tire la fienne de la pie-mère, qui a bien plus de fenfibilité. De pareilles fpéculations fe réfutent, pour ainfi dire, d'elles-mêmes ; car on fait que les membranes du cerveau ne font point fenfibles, & que la choroïde ne vient point de la pie-mère.

E 4

Le corps vitré est une masse en quelque sorte gélatineuse & transparente, qui occupe tout l'espace compris entre l'insertion du nerf optique & le cristallin, & par conséquent la plus grande partie de la cavité intérieure de l'œil. Il tire son nom de sa ressemblance avec du verre fondu. Sa couleur ne change point avec l'âge ; cependant il est rougeâtre dans le fœtus, ainsi que toutes les autres parties de l'œil, & paroît comme s'il avoit été injecté. Ce corps est de texture celluleuse, & formé d'une membrane extrêmement fine, dont les prolongemens intérieurs sont remplis d'une liqueur limpide, & d'une consistance à-peu-près semblable à celle de l'eau, dans laquelle on auroit fait dissoudre un peu de gomme.

Quoique Fallope eût découvert la membrane qui sert de capsule au corps vitré, & qu'il lui eût donné le nom de membrane hyaloïde, il n'a pas connu l'organisation intérieure de ce corps. Riolan est le premier qui l'ait apperçue, & qui ait dit que sa membrane jette intérieurement des prolongemens desquels dépend sa solidité. Le meilleur procédé que l'on puisse employer pour rendre cela sensible, est celui qui a été indiqué par M. Demours, dans un Mémoire présenté à l'Académie royale des Sciences, en 1741. Il consiste à examiner des yeux soumis à la congélation. Je m'en suis servi souvent, & j'ai apperçu par son moyen, dans le corps vitré, une quantité considérable de petits glaçons, dont les postérieurs & ceux qui sont à la circonférence, sont les plus grands, & dont les intérieurs, ainsi que ceux qui sont les plus proches du cristallin, sont les plus petits. Ces glaçons sont séparés par des lames membraneuses, d'une ténuité extrême, & qu'il faut rompre pour pouvoir les enlever. Ils représentent des écailles, dont les plus extérieures ont deux, trois & même quatre lignes de long, sur un peu moins de large, & sont faits en manière de coins, étant plus larges en arrière, plus minces & comme tranchans en devant. On les trouve appliqués les uns sur les autres, de manière que leur portion la plus épaisse regarde la circonférence du corps vitré, & que la plus mince est tournée du côté du cristallin.

Les cellules du corps vitré communiquent sans doute les unes avec les autres ; car, si on fait une petite ouverture aux trois membranes d'un œil bien frais, & du poids duquel on se soit assuré avant, & qu'on le laisse pendant quelque temps à lui-même, il se trouvera beaucoup moins pesant, & il aura plus perdu de sa solidité, qu'un autre œil dans le même état, dont les membranes n'ont pas été percées.

La tunique vitrée est, dit-on, formée de deux lames, dont l'externe n'a d'étendue que ce qu'il lui en faut pour couvrir le corps vitré, pendant que l'interne s'enfonce au-dedans de ce corps. Ces deux lames ne peuvent être apperçues nulle part ailleurs qu'à la partie antérieure du corps vitré, à l'endroit qui répond au corps ciliaire. Vers le commencement de ce corps, on voit naître, de la tunique vitrée, une zone membraneuse qui s'en sépare, quoiqu'elle lui demeure contiguë, & qui, marchant entre le corps vitré & le corps ciliaire, s'éloigne d'autant plus du premier, qu'elle approche davantage du cristallin. Lorsqu'elle est parvenue à sa grande circonférence, elle s'attache à la capsule dans laquelle il est renfermé ; de sorte qu'il en résulte un espace triangulaire & curviligne, qui se trouve entre le corps vitré & cette zone membraneuse, & dont la base est appuyée sur le bord du criftallin. Depuis fa première origine jufqu'au criftallin, cette zone eft couverte de ftries noirâtres & rayonnées, qui font faites par la matière qui recouvre les intervalles des procès ciliaires, & qui refte fur fa furface, après que le corps ciliaire en a été détaché. Elle fe trouve auffi traverfée par un grand nombre de fibres également rayonnées, lefquelles étant courtes & fortes, l'étranglent & la contractent par intervalle. Auffi, lorfqu'on y fait une petite ouverture, & que l'on y pouffe de l'air, elle s'élève & préfente un canal continu, qui environne le criftallin de tous les côtés, & qui eft alternativement élevé & déprimé. Ce canal a la même étendue que le corps ciliaire. Il eft plus large du côté de la tempe que du côté du nez. Ses parois font affaiffées pendant la vie. L'air pouffé dans la capfule du criftallin, n'y pénètre pas, comme celui que l'on y fait entrer ne s'introduit jamais dans la capfule du criftallin, François Petit, qui en a donné la première defcription dans les Mémoires de l'Académie royale des Sciences, pour l'année 1728, le nomme le canal godronné. M. Camper l'appelle la couronne ciliaire, Zinn la zone ciliaire.

On a plutôt foupçonné que démontré les vaiffeaux du corps vitré. Winflow dit cependant les avoir apperçus fur des yeux de fœtus injectés. Albinus a vu, dit-on, dans l'œil de la baleine, de petits vaiffeaux qui alloient des procès ciliaires au corps vitré : mais lui-même n'en fait aucune mention. Haller en a rencontré dans l'œil du mouton, lefquels tiroient leur origine des vaiffeaux de la rétine ; & Zinn en a vu naître quelques-uns de l'artère centrale du criftallin. Mes obfervations font conformes à celles de ce dernier Anatomifte.

Le criftallin eft un corps de forme lenticulaire, dont la confiftance eft médiocre, & qui eft tranfparent comme du criftal. Il eft fitué à la partie antérieure du corps vitré qui eft creufé pour le recevoir, & derriere l'iris, de forte que la moitié de fon épaiffeur eft enfoncée dans le corps vitré, & que l'autre eft couverte de l'humeur aqueufe. Ses deux faces ne font pas également convexes. On a connu très-anciennement que la poftérieure l'étoit plus que l'antérieure. Cependant cette difpofition varie, & il y a des fujets fur lefquels les deux faces de ce corps n'ont rien qui puiffe les faire diftinguer l'une de l'autre. Dans le fœtus elles ont plus de convexité, & la forme du criftallin approche davantage de la fphérique. Il eft auffi d'une teinte un peu rougeâtre.

La couleur du criftallin change avec l'âge. Jufqu'à celui où l'on ceffe de croître, il conferve la plus grande tranfparence ; mais il contracte infenfiblement une opacité jaunâtre qui s'étend de fon centre à fa circonférence, & qui à la fin approche de celle du fuccin ou de la topaze. C'eft encore une des découvertes de François Petit. Elle eft confignée dans les Mémoires de l'Académie des Sciences pour l'année 1726. La confiftance du criftallin eft médiocre, & telle, qu'il s'écrafe affez facilement entre les doitgs ; mais il refte une efpèce de noyau qui eft formé par fa partie centrale, & qui réfifte davantage à la preffion.

Stenon a reconnu le premier que le criftallin eft fait de lames concentriques, dont l'arrangement eft affez femblable à celui que l'on remarque dans les oignons. Ces lames peuvent s'appercevoir à l'œil fimple dans celui du bœuf ou de toute autre efpèce d'animal qui aura été foumis à l'ébullition, ou à la macération dans un acide végétal très - mitigé. Zinn , ayant examiné un criftallin humain qu'il avoit expofé pendant deux jours au dernier de ces procédés, l'a vu fe partager à fa furface en ftries approchant de la couleur de perle , lefquelles convergeoient de la circonférence au cen- tre , & partageoient cette face en huit triangles inégaux. Infenfiblement ces ftries triangulaires lui ont paru fe partager en deux autres de même figure, mais qui n'étoient pas divifées jufqu'au centre du criftallin. Chacune étoit compofée de lames fem- blables à des écailles placées les unes au - deffus des autres, lefquelles pouvoient aifément être en- levées avec le fcalpel, mais que la feule agitation dans l'eau pouvoit détacher. Le noyau de ce crif- tallin qui , à raifon de fa plus grande folidité , étoit demeuré entier, ayant été expofé à une plus grande macération , s'eft divifé peu à peu en fegmens triangulaires de la même efpèce. Zinn a cru appercevoir fur un autre criftallin, expofé à l'air , une ligne qui marchoit autour de fon grand cercle , & qui en féparoit la partie antérieure d'avec la poftérieure , de forte qu'il paroiffoit comme formé de deux fegmens fphériques , ap- pliqués exactement l'un à l'autre , mais inégaux entre eux.

Le criftallin eft reçu dans une capfule dont la partie antérieure eft plus épaiffe , & d'une foli- dité qui approche de celle de la corne. Cette partie antérieure eft fortifiée par la zone membraneufe du canal godronné de Petit, laquelle vient s'im- planter à la grande circonférence du criftallin. Peut - être la face antérieure de la capfule eft-elle totalement couverte. On peut au moins le préfu- mer , d'après ce qu'a avancé Winflow ; car il dit être parvenu à la divifer en deux lames fur un œil de cheval , & en avoir même pouffé la féparation jufques fur le corps vitré. Néanmoins on ne peut l'affurer. On trouve entre le criftallin & fa capfule une humeur plus abondante en devant qu'en arrière, & qui s'échappe auffi-tôt que cette capfule eft ouverte. Stenon & Morgagni font les premiers qui en aient parlé.

Le criftallin a-t-il des vaiffeaux fanguins ? S'il en reçoit, ils font fi petits que perfonne ne s'eft douté de leur exiftence, avant que l'art des injections fût connu. Ruyfch paroît être le premier qu'on dife les avoir apperçus. Ayant injecté les artères d'un mouton ou d'un veau, il vit fur la membrane qui couvre la partie poftérieure du criftallin, un grand nombre de vaiffeaux pleins du fang que l'injection avoit forcé de reculer jufqu'à leurs dernières extrémités. Ces vaiffeaux venoient d'un tronc unique qui traverfoit le corps vitré ; Ruyfch ne dit point qu'ils allaffent au criftallin même. Albinus qui eft venu enfuite, eft parvenu à pouffer l'injection jufques dans les mêmes vaiffeaux. Il a également bien réuffi fur un enfant nouveau-né. Après avoir enlevé la rétine, il a apperçu un tronc qui traverfoit le corps vitré pour fe rendre à la partie poftérieure du criftallin. Cette artère ne donnoit aucune ramification jufqu'à ce qu'elle y fût arrivée. Elle fe portoit à fa partie moyenne, & s'y divifoit en rameaux, lefquels fe fubdivifoient encore, & alloient du centre à la circonférence, en fe répandant fur la membrane qui lui fert de capfule. Si ces rameaux euffent traverfé la capfule dont il s'agit pour aller au criftallin même, Albinus n'auroit fans doute pas manque de le dire. Son obfervation eft conforme à celles que j'ai faites autrefois, & que j'ai répétées dernièrement fur ce fujet. L'artère du criftallin venoit de celles de la rétine. Elle traverfoit le corps vitré de derrière en devant , en lui donnant quelques ramifications, & se terminoit sur la face postérieure de la capsule cristalline, par des branches nombreuses, disposées en manière de rayons, dont aucune n'alloit jusqu'au cristallin.

Duverney parle aussi, dans ses œuvres posthumes, de vaisseaux qui se répandent sur la capsule du cristallin. Après avoir dit que la rétine a ses vaisseaux particuliers , il ajoute qu'une branche de ces vaisseaux passe à travers le corps vitré , & qu'elle va s'appliquer au milieu de la face postérieure du cristallin, où elle se divise en rameaux qui , comme autant de rayons, vont du centre à la circonférence. En prenant à la lettre les expressions de l'Auteur, ce seroit effectivement au cristallin lui-même que ces vaisseaux iroient s'implanter : mais il paroît que c'est à la capsule cristalline dont Duverney ne fait aucune mention, & qu'ils devroient traverser , s'ils avoient la destination qu'il leur assigne. Winslow est plus positif , au moins à quelques égards. « Les injections extrêmement fines, dit-il, réussissent quelquefois dans les nouveau-nés , & font appercevoir les vaisseaux de la membrane cristalline & de la membrane vitrée. Ces vaisseaux m'ont paru , dans un fœtus d'environ six mois , avoir pénétré une partie de la masse du cristallin & de l'humeur vitrée ». Ici, il n'y a point d'équivoque. Winslow n'a point confondu la membrane cristalline avec le corps qu'elle renferme. C'est au cristallin même que les vaisseaux injectés lui ont paru se porter ; mais il n'en est pas bien sûr , & cette apparence ne s'est présentée à lui qu'une seule fois , & par conséquent on peut raisonnablement douter de la justesse de son observation.

Zinn est entièrement d'avis que les vaisseaux

qui rampent fur la capfule du criftallin, pénètrent
enfuite jufques dans la propre fubftance de ce corps.
Il s'étaie de l'autorité de Winflow , & de celle
d'Albinus , qui , dit-il , a vu ces vaiffeaux fur un
œil humain, ainfi que l'affurent Haller , Moërhing,
Lobé , Camper , Hévermann & Moëller , fes dif-
ciples. Il me femble que , fur l'obfervation d'Albinus, nulle interprétation ne peut l'emporter fur
ce qu'il en a écrit lui - même , & il ne dit pas
ce qu'on lui fait dire. Zinn rappelle auffi que Ber-
trandi & Senac ont apperçu des vaiffeaux fanguins
dans la propre fubftance du criftallin. Enfin il ajoute
qu'il en a vu fur des yeux de veaux & de jeunes
chats, & que ce fait eft conftaté par de très-
belles préparations de Lieberkunh , où fe voient
de petits vaiffeaux difpofés en manière de rayons
fur la face poftérieure de la capfule criftalline ,
lefquels paroiffent entrer dans le criftallin par fes
bords. Il eft fur-tout fatisfait de l'œil d'un enfant ,
injecté avec un fuccès tel , que les artères de la
capfule criftalline la percent vers le bord & vers
la face poftérieure de ce corps , & y entrent profondément ; mais il ne peut dire d'où viennent
ces petites artères , dont le tronc étoit rompu
quand la pièce lui a été remife. Haller penfe comme
Zinn fur les vaiffeaux du criftallin , fans donner aucune preuve de leur exiftence dans l'intérieur de ce
corps. Je ne crois pas du moins que l'obfervation
qu'il rapporte en ces termes puiffe en fervir :
« J'ai vu , dit-il , fur un jeune chat un tronc ar-
» tériel plein de fang, qui fe ramifioit fur la partie
» poftérieure de la capfule criftalline , après s'y être
» inféré à côté de fon centre ». Le tronc artériel
dont il s'agit ne fe diftribuoit certainement pas dans
la propre fubftance du criftallin, autrement Haller
l'auroit dit.

Reste enfin le célèbre Hunter, qui est, pour ainsi dire, le dernier qui ait fait mention des vaisseaux de la capsule cristalline. Ce qu'il en dit ne favorise pas l'idée de ceux qui croient que ces vaisseaux pénètrent jusques dans le cristallin. Le voici : « L'artère de la capsule cristalline ne se » termine pas à la circonférence de ce corps. Ses » petites branches vont au-delà, & se portent à sa » face antérieure, au-dessous des procès ciliaires, » après quoi elles le quittent pour se perdre dans » la membrane pupillaire. Ainsi l'artère qui tra- » verse le corps vitré se distribue à la capsule du » cristallin, & à la membrane dont il vient d'être » parlé ». Que conclure de tout ceci ? Que Zinn croit avoir des observations desquelles il résulte que le cristallin a des vaisseaux, ainsi que les autres parties du corps ; que Winslow & Haller le croient sans preuve, & que les autres Anatomistes n'en disent rien. Par conséquent, il pourroit se faire que le cristallin, privé de toute communication avec les parties voisines, se nourrît par imbibition, comme François Petit l'avoir imaginé.

On donne le nom d'humeur aqueuse à une liqueur limpide & transparente qui occupe l'espace compris entre la face antérieure du cristallin & la cornée transparente. Cet espace est partagé en deux loges ou chambres, qui communiquent par l'ouverture de l'iris. On a beaucoup disputé sur les dimensions respectives de ces chambres ; mais les meilleurs Anatomistes conviennent que l'antérieure est beaucoup plus grande que la postérieure. Quelques-uns même croient qu'il n'y a point de chambre postérieure, & que l'iris est immédiatement appliqué sur le cristallin. Cependant, outre que l'on trouve une petite portion d'humeur

aqueuse

aqueufe entre l'iris & le criftallin fur des yeux con-
gelés, on y en rencontre auffi fur ceux dont l'iris
n'eft point percé. D'ailleurs, fi nul efpace ne féparoit l'iris d'avec le criftallin, la mucofité qui enduit
fa face poftérieure feroit abftergée dans les mouvemens qu'il exécute, & donneroit à l'humeur aqueufe
une teinte noire qui troubleroit la perception des
objets.

L'humeur aqueufe eft rouge dans le fœtus &
dans les enfans nouveau-nés ; mais elle prend
bientôt une tranfparence femblable à celle de l'humeur dont les cellulofités du corps vitré font remplies. Sa confiftance approche auffi de celle de cette
humeur, c'eft-à-dire, qu'elle a une forte de vifco-
fité, que l'on peut comparer à celle de l'eau dans
laquelle on auroit fait diffoudre un peu de gomme.
Les vaiffeaux qui la fourniffent font, fans doute,
les artères qui rampent à la face antérieure de l'iris ;
elle eft continuellement reprife par des veines,
ce que prouve la facilité avec laquelle fe diffipent
les humeurs étrangeres qui fe font mêlées à l'humeur aqueufe. Cette humeur fe répare aifément
lorfqu'elle s'eft échappée par une ouverture faite à
la cornée, & l'œil qui étoit affaiffé & flétri, reprend
en peu de temps fa forme & fon brillant ordinaire.

Des obfervations récentes ont appris que l'humeur aqueufe eft renfermée dans une capfule qui
lui eft particulière, & que l'on peut, en quelque
façon, comparer à celles qui contiennent le criftallin & le corps vitré. C'eft une membrane extrêmement mince, mais de confiftance affez ferme,
qui, après avoir tapiffé la face interne ou poftérieure de la cornée tranfparente, fe réfléchit fur
la face antérieure de l'iris, & s'avance du grand
bord de cette partie à l'ouverture de la prunelle.

Elle s'amincit au-devant de l'iris, & ne peut être suivie jusqu'à son petit bord. Quelques-uns croient cependant qu'elle fournit aussi une enveloppe à toutes les parties qui contribuent à former la chambre postérieure de l'humeur aqueuse. On en trouve la description dans une thèse soutenue aux Ecoles de Médecine en 1758, & dans un Mémoire présenté à l'Académie royale des Sciences en 1760. L'auteur de ces deux ouvrages la fait venir de la choroïde, & dit qu'elle forme avec cette membrane un globe semblable à celui que la cornée fait avec la sclérotique. M. Demours a revendiqué cette découverte dans une lettre adressée à M. Petit, en 1767, & dans plusieurs autres pièces insérées dans le Journal de Médecine. Il me semble qu'il s'y est pris un peu tard. D'ailleurs, il faudroit l'enlever à Zinn, qui dit, en parlant de l'iris, page 56 : *Non solùm in homine, sed adhuc manifestiùs in plurimis animalibus apparuit laminam anteriorem irridis, à cornæ interno ambitu ortam, sic contra cellulosam illam (irridis) descendere, ut, &c.* Un avantage plus solide, auquel M. Demours a droit de prétendre, c'est d'en avoir donné une meilleure description.

Des Muscles de l'œil.

Les muscles de l'œil sont au nombre de six, quatre droits & deux obliques. Les muscles droits naissent du fond de l'orbite. Ils se portent de derrière en devant, de haut en bas, & un peu de dedans en dehors, & se terminent par un tendon aponévrotique qui embrasse la partie antérieure du globe de l'œil, l'un en haut l'autre en bas, le troisième en dedans, & le quatrième en dehors, & qui s'y attachent en s'avançant jusqu'au bord de la cornée transparente. Les noms sous lesquels on les défigne, font relatifs à leur pofition & à leurs ufages. Le premier eft le fupérieur ou le releveur, le fecond eft l'intérieur ou l'abaiffeur, le troifième, l'interne ou l'adducteur, & le quatrième, l'externe ou l'abducteur.

Le releveur eft affez large & légèrement tendineux en arrière. Il s'attache à l'intervalle qui fépare la fente fphénoïdale d'avec le trou optique, & à la partie fupérieure de ce trou, jufqu'à fa partie interne. Devenu charnu, il marche le long de la partie fupérieure du nerf optique dans la direction qui eft commune à ces mufcles. Après s'être élargi & avoir pris une plus grande épaiffeur, il fe rétrécit un peu, & forme un tendon qui fe courbe de haut en bas fur la partie fupérieure du globe auquel il s'attache.

L'abducteur a deux têtes, une plus large & moins épaiffe, qui eft contiguë à celle du releveur, & qui naît d'une efpèce d'arcade ligamenteufe qui traverfe obliquement la partie la plus large de la fente fphénoïdale, l'autre qui tire fon origine d'un tendon commun à ce mufcle, à l'abaiffeur & à l'adducteur. Ce tendon, terminé en pointe en arrière & en haut, large endevant & en bas, eft fixé au-dedans du crâne fur la partie latérale & inférieure du corps du fphénoïde. Il fort de cette cavité par la fente fphénoïdale, & fe partage bientôt en trois languettes, une fupérieure qui fe jette fur le bord fupérieur & fur la face externe de l'abducteur, une moyenne qui s'interpofe entre ce mufcle & l'abaiffeur, & qui fe partage en deux parties, lefquelles accompagnent les bords refpectifs de ces mufcles, & une inférieure qui s'interpofe entre l'abaiffeur & l'adducteur, & qui fe partage auffi en deux portions pour leurs bords voifins. Les mufcles fitués à la face externe & à la face interne de l'avant-bras, naiſſent de même par un tendon commun qui ſe fixe aux condyles externe & interne de l'humérus. Les deux têtes de l'abducteur laiſſent paſſer entre elles le nerf de la troiſième paire, le rameau naſal de l'ophthalmique de Willis, & le nerf de la ſixième paire, pendant que les autres nerfs qui ſe portent dans l'orbite, ſavoir, la quatrième paire & les rameaux frontal & lacrymal de l'ophthalmique, paſſent entre le périoſte de cette cavité, & les muſcles auxquels ils répondent. L'abducteur arrivé à la partie moyenne de l'œil, dégénère en un tendon qui ſe courbe de dehors en dedans, & qui ſe fixe à ſa partie antérieure. Il porte le globe de l'œil en dehors, & opère par conſéquent l'abduction de cette partie.

L'abaiſſeur naît du tendon commun dont il a été parlé ci-deſſus. Il eſt aſſez éloigné de la partie inférieure du nerf optique, & couvert à ſon origine par la branche du nerf de la troiſième paire, qui donne des rameaux aux muſcles adducteur, petit oblique & à lui. Ce muſcle s'avance au-deſſous du nerf optique & du globe de l'œil, juſqu'à la partie moyenne de ce globe, où il devient tendineux, après quoi il ſe contourne de bas en haut ſur ſa partie antérieure, juſqu'auprès de la cornée tranſparente. Il ne peut avoir d'autre uſage que celui que ſon nom indique.

L'adducteur vient auſſi du tendon commun qui donne naiſſance aux deux précédens. Il s'attache en outre au bord interne du trou optique juſqu'à ſa partie ſupérieure où il ſe rencontre avec la tête du releveur, ſans que ces deux muſcles ſoient ſéparés par aucun intervalle. Son corps charnu gliſſe le long du bord interne de l'orbite, & le tendon qui lui ſuccède ſe contourne très-légère-

ment fur le globe de l'œil, de dedans en dehors.
Ce mufcle eft le plus court de tous, tant parce
qu'il eft parallèle au bord interne de l'orbite qui
décrit une ligne droite de derrière en devant, que
parce que la cornée tranfparente étant tournée
directement en devant, il n'eft pas obligé de fe
contourner autant que les autres fur la partie antérieure du globe de l'œil. Il eft en même temps le
plus épais & le plus court. Le mufcle abducteur
vient enfuite, puis le releveur & l'abaiffeur, dont
l'épaiffeur & la force font à-peu-près égales. Ces
deux mufcles ont auffi une longueur femblable.
L'abducteur qui fuit, en quelque forte, la direction
de la paroi externe de l'orbite, & qui s'applique
à la partie externe du globe de l'œil, eft plus long
que les trois autres.

On a penfé que la réunion des tendons aponévrotiques qui terminent en devant les quatre
mufcles droits de l'œil, formoit une membrane continue, dont la partie antérieure du globe de l'œil
étoit recouverte, & que l'on a nommée la tunique
albuginée, parce que l'on a cru que c'étoit elle
qui donnoit à cette partie la couleur blanche &
brillante qui s'y remarque ; mais ils ne font pas
affez larges pour s'entre-toucher par leurs bords
voifins, & ils font manifeftement féparés par des
intervalles où la fciérotique eft affez épaiffe, pendant qu'elle eft beaucoup plus mince à l'endroit
où ces tendons la couvrent, & qu'ils font logés
dans des efpèces d'enfoncemens pratiqués dans
l'épaiffeur de cette membrane. On a dit auffi que
les tendons des mufcles droits & obliques augmen-
toient l'épaiffeur de la fclérotique ; & qu'ils fe
confondoient avec le refte de fon tiffu. Valfalva
& Morgani ont embraffé cette opinion, qui eft
deftituée de fondement, & que la ftructure offeufe

& cartilagineuſe de la ſclérotique, dans les oiſeaux & dans les poiſſons , peut faire regarder comme fauſſe.

Le muſcle adducteur porte le globe de l'œil en dedans, ou , ce qui revient au même, il en produit l'adduction. Lorſque deux de ces muſcles agiſſent en même temps , ils lui donnent une direction mitoyenne entre celle que chacun a coutume de lui donner ſéparément. Peut-être auſſi l'action ſimultanée des quatres muſcles, eſt-elle capable, juſqu'à un certain point, de l'entraîner en arrière. C'eſt au moins ce qui ſemble réſulter de l'enfoncement qui arrive aux yeux des perſonnes qui perdent leur embonpoint , & chez qui la graiſſe qui remplit le fond de l'orbite, venant à diminuer , ne leur prête plus un point d'appui ſuffiſant pour les mettre à l'abri de cette action. Quelques-uns ont penſé qu'elle pouvoit applatir le globe de l'œil de devant en arrière, pour approcher le criſtallin de la rétine, & le diſpoſer à diſtinguer les objets qui ſont éloignés. Il eſt vrai que dans la chambre obſcure, machine très-ſemblable à l'œil, il faut mettre le papier huilé , deſtiné à recevoir l'impreſſion de l'objet, à une diſtance relative à l'éloignement de cet objet; c'eſt-à-dire, que s'il eſt fort près, le papier doit être éloigné du verre lenticulaire, & que ſi , au contraire, il eſt éloigné , le papier doit être à une moindre diſtance , parce que les rayons tombent ſur la lentille, ſous un angle d'autant moins ouvert, que l'objet d'où ils viennent eſt plus près ; & d'autant plus ouvert, que ce même objet eſt plus éloigné, & que, ſuivant les loix de la réfraction, leur réunion ſe fait plus loin du verre , quand ils ſont moins inclinés, & plus près, quand ils le ſont davantage ; mais ce mécaniſme ne paroît pouvoir avoir lieu dans l'œil par l'action de ces muscles qui se contre-balancent sans cesse, de sorte que les obliques sont presque nécessairement en action en même temps que les droits, & qui ne trouveroit point dans la graisse sur laquelle il pose, un point d'appui suffisant pour pouvoir être applati de devant en arrière.

Des deux muscles obliques, l'un vient du fond de l'orbite avec les muscles droits. On le nomme le grand oblique, l'oblique supérieur & le trochléateur, parce que le tendon par lequel il se termine antérieurement, passe à travers une espèce de poulie qui est fixée à l'apophyse angulaire interne de l'os coronal. L'autre naît du bord inférieur interne & antérieur de l'orbite. Il se nomme le petit oblique, ou l'oblique inférieur.

Le grand oblique n'est pas attaché en arrière au voisinage du trou optique, comme on le dit ordinairement. Le tendon qui lui donne naissance tient au périoste de l'orbite, à près de deux lignes de ce trou, par des fibres dont les supérieures sont plus alongées, & les inférieures sont plus courtes. Il est séparé de celui de l'adducteur par une assez grande quantité de graisse mollasse & en quelque sorte fluide. Le corps charnu qui succède à ce tendon est mince & étroit. Il marche de derrière en devant, le long de la paroi supérieure & interne de l'orbite, & se termine par un autre tendon qui s'engage sous la poulie dont il vient d'être parlé. Cette poulie est une lame cartilagineuse, oblongue & recourbée sur elle-même en manière de demi-canal, qui tient à l'os voisin par des productions membraneuses qui naissent de ses bords. Le tendon antérieur du grand oblique étoit recouvert d'une membrane molle & de nature celluleuse, avant de traverser cette poulie : mais lorsqu'il en sort, il est accompagné d'une gaîne membraneuse, fort épaisse, qui naît de l'extrémité antérieure de la poulie, & qui le recouvre de tous les côtés. Il descend avec elle de dedans en dehors, & de devant en arrière, en se glissant entre le muscle droit supérieur & le globe de l'œil, & va se terminer à la partie supérieure, postérieure & latérale externe de ce globe, au-dessous du muscle droit externe, & un peu moins en arrière que le petit oblique. Le muscle grand oblique n'agit sur l'œil que dans la direction qu'il a depuis la poulie qu'il traverse, jusqu'à cet organe. Il l'entraîne en dedans & en bas.

Le petit oblique est fixé par un tendon grêle au bord interne & inférieur de l'orbite, près l'ouverture du canal nasal. Il devient bientôt charnu, & se portant en arrière & en dehors, entre l'abaisseur & la partie voisine de l'orbite, il monte pour se glisser entre l'abducteur & le globe de l'œil, & s'insérer à la partie externe postérieure & un peu supérieure de ce globe. Le petit oblique porte l'œil en dehors & en haut.

Ceux qui ont pensé que les muscles droits applatissoient l'œil de devant en arrière, pour la perception des objets éloignés, ont cru que les deux obliques l'alongeoient pour celle des objets qui sont proches; mais outre qu'il est très-vraisemblable qu'il ne peut éprouver ce changement de figure par l'action de ses muscles, on peut aisément expliquer la manière dont il s'accommode à la distance différente des objets, par le retrécissement & l'élargissement de la prunelle. Lorsqu'on regarde un objet fort proche ou fort éclairé, cette ouverture se retrécit. Elle s'élargit au contraire, lorsqu'on en regarde un dont la distance est grande, ou qui n'est que peu éclairé. Dans le premier cas elle ne permet pas aux rayons qui ont une trop grande obliquité, & qui tomberoient fur la cornée, fous un angle trop grand, de parvenir au fond de l'œil ; & dans le fecond, elle y laiffe entrer ceux qui font les plus éloignés du centre de la cornée, & qui par conféquent y tombent fous l'angle le plus grand, & l'objet fe peint convenablement fur la rétine.

Si on emploie le même mécanifme fur une chambre obfcure, & qu'au lieu de reculer ou d'approcher le papier huilé du verre lenticulaire, fuivant la diftance différente de l'objet dont on veut y recevoir l'image, on fe contente d'en rétrécir ou d'en élargir l'ouverture avec des morceaux de carton auxquels on ait pratiqué des ouvertures de diverfes grandeurs, l'objet s'y peindra d'une manière diftinéte, quoique placé à des diftances différentes. La même chofe réuffit fur les yeux ; car fi on regarde à travers une carte percée d'un trou d'épingle, un objet placé trop près de l'œil pour pouvoir être apperçu diftinétement fans ce fecours, on le verra fort bien, & même plus gros qu'il ne paroîtroit, s'il étoit vu avec les yeux, à une diftance raifonnable.

Lorfque les deux mufcles obliques agiffent en même temps, ils tirent le globe de l'œil de derrière en devant, & contre-balancent l'aétion de fes mufcles droits. Ils ont encore l'ufage d'affermir l'œil dans tous fes mouvemens. On fait que l'orbite a la forme d'un entonnoir, dont la paroi intérieure eft parallèle à celle de l'orbite du côté oppofé, pendant que l'externe eft fort inclinée de derrière en devant & de dedans en dehors, & que le plan de fon ouverture antérieure eft incliné en dehors. Le globe de l'œil placé au bord de cette cavité, porte fur fa partie interne, & il eft éloigné de l'externe. Le fegment de fphère qui eft en dehors n'eſt pas parallèle au plan de l'iris. Cela poſé, il n'auroit point d'appui du côté externe, ſi les muſcles obliques ne lui en fourniſſoient un. Tel eſt le principal uſage des muſcles obliques. Il a été expoſé avec beaucoup de ſagacité par Winſlow, dans un Mémoire imprimé parmi ceux de l'Académie royale des Sciences pour l'année 1721.

Des Paupières.

Les paupières ſe diviſent en ſupérieure & en inférieure. La première, plus large & plus mobile, deſcend au-deſſous de la partie moyenne de l'œil. L'inférieure monte un peu au-deſſus de cette partie moyenne. Elles ſont unies du côté du nez, & du côté des tempes par des angles dont le premier eſt appelé l'angle interne, ou le grand angle des paupières; & le ſecond, l'angle externe, ou le petit angle.

Les paupières ſont eſſentiellement formées par des ligamens qui ſoutiennent des cartilages fort minces, courbés ſur leur longueur, & que l'on nomme les cartilages tarſes, & bordées d'une rangée de poils qui ſont connus ſous le nom de cils. Toutes deux ſont mues par un muſcle qui leur eſt commun; c'eſt l'orbiculaire des paupières. La ſupérieure en a un autre qui lui eſt particulier, & que l'on appelle le releveur de la paupière ſupérieure. Elles ſont couvertes en dehors par les tégumens communs, tapiſſées en dedans par une membrane connue ſous le nom de conjonctive, & arroſées par l'humeur des larmes. Enfin, la ſupérieure eſt ſurmontée par une protubérance des tégumens, dont la forme eſt arquée & qui eſt hériſſée de poils : c'eſt ce que l'on appelle le ſourcil.

Les ligamens des paupières font des productions membraneufes qui naiffent de tout le contour de l'orbite, & qui vont aboutir au bord inférieur de la paupière fupérieure, & au bord fupérieur de l'inférieure. Winflow, qui les a décrits le premier, dit qu'ils tirent leur origine du périofte qui tapiffe l'orbite, & du péricrâne. Leur largeur eft relative à celle des paupières, c'eft-à-dire, que le ligament de la fupérieure eft plus large que celui de l'inférieure. Ils font percés en plufieurs endroits, pour le paffage des vaiffeaux fanguins & des nerfs. Plus ils approchent des cartilages tarfes, plus ils perdent de leur épaiffeur & de leur confiftance; de forte qu'ils dégénèrent à la fin en un tiffu purement cellulaire. Les Anatomiftes les révoquent en doute. Il me femble pourtant que je les ai rencontrés toutes les fois que je les ai cherchés.

Chaque paupière a fon cartilage tarfe qui eft fitué au bord inférieur de la fupérieure, & au fupérieur de l'inférieure. Ces cartilages, convexes en devant & concaves en arrière, ont deux bords & deux extrémités. Le bord par lequel ils fe touchent eft plat, épais & en quelque forte arrondi vers le globe de l'œil, de manière qu'ils forment par leur rapprochement un canal triangulaire, qui fe termine en pointe du côté de la tempe, & qui eft affez large du côté du nez. Le bord oppofé des cartilages tarfes, eft beaucoup plus mince & plus élevé à fa partie moyenne. Leur extrémité externe eft pointue. L'interne eft mouffe, & terminée par un tubercule qui fait une faillie remarquable fur le bord de chaque paupière, près leur angle interne. Le cartilage tarfe de la paupière fupérieure eft plus grand dans toutes fes dimenfions, & celui de l'inférieure eft beaucoup plus petit.

On voit à la face interne de ces cartilages, des fillons où font reçus des follicules ronds, rangés les uns au bout des autres, & qui peut-être s'ouvrent dans un canal commun qui va aboutir au bord des paupières. Peut-être auffi ces follicules, au lieu d'avoir un canal commun communiquent-ils directement enfemble. Quoi qu'il en foit, les lignes qu'ils repréfentent, plus nombreufes à la paupière fupérieure où l'on en compte de trente à quarante, qu'à la paupière inférieure où elles ne font que de vingt à trente, & plus longues à la partie moyenne qu'à l'extrémité des paupières, font d'un blanc tirant fur le jaune, parallèles, tantôt droites, tantôt flexueufes, & fimples ou formées de l'union de deux. Leurs ouvertures font une & quelquefois deux rangées fur le bord des paupières, & verfent une humeur onctueufe, graffe & coulante pendant la vie, laquelle s'épaiffit après la mort, & fort de fes canaux fous la forme de petits vers, lorfqu'on les comprime. Ces follicules, gravés autrefois par Cafférius, ont été fort bien décrits par Méibomius, qui dit les avoir découverts trois ans auparavant, dans une lettre publiée en 1666, *de vafis palpebrarum novis.* Ils avoient été un peu négligés par les Anatomiftes; mais Morgagni les a fait revivre. L'humeur qu'ils féparent du fang, diminue les effets du frottement qui réfulte du clignotement perpétuel des paupières, & empêche que l'humeur des larmes qui s'en écoule ne tombe fur les joues.

Les cils font les poils qui fe trouvent fur le bord des paupières. Ils font plus nombreux, plus longs & plus forts à la fupérieure qu'à l'inférieure. Leur difpofition eft telle, qu'ils font courbés de bas en haut, au lieu qu'à l'inférieure, ils le font de haut en bas. Ils font implantés dans les tégumens, &

tirent , comme les autres poils , leur nourriture d'une efpèce d'oignon ou bulbe dont il fera parlé dans la fuite. Les cils empêchent que les ordures ou les infectes qui voltigent dans l'air , ne s'introduifent entre les paupières. Ils fervent auffi à modérer l'impreffion de la lumière , lorfqu'elle eft trop forte.

L'orbiculaire eft un mufcle de peu d'épaiffeur, mais fort large , qui fe voit au - devant des ligamens & des cartilages des paupières , & qui s'étend au-delà de leurs bords , plus du côté de la tempe , & moins du côté du nez. La plus grande partie des fibres dont il eft compofé , tirent leur origine d'un ligament tendu tranfverfalement entre l'apophyfe montante de l'os maxillaire & l'angle interne des paupières , où il fe bifurque pour fe perdre dans leur épaiffeur. Elles naiffent du bord fupérieur de ce ligament , & après avoir fait un cercle entier , elles viennent fe terminer à fon bord inférieur. Il y en a beaucoup auffi qui naiffent des bords fupérieur & inférieur de l'orbite , près du nez. Celles qui s'étendent fur les paupières , au lieu de former des cercles entiers , ne repréfentent que des courbes alongées , concentriques les unes aux autres , dont les plus grandes ont leurs extrémités fort éloignées & vers les angles de chaque paupière , & les plus petites les ont plus rapprochées. Ces fibres , dont la difpofition particulière a été apperçue par Riolan , forment deux portions continues au refte de l'orbiculaire , mais pourtant diftinctes , qu'il a nommées les mufcles ciliaires. Elles tiennent fortement aux tégumens des paupières. La partie fupérieure de l'orbiculaire s'entrelace avec le bord inférieur du mufcle occipito-frontal, & avec les fibres du furcilier , d'une manière telle , qu'il eft impoffible de les féparer.

Le principal ufage de l'orbiculaire eft de rapprocher les paupières l'une de l'autre, de les froncer & de les ferrer avec plus ou moins de force contre la partie antérieure du globe de l'œil. En exécutant ces divers mouvemens, il les ramène du côté externe au côté interne, & il les entraîne en quelque forte vers le nez. Ce mufcle abaiffe auffi le fourcil qu'il approche de la paupière fupérieure, afin de mettre l'œil à l'abri de la lumière, quand elle eft trop vive, & de former une ombre fous laquelle il puiffe fe dilater, pour apperçevoir plus diftinctement les objets qui font éloignés.

Le releveur de la paupière fupérieure naît du fond de l'orbite, au voifinage de la partie fupérieure du trou optique, mais plus antérieurement que le releveur & l'abducteur de l'œil, qui ne font écartés par aucun intervalle. Il eft légèrement tendineux à cet endroit, & devient charnu, à mefure qu'il fe porte en devant. Ses fibres internes font droites, mais les externes fe courbent & préfentent leur concavité du côté de la tempe. Devenu aponévrotico-tendineux à fa partie antérieure, il va fe fixer au bord fupérieur du cartilage tarfe de la paupière fupérieure. Zinn dit pourtant l'avoir vu s'avancer entre ce cartilage & les tégumens, & fe terminer au bord de la paupière. *Arantius* s'attribue la découverte de ce mufcle qu'il dit avoir vu en 1548. Fallope affure l'avoir apperçu le premier en 1553, mais tous deux ont été prévenus par les Arabes, & fans doute auffi par Galien, que les Médecins de cette Nation n'ont fait que tranfcrire en ce qui concerne l'anatomie. L'ufage du releveur de la paupière fupérieure eft fuffifamment indiqué par fon nom.

Les tégumens des paupières font extrêmement

minces. Ils tiennent, au moyen d'un tiſſu cellulaire fort ſerré, à quelques parties du muſcle orbiculaire. Les froncemens qu'ils éprouvent perpétuellement par l'action de ce muſcle, leur font contracter des rides, dont la diſpoſition eſt aſſez régulière, & qui paroiſſent plus à un âge avancé que dans la première jeuneſſe. A la paupière ſupérieure, ces rides ſont arquées, & préſentent leur convexité en haut, & leur concavité en bas; à l'inférieure, elles le ſont de la même manière, mais à contre-ſens. Enfin, vers leur angle externe, elles ſont comme rayonnées; mais le plus grand nombre eſt au-deſſus de cet angle, & le plus petit au-deſſous.

La conjonctive eſt une membrane qui, après avoir tapiſſé le dedans des paupières, ſe réfléchit ſur la face antérieure du globe de l'œil qu'elle recouvre en entier. Elle paroît formée par les tégumens communs fort amincis. Cette membrane eſt aſſez fortement tendue au-devant des cartilages tarſes. Plus loin, elle ne tient plus aux paupières & au globe de l'œil, que par un tiſſu cellulaire fort lâche, & qui lui permet de prêter en tout ſens. On la trouve parſemée de beaucoup de vaiſſeaux ſanguins, ſur-tout à la face intérieure des paupières. Sans doute elle reçoit auſſi un grand nombre de nerfs, car elle eſt fort ſenſible. Quoiqu'elle ſoit ſi adhérente à la face antérieure de la cornée, qu'on ne peut l'en ſéparer à l'aide du ſcalpel, on ne peut douter qu'elle n'en forme la couche la plus antérieure. La macération longtemps continuée l'en détache. D'ailleurs, ſon exiſtence eſt prouvée par les puſtules que l'on voit naître au-devant de la cornée. Lorſque l'œil eſt tourné du côté du nez, cette membrane ſe replie ſur elle-même, & forme une eſpèce de croiſſant

femblable à la troifième paupière des oifeaux, &
dont la convexité regarde le nez. Ce croiffant difparoît quand on tourne l'œil du côté de la tempe.
On mettoit autrefois la conjonctive au nombre des
tuniques de l'œil. Elle joint le globe avec les paupières qui le couvrent. La laxité de fes adhérences
favorife leur mouvement.

On s'eft long-temps mépris fur la fource des
larmes. Les anciens ont cru qu'elles étoient fournies par un tubercule rougeâtre, fitué entre le
grand angle des paupières & la partie antérieure
& interne du globe de l'œil, & que fa reffemblance avec les parties charnues & la fonction
qu'on lui attribuoit, ont fait nommer la caroncule
lacrymale ; mais les follicules dont il eft compofé, & qui font pour l'ordinaire au nombre de
fept, rangés deux-à-deux, avec un impair qui
regarde l'union des paupières, ont tout autre
ufage. Ils verfent au-dedans des paupières une
humeur mucilagineufe qui invifque les corpufcules
étrangers qui pourroient s'y être engagés, & qui
les empêche de s'introduire dans les points ou, dans
les conduits lacrymaux. Cette humeur eft elle-
même retenue par de petits poils qui naiffent de
chacun de ces follicules, & qui font à peine vifibles
à l'œil fimple, & dont le trop grand accroiffement peut, quand ils fe tournent vers le globe de
l'œil, occafionner des inflammations d'autant plus
opiniâtres, que la caufe en eft moins connue. On
en trouve un exemple dans les Annotations acadé-
miques d'Albinus.

Le corps glanduleux qui eft fitué au-deffous
de l'apophyfe angulaire externe du coronal, &
qui étoit connu fous le nom de glande innominée,
a paru plus propre à la fécrétion de l'humeur lacrymale. Ce corps applati fur deux faces, dont la
fupérieure

fupérieure eft convexe & l'inférieure concave, pour s'accommoder à l'enfoncement du coronal & à la convexité du globe de l'œil partagé en quelque forte en deux lobes, un qui eft fupérieur & interne, & l'autre qui eft inférieur & externe, formés tous deux de plufieurs grains blanchâtres unis par un tiffu cellulaire, à la manière des glandes conglomérées, & parfemés d'un grand nombre de vaiffeaux fanguins & de nerfs, a été enfin reconnu pour l'organe qui la fournit. Ce n'étoit cependant que par une forte de préfomption tirée de fa reffemblance avec les glandes falivaires, de fon voifinage avec le globe de l'œil, & de la néceffité d'affigner la fource des larmes, lorfque Stenon découvrit en 1661, fur l'œil de bœuf, qu'il en partoit des canaux excréteurs, lefquels venoient des intervalles des lobules qui forment cette glande. Ils étoient au nombre de dix à douze, defcendoient le long de la face interne de la paupière fupérieure, & s'ouvroient dans la conjonctive de cette paupière par des embouchures diftinctes, fituées plus en arrière & plus en haut que le cartilage tarfe.

Ces canaux font très-faciles à appercevoir dans le bœuf & dans le mouton. Si on renverfe la paupière d'en haut fur un de ces animaux vivans, on voit les larmes en fortir en grande quantité. Chaque fois que l'on effuie la partie, & qu'on la met à fec, les ouvertures par où elles s'échappent deviennent plus manifeftes. Mais il n'eft pas également aifé de les appercevoir dans l'homme. Quoique Winflow & Lieutaud aient indiqué des moyens pour les rendre fenfibles, Morgagni, Zinn & Haller ne les ont jamais vus. Peut-être refteroit-il encore des doutes fur leur exiftence, fi Monro le fils, après plufieurs tentatives faites avant 1753, ne les eût enfin rencontrés fur un œil tenu quelque temps en macération dans de l'eau fanguinolente , qui les avoit colorés jufque dans la glande lacrymale. Il les a , dit-on, remplis depuis avec du vif-argent. Ces canaux font au nombre de fix à fept : ils n'ont aucune communication les uns avec les autres : enfin on les voit defcendre le long de la face interne de la paupière fupérieure , & s'ouvrir du côté du petit angle , quelques lignes au-deffus du cartilage tarfe de cette paupière.

On trouve fur le bord de chacune des deux paupières , près leur angle interne , un tubercule affez élevé , percé d'une ouverture ronde toujours béante , & dans laquelle on introduit facilement un ftylet. Ces ouvertures , connues fous le nom de points lacrymaux , aboutiffent à deux canaux que l'on appelle conduits lacrymaux , lefquels fe portent vers le bord interne de l'orbite, dans des directions différentes. Le fupérieur monte de bas en haut , après quoi, fe courbant , pour ainfi dire , à angle droit , il defcend en fe portant vers le nez. L'inférieur defcend de même de haut en bas , puis il marche horizontalement , ou plutôt de bas en haut. Ils font extrêmement étroits , & garnis intérieurement d'une membrane rougeâtre , poreufe , & qui paroît être une continuation de celle qui tapiffe le fac lacrymal. Ces conduits font plus près de la face interne que de la face externe des paupières , où ils font recouverts par le mufcle orbiculaire. Quoique petits , ils font connus depuis long - temps. Gallien en a parlé de manière à ne pas s'y méprendre. Bérenger de Carpi en a auffi fait mention ; mais perfonne ne les a mieux décrits que Fallope. Ils s'uniffent au - delà de l'angle interne des paupières , pour ne plus former qu'un seul canal long d'à - peu - près une ligne, lequel s'ouvre à la partie interne & un peu au - deffus du milieu de la hauteur du fac nafal. Quelquefois ces dèux canaux ne fe réuniffent qu'à leur entrée dans ce fac, lequel eft un réceptacle oblong, fitué dans un enfoncement formé par l'os unguis, par l'apophyfe montante de l'os maxillaire, & qui eft couvert par une membrane ligamenteufe avec laquelle le ligament de l'orbiculaire & quelques fibres de ce mufcle ont de fortes adhérences. Il eft fait d'une membrane épaiffe, blanche en dehors & fort adhérente aux os à qui elle fert de périofte, rougeâtre, pulpeufe, vafculeufe & couverte de mucofité en dedans, & toute femblable à la membrane pituitaire qui paroît lui donner naiffance.

Le fac lacrymal, defcendu vis-à-vis le tendon de l'oblique inférieur, fe retrécit d'une manière fenfible, & dégénère en un conduit nommé canal nafal, lequel defcend obliquement de devant en arrière, & un peu de dehors en dedans, jufques dans la cavité des narines, où il s'ouvre au-deffous de la partie moyenne & antérieure du cornet inférieur du nez. Il eft logé dans un conduit offeux formé par la réunion de l'apophyfe montante de l'os maxillaire, du bec qui termine inférieurement la gouttière de l'os unguis, & de l'avance offeufe qui s'élève du bord fupérieur du cornet inférieur du nez, & qui en fait la petite apophyfe. La membrane dont il eft fait, eft la continuation de celle qui conftitue le fac lacrymal. On n'y voit point de valvule qui le fépare d'avec ce fac. Il s'élargit infenfiblement de haut en bas, & fon extrémité inférieure eft bouchée par une efpèce de diaphragme qui vient de la membrane pituitaire, & qui n'eft percé que d'une ouverture tantôt plus petite & tantôt plus grande,

G 2

mais jamais égale à la capacité de la partie inférieure du canal.

L'humeur séparée dans la glande lacrymale, après avoir abstergé le globe de l'œil, & s'être mêlée avec la sérosité qui suinte par les pores de la cornée transparente & avec celle qui transpire de toutes les parties de la conjonctive, coule du petit au grand angle, le long du canal triangulaire formé par les cartilages tarses. Elle y est déterminée par la forme de ce canal, qui s'élargit insensiblement du côté du nez, par la coupe des paupières qui est oblique de dehors en dedans & de haut en bas, & sur-tout par l'action du muscle orbiculaire, que ses attaches à son ligament & au bord interne de l'orbite ramènent continuellement du côté du nez. Arrivée au voisinage des points lacrymaux, elle s'y introduit aisément, soit qu'elle y soit poussée par la contraction de l'orbiculaire, soit que les conduits lacrymaux, que leur petitesse permet de regarder comme des tuyaux capillaires, la pompent par une espèce d'absorption. Elle trouve un passage libre à travers ces ouvertures & ces conduits dans tous les temps de la vie ; car les points lacrymaux étant pratiqués dans les cartilages tarses, dont la coupe est oblique de dehors en dedans & de haut en bas à la paupière inférieure, & de bas en haut à la supérieure, ils ne s'entre-touchent jamais que par la partie externe de leurs bords, & sont ouverts lors même que les paupières sont rapprochées l'une de l'autre. Les mêmes causes déterminent les larmes à tomber dans le sac lacrymal, d'où elles sont conduites dans les narines, au moyen du canal nasal.

Les poils dont les sourcils sont recouverts, sont roides & forts. Leur pointe se porte obliquement

en haut & en dehors. Ils font en plus grande
quantité du côté du nez que du côté de la tempe ,
ce qui permet de divifer les fourcils en tête, en
partie moyenne & en queue. La forme , l'épaiffeur
& la couleur des fourcils varient beaucoup dans
les différens individus. Ils donnent de la grace au
vifage, & empêchent que la fueur qui coule le long
du front , s'introduife entre les paupières. Leur mobilité les rend propres à d'autres ufages , & fur-tout
à modérer l'impreffion d'une lumière trop vive ,
& à former une ombre fous laquelle la prunelle fe
dilate , pour mieux diftinguer les objets éloignés
ou peu éclairés. Cette mobilité dépend de l'orbiculaire des paupières qui les abaiffe , de l'occipito-
frontal qui les relève & qui fronce la peau du front
à laquelle il fait faire des rides placées en travers ,
& du furcilier qui les approche , les abaiffe &
fronce la peau du front en long.

On a long - temps regardé les deux portion
dont l'occipito - frontal eft compofé comme deux
mufcles diftinêts, & on leur a donné le nom d'occipital & de frontal. Mais il eft facile de voir qu'étan t
unis par une même aponévrofe, ils n'en font qu'un
feul qui eft du genre des digaftriques, c'eft-à-dire ,
des mufcles à deux ventres , & qu'on peut appeler
le mufcle occipito-frontal , le releveur de la peau
du front & des fourcils , & autrement encore l'*epi-
cranium*. Sa portion poftérieure ou occipitale eft
fixée à la partie fupérieure & latérale de la grande
arcade occipitale , par des fibres tendineufes fort
courtes. Devenue charnue elle monte de bas en
haut, & après deux pouces de chemin , elle dégénère en une aponévrofe qui couvre tout le pariétal,
& qui s'avance jufqu'au bord fupérieur du coronal.
Lorfque cette aponévrofe y eft parvenue, elle fe

termine par la partie antérieure ou frontale du muscle. Celle-ci est plus considérable que l'autre, & occupe toute la partie latérale du coronal, en s'avançant par en bas jusqu'à sa partie moyenne. Les fibres dont elle est formée, descendent le long de cet os jusqu'à sa partie inférieure, où quelques-unes se fixent au bord supérieur de l'orbite, d'autres, plus nombreuses, s'entrelacent avec la partie supérieure de l'orbiculaire des paupières & avec le muscle surcilier ; & d'autres, qui répondent à la racine du nez, se prolongent sur le dos de cet organe, où elles s'écartent les unes des autres, & sur l'extrémité duquel elles dégénèrent en une aponévrose qui s'unit en partie avec celle du muscle transversal du nez, & va aussi se fixer en partie au bord supérieur du cartilage qui en forme le bout.

L'aponévrose mitoyenne de l'occipito - frontal, & la partie antérieure & inférieure de ce muscle, ont de fortes adhérences avec les tégumens qui les recouvrent. Aussi les entraîne-t-il dans ses contractions, & les force-t-il à se froncer en même temps qu'il élève le sourcil. On a vu souvent des personnes chez qui ce muscle agissoit avec assez de force pour déranger & chasser les portions de vêtemens dont leur tête étoit couverte.

Le surcilier est un fort petit muscle : il tire son nom de ce qu'il est placé dans la direction des sourcils. Ses attaches sont à la partie interne & supérieure de l'arcade surcilière de l'os coronal, à laquelle il tient par trois ou quatre portions distinctes. Les fibres qui le forment, montent de bas en haut & de dedans en dehors, & s'entrelacent bientôt avec celles de l'occipito-frontal & celles de l'orbiculaire des paupières. C'est sans doute ce qui a engagé Cowper , & après lui Morgagni , à le regarder comme une partie de ce dernier muscle. Ses usages ont été indiqués plus haut.

Presque toutes les parties de l'œil reçoivent leurs artères de l'ophthalmique. Cette artère est celle que la carotide interne ou la cérébrale donne à son entrée dans le crâne. Elle sort de la convexité de ce tronc, à l'endroit où il se réfléchit en arrière & en dehors, pour gagner la grande scissure de Sylvius. On la trouve au-dessous du bord externe du nerf optique, avec lequel elle sort du crâne pour aller dans l'orbite.

Ses divisions & sa marche dans cette cavité n'ont rien de bien constant. Les premiers rameaux qu'elle y fournit, sont trop petits. Ils vont à la dure-mère & à la partie la plus reculée des muscles de l'œil. Elle produit aussi le rameau lacrymal, & l'artère ciliaire externe; après quoi l'ophthalmique, couverte par les muscles releveurs de l'œil & de la paupière, commence à se détourner de dehors en dedans, entre ces muscles & le nerf optique dont elle croise la direction, en formant avec lui un angle plus ou moins aigu. Avant de quitter tout-à-fait le côté externe de ce nerf, elle donne la ciliaire antérieure, puis deux rejetons qui vont aux muscles releveurs de l'œil & de la paupière, & enfin l'ethmoïdale postérieure. La centrale de la rétine en naît aussi.

L'artère ophthalmique donne, pendant le trajet qu'elle parcourt au-dessus du nerf optique, les musculaires supérieure & inférieure, & d'autres ciliaires. Cela fait, elle abandonne le nerf optique au côté interne duquel elle est située, & se porte le long de l'ethmoïde au-dessous du grand oblique & de l'adducteur de l'œil. Ces muscles, le périoste de la partie interne de l'orbite & le nerf optique en reçoivent quelques ramifications. Elle produit auffi l'ethmoïdale antérieure. Son tronc defcend au-deffous de la poulie cartilagineufe du grand oblique. Il donne fouvent en cet endroit un rameau qui fe jette fur le fac nafal. Les artères des paupières en naiffent auffi. Enfin il fe divife en quatre branches, qui font la furcilière, la nafale, la frontale profonde & la frontale fuperficielle, qui vont toutes fe diftribuer hors de l'orbite.

Il y a des variétés fans nombre en tout ceci. Cependant on peut dire que les rameaux les plus confidérables que produit l'ophthalmique, font l'artère lacrymale, l'ethmoïdale poftérieure, les ciliaires, la centrale de la rétine, la fus-orbitaire, la mufculaire inférieure, l'ethmoïdale antérieure, l'artère ou les artères des paupières, la furciliaire, la nafale & les deux frontales. Les autres font fort incertaines.

Outre ces artères, diverfes portions de l'œil en reçoivent d'artères acceffoires ou voifines. La fous - orbitaire, qui vient de la maxillaire inférieure, en donne plufieurs au périofte de l'orbite, à la fclérotique & à la paupière inférieure, ainfi qu'à fon mufcle orbiculaire. La temporale profonde envoie quelques ramifications à la glande lacrymale & aux arcades artérielles des paupières, à travers le trou de la pommette. Enfin la temporale fuperficielle en fournit aux paupières.

Les veines qui répondent à ces artères, font moins connues, & leur hiftoire n'eft pas, à beaucoup près, complète, puifqu'on ne fait à quoi s'en tenir fur celles qui appartiennent au corps vitré, au criftallin & au corps ciliaire. Leur principal tronc entre dans le crâne par la partie la plus large de la fente fphénoïdale, & va s'inférer à la partie inférieure & antérieure du finus caverneux. Quelquefois il communique avec la partie antérieure du finus circulaire de la felle turcique, & quelquefois avec celle du finus pétreux fupérieur. C'eft ce que François Petit & d'autres après lui ont appelé mal - à - propos le finus ophthalmique. Ce tronc veineux donne la veine centrale de la rétine, l'ethmoïdale poftérieure & quelques ciliaires ; après quoi il fe divife en deux branches, dont une eft fupérieure, & l'autre eft inférieure.

La première produit d'abord la veine lacrymale, dont la marche & la diftribution reffemblent à celles de l'artère du même nom, fi ce n'eft qu'elle s'anaftomofe avec fon tronc, puis elle produit des ciliaires, des rameaux qui vont au releveur de l'œil & de la paupière, au mufcle adducteur & au grand oblique, & plus loin les veines frontales, palpébrales & nafales. Elle fort enfuite de l'orbite par le grand angle des paupières, & va communiquer hors de cette cavité avec la veine angulaire ou faciale, par des anaftomofes trèsmarquées. La feconde branche envoie des rameaux aux mufcles abaiffeur, abducteur & petit oblique. Elle fournit auffi des veines ciliaires, & d'autres petites veines qui fe perdent dans le périofte de l'orbite, ou qui fe jettent fur les paupières. Celles-ci s'uniffent aux palpébrales qui naiffent de la première branche.

La veine centrale de la rétine, au lieu de naître du tronc de l'ophthalmique, vient fouvent de la partie antérieure du finus caverneux. Elle perce les enveloppes du nerf optique, & pénètre avec lui dans l'intérieur de l'œil où elle fe diftribue fur la rétine, par des ramifications affez nombreufes, qui accompagnent celles de l'artère du même nom.

Parmi les veines ciliaires, il y en a qui répondent aux artères ciliaires courtes, d'autres aux artères ciliaires longues, & d'autres enfin aux artères ciliaires antérieures. Les premières font ordinairement au nombre de quatre, placées deux à deux au côté interne & au côté externe de la partie moyenne du globe de l'œil. Elles percent la fclérotique, &, parvenues à la face externe de la choroïde, elles fe partagent en une infinité de ramifications dont les unes fe contournent en devant & les autres en arrière, & forment des courbes concentriques. Cette difpofition leur a fait donner par Stenon le nom de *varfa vorticofa*. Tous les Anatomiftes fans exception, les ont prifes pour des artères, jufqu'à Haller qui s'eft convaincu que c'étoient des veines, & qu'elles alloient s'ouvrir dans le tronc de la veine ophthalmique. Si quelquefois elles fe rempliffent en même temps que les artères, cela vient de ce que les injeftions pouffées avec fuccès, paffent des artères dans les veines.

Les veines ciliaires longues & courtes font difpofées comme les artères dont elles portent le nom. Les longues, au nombre de deux, rampent entre la fclérotique & la choroïde jufqu'au cercle ciliaire, où elles fe divifent chacune en deux branches, lefquelles fe réuniffent vers le grand bord de l'iris, pour former un cercle d'où partent une infinité de ramifications qui fe répandent fur la face antérieure de cette partie. Les ciliaires courtes percent le globe de l'œil à fa partie antérieure, & vont fe joindre à celles dont on vient de parler. La veine faciale, la fous-orbitaire & la temporale envoient auffi quelques rameaux aux paupières, à la conjonctive & aux voies lacrymales.

Le nerf optique n'eft pas le feul qui fe porte au globe de l'œil. Cette partie en reçoit d'autres qui lui font fournis par le moteur commun & par l'ophthalmique de Willis, fous le nom de nerfs ciliaires. Ses muscles & les paupières reçoivent les leurs du moteur commun, du pathétique, de l'ophthalmique de Willis, du moteur externe, & de quelques rameaux du maxillaire supérieur & de la portion dure du nerf auditif.

Les yeux font les organes de la vue. Les rayons de lumière qui partent des objets éclairés & qui tombent fur la cornée tranfparente, fouffrent, en la traverfant, des réfractions différentes, fuivant leurs degrés différens d'inclinaifon. Ils en éprouvent d'autres, à mefure qu'ils paffent à travers l'humeur aqueufe, le criftallin & le corps vitré; & lorfqu'ils font parvenus au fond de l'œil, ils s'y raffemblent pour peindre fur la rétine les objets defquels ils viennent, mais en raccourci & dans une fituation renverfée. L'impreffion qu'ils excitent fur cette membrane eft enfuite communiquée au fiége de l'ame, par le moyen du nerf optique. Les mufcles qui meuvent le globe de l'œil, & les paupières qui le couvrent, concourent à la même action, foit en le dirigeant du côté qui convient, foit en l'abftergeant, en le mettant à l'abri d'une lumière trop vive, ou même en le couvrant tout-à-fait dans les temps de repos, pour empêcher qu'il ne foit deffèché par l'action de l'air ou bleffé par les agens extérieurs.

DU NEZ ET DES NARINES.

LE nez eft une partie très-connue. Il couvre les ouvertures antérieures des narines en manière de chapiteau. On y diftingue plufieurs régions que l'on défigne fous des noms différens. La fupérieure en eſt la racine, l'inférieure en eſt le bout; celle qui eſt entre deux en forme le dos; les latérales inférieures en ſont les ailes, & ce qui ſépare les ouvertures des narines en eſt la ſous - cloiſon. Il eſt fait de parties oſſeuſes, de cartilages, de muſcles & des tégumens communs. Les os propres du nez, l'apophyſe montante des os maxillaires, & l'épine antérieure des narines, ſont les parties oſſeuſes qui entrent dans ſa compoſition. Ses cartilages ſont pour l'ordinaire au nombre de cinq, un grand & impair, & quatre autres plus petits. Le premier, après avoir complété la cloiſon qui ſépare les foſſes naſales, & que j'ai dit être principalement formée par la lame perpendiculaire de l'os ethmoïde & par le vomer, ſe diviſe en deux feuillets qui, s'écartant l'un de l'autre, & ſe courbant en dehors & en arrière, vont ſe fixer au bord inférieur des os propres du nez, & au bord antérieur de l'apophyſe montante des os maxillaires. Deux autres cartilages aſſez conſidérables, recourbés & comme reployés ſur euxmêmes, & adoſſés l'un à l'autre par leur partie la plus étroite, ſe trouvent au bout du nez, & les deux qui reſtent, ſont logés dans l'épaiſſeur de ſes ailes. Ces derniers ſont fort minces & de forme peu conſtante. On trouve quelquefois à leur place pluſieurs ſegmens qui n'ont rien de régulier. Ces cartilages tiennent entre eux & aux parties voiſines par un tiſſu cellulaire & comme ligamenteux.

Ils ſont mus par cinq muſcles de chaque côté, dont le premier eſt une ſorte d'appendice de l'occipito - frontal, & deſcend de la partie antérieure & interne de ce muſcle juſqu'au bord ſupérieur des cartilages du bout du nez, où il ſe termine par une large aponévroſe. C'eſt ce que l'on a appelé le muscle pyramidal, & ce que Santorini nomme *musculus procerus*, le muscle alongé. Le second & le troisième sont communs au nez & à la lèvre supérieure, & seront décrits ci-après sous le nom de muscle releveur de l'aile du nez & de la lèvre supérieure, & sous celui de muscle *nasalis labii superioris*. Le quatrième & cinquième sont propres au nez : ce sont le transverse & l'abaisseur de l'aile du nez.

Le transverse est ainsi appelé, à cause de sa position qui est presque transversale. Ce petit muscle naît de dessous le releveur de l'aile du nez & de la lèvre supérieure, avec lequel ses fibres sont entremêlées. Il monte de bas en haut sur la partie latérale & moyenne du dos du nez, & forme une arcade dont la convexité est en haut & la concavité en bas. Sa partie charnue fait bientôt place à une aponévrose qui s'unit avec celle de l'appendice de l'occipitofrontal, & qui est continue avec celle du transverse du côté opposé ; de sorte que ces deux muscles n'en forment qu'un seul, qui est du genre des digastriques. Albinus nomme le transverse *musculus compressor nasi*, parce qu'il ne peut se contracter sans que la partie latérale du nez s'approche de la cloison qui sépare les narines, & sans que les ouvertures antérieures de ces cavités soient retrécies. Ce muscle agit d'une manière peu sensible sur les personnes bien constituées ; mais sur celles dont la respiration est gênée, comme les asthmatiques, ceux qui ont des maladies inflammatoires à la poitrine, & ceux qui sont près de rendre les derniers soupirs, son action est très-marquée.

L'abaisseur de l'aile du nez vient de la partie antérieure de l'os maxillaire, au-devant des alvéoles des deux dents incisives & de la dent canine, par

un principe large & mince qui me paroît être entièrement charnu. Il monte de bas en haut, & va se fixer
au bord inférieur de l'ouverture de la narine, depuis
la sous-cloison jusqu'à l'aile du nez, dont il embrasse
la partie inférieure & externe. Ce muscle a des connexions avec le releveur de l'aile du nez & de la
lèvre supérieure, avec l'orbiculaire de cette même
lèvre & avec le transverse. Il entraîne de haut en
bas les parties auxquelles il est attaché, & contribue
à rapprocher les ailes du nez de la cloison des
narines. La lèvre supérieure est aussi soumise à son
action. Aussi presque tous les Anatomistes l'ont - ils
mis au nombre des muscles des lèvres. On l'appelle
communément le myrtiforme, & quelquefois le
petit incisif de la lèvre supérieure.

Les tégumens dont les diverses parties qui forment
le nez sont couvertes, ne diffèrent en rien de ceux
des parties voisines, si ce n'est que leur tissu cellulaire est ferme, compacte, & qu'il contient très-
peu de suc adipeux, que la peau est fort tendue,
& qu'elle renferme dans son épaisseur beaucoup de
glandes sébacées, lesquelles versent continuellement
sur cette partie une humeur muqueuse & grasse,
propre à la lubréfier.

Les narines sont les cavités qui ont été décrites
en Ostéologie sous le nom de fosses nasales. Elles
sont formées par la rencontre des os maxillaires,
de ceux du palais, des os propres du nez, des
os unguis, de l'ethmoïde, du sphénoïde, du vomer, & des cornets inférieurs. Chacune a deux
ouvertures, l'une antérieure, l'autre postérieure.
Cette dernière, plus large & plus évasée, est parallèle à celle de l'autre narine, & regarde la cavité
de l'arrière-bouche. Les narines peuvent être divi-
sées en partie inférieure, en partie moyenne &

en partie fupérieure. On y confidère auffi deux parois, l'une interne, l'autre externe. La partie inférieure préfente une gouttière horizontale, qui s'étend
de devant en arrière : c'eft la plus large, & celle
dans laquelle on peut plus facilement porter les
inftrumens convenables, foit pour opérer fur les
narines elles-mêmes, foit pour les conduire au-delà
de cette cavité dans celle de l'arrière-bouche. Elle
permet auffi fans inconvénient l'introduction de
corps longs & grêles ; & c'eft dans cette partie des
narines que les Charlatans fe font entrer des clous
fort longs, comme s'ils avoient le fecret de les
pouffer à travers les parties les plus fenfibles, fans
fe bleffer. La partie moyenne des narines eft un
peu moins large. La fupérieure eft plus étroite &
plus courte. Elle a la forme d'une voûte au fommet
de laquelle répondent les trous de la lame cribleufe
de l'os ethmoïde. La paroi interne de cette cavité
eft liffe & fans afpérités, comme la cloifon offeufe
& cartilagineufe qui la forme. L'externe eft très-
anfractueufe, eu égard aux cornets ethmoïdaux &
à celui qu'on nomme le cornet inférieur, qui y eft
fixé & comme fufpendu.

Les narines font tapiffées intérieurement par une
membrane blanchâtre & d'un tiffu fort ferré au dehors, rougeâtre, molle & fongueufe en dedans,
garnie de beaucoup de vaiffeaux fanguins & de
nerfs, fort attachée aux os & aux cartilages, &
comme confondue avec leur périofte & leur péri-
condre. On l'appelle la membrane pituitaire, à
caufe de la mucofité dont elle eft toujours enduite,
& membrane de Schneïder, du nom de l'Anatomifte qui en a donné la meilleure defcription.
Elle eft moins épaiffe, moins pulpeufe, moins
rouge à l'ouverture antérieure des narines, que

par-tout ailleurs. On la trouve auſſi garnie en cet endroit de poils aſſez longs chez quelques-uns, & que l'on a déſignés ſous le nom particulier de *vibriſſæ*. Sa reſſemblance avec les tégumens communs y eſt ſi remarquable, que l'on peut dire que toute la membrane pituitaire en eſt en quelque ſorte la continuation. Par-tout ailleurs cette membrane eſt plus épaiſſe & plus mollaſſe, ſur-tout ſur les cornets tant ſupérieurs qu'inférieurs, & à la partie la plus reculée des narines. L'organiſation n'en eſt pas bien connue. Stenon, & d'autres après lui, ont dit qu'elle contenoit un grand nombre de corps glanduleux, deſtinés à la ſecrétion de la morve. Mais on n'y voit rien de ſemblable. La ſeule choſe qu'on puiſſe y découvrir à la vue ſimple & à la loupe, c'eſt qu'elle eſt fongueuſe comme la membrane interne de l'eſtomac & des inteſtins, & percée de beaucoup d'ouvertures qui, ſans doute, ſont les orifices de follicules muqueux, très-différens de ce qu'on appelle proprement des glandes. Ces ouvertures ſe remarquent principalement ſur les côtés de la cloiſon, ſur les cornets moyen & inférieur, le long du plancher inférieur des narines, & ſur-tout en arrière & vers l'arrière-bouche.

La membrane pituitaire ne recouvre pas ſeulement les foſſes naſales; elle s'étend juſqu'à diverſes cavités qui communiquent avec ces foſſes, telles que les ſinus frontaux, ſphénoïdaux & maxillaires. Mais elle y eſt plus mince, & n'y conſerve ni ſa couleur, ni ſa fonguoſité. Ces cavités ne différent de l'état où elles ſe trouvent dans les os ſecs, qu'en ce que les ouvertures en ſont plus étroites & plus difficiles à appercevoir. Celle du ſinus frontal eſt au-deſſous du cornet inférieur de l'os ethmoïde. Elle aboutit à une eſpèce de con-

duit

duit ou de gouttière qui defcend de devant en arrière, & dont la partie inférieure avoifine beaucoup l'ouverture du finus maxillaire. Celle-ci eft également fituée dans l'intervalle du cornet de l'os ethmoïde & de celui que l'on nomme le cornet inférieur du nez. Elle eft un peu plus large & répond à la partie antérieure & la plus élevée du finus. Souvent il y en a une feconde plus grande & fituée plus en arrière. L'ouverture du finus fphénoïdal eft vis-à-vis l'extrémité poftérieure des cornets inférieurs de l'os ethmoïde. Elle a peu de largeur & répond à la partie antérieure & fupérieure du finus. La membrane pituitaire a d'autres prolongemens qui s'enfoncent de chaque côté dans le canal nafal, dans la trompe d'Euftache, & dans le conduit palatin de Stenon. Le premier a été décrit en parlant de l'œil; les deux autres le feront dans l'hiftoire de l'oreille & du palais.

Les artères du nez viennent de la labiale, de la fous-orbitaire, & du rameau nafal de l'ophtalmique.

Les veines qui répondent à ces artères ont à-peu-près la même marche, mais elles font moins connues. On fait feulement qu'elles s'ouvrent dans le tronc de la veine ophthalmique & dans celui de la veine faciale, laquelle eft logée fur le côté du nez, & monte jufqu'au grand angle de l'œil, pour fe continuer fur le front.

Les nerfs du nez lui font fournis par la branche fupérieure de la portion dure du nerf auditif, par le nerf fous-orbitaire, lequel n'eft autre chofe que l'extrémité du maxillaire fupérieur, & peut-être auffi par le nerf nafal, qui eft un des rameaux de l'ophthalmique de Willis, & qui, après être forti de l'orbite, fe divife en beaucoup de filamens qui fe répandent fur les parties voifines.

Les narines ont leurs vaiffeaux & leurs nerfs particuliers : les artères qui s'y remarquent tirent leur origine des ethmoïdales antérieures & poftérieures, de la fphéno-palatine antérieure & poftérieure, de la dentaire fupérieure & poftérieure, de l'artère palatine & de la fous-orbitaire.

Les veines que l'on voit dans ces cavités répondent affez aux artères. L'ophthalmique donne des ethmoïdales-antérieures & poftérieures. Les veines fphéno-palatines vont s'ouvrir dans un des rameaux profonds de la jugulaire interne, qui fournit celles du pharinx, de l'arrière-bouche, du palais & de la langue, & qui communique avec les émiffaires de Santorini. On dit auffi que quelques veines des finus fphénoïdaux vont s'ouvrir dans les finus de la dure-mère; mais je ne les ai jamais vues. Les autres, fi elles exiftent, ne font point connues.

Les narines font parfemées d'un grand nombre de nerfs, dont les plus confidérables appartiennent au nerf olfactif, & les autres à l'ophthalmique de Willis, & au maxillaire fupérieur.

Le nez n'a d'autres fonctions que de fervir de chapiteau aux narines ; celles-ci font principalement deftinées à recevoir les impreffions des odeurs qu'elles tranfmettent au fiége de l'ame par le moyen des nerfs olfactifs. Mais fi ces nerfs ne fe répandent que fur la portion de la membrane pituitaire qui forme la voûte des narines, & fur la cloifon qui les fépare, quel eft donc l'ufage du refte de ces cavités ? Il y a apparence qu'elles fervent à modifier l'air qui les traverfe dans la refpiration naturelle, à lui procurer un degré de chaleur convenable, à le charger d'une certaine quantité d'humidité, fans laquelle il feroit fur les poumons une impreffion trop forte & trop vive, & qu'outre cela elles contribuent au retentiſſement de la voix. Ce dernier uſage eſt peut-être le ſeul que l'on puiſſe attribuer aux ſinus frontaux, ſphénoïdaux & maxillaires ; car la production de la membrane pituitaire qui les tapiſſe, a trop peu d'épaiſſeur pour contenir un grand nombre de follicules muqueux, & les ouvertures par leſquelles ils communiquent avec les narines, ſont trop petites pour laiſſer écouler l'humeur qu'ils contiendroient, s'il s'y en ſéparoit effectivement. On peut dire qu'ils ſervent à l'odorat ; car, comme ils n'ont qu'une ſeule ouverture, ou tout au plus deux, l'air ne s'y introduit pas avec aſſez de facilité pour y porter autant de particules odorantes qu'il en faudroit pour y exciter le ſentiment de l'odorat, quand bien même les ſinus recevroient des filets de nerfs olfactifs, ce qui n'eſt pas prouvé. Quant à l'humeur mucilagineuſe fournie par la membrane pituitaire, elle eſt néceſſaire pour que l'organe ſoit maintenu dans l'état qui convient, afin qu'il ſoit ébranlé par les corpuſcules odorans, & pour empêcher que le paſſage continuel de l'air n'y cauſe un deſsèchement nuiſible.

DES OREILLES.

Les oreilles, au nombre de deux, ſont ſituées de chaque côté à la partie inférieure & latérale de la tête. On les diviſe en deux parties, ſéparées par la membrane du tambour. L'une eſt l'oreille externe, & l'autre l'oreille interne.

De l'Oreille externe.

L'oreille externe comprend le pavillon de l'oreille & le conduit auditif.

Le pavillon de l'oreille repréſente un cornet ovale & applati, dont le grand diamètre s'étend de haut en bas, & dont la groſſe extrémité eſt en haut. On y diſtingue deux faces, une externe & un peu antérieure, laquelle eſt concave, l'autre interne & un peu poſtérieure, qui eſt convexe. La première a des éminences & des enfoncemens auxquels on donne des noms particuliers. La plus extérieure des éminences porte celui d'hélix ou de grand repli de l'oreille. Elle commence au milieu de la face antérieure du pavillon, par une pointe aſſez aiguë, & après avoir marché de derrière en devant, dans une direction preſque horizontale, elle ſe porte de bas en haut, puis de devant en arrière, & enfin de haut en bas, en formant une courbe alongée à ſa dernière extrémité, laquelle s'applatit & diſparoît d'une manière inſenſible. L'éminence qui ſuit eſt appelée anthélix ou le ſecond repli de l'oreille : elle eſt plus épaiſſe que l'hélix. Sa partie ſupérieure eſt comme bifurquée ; l'inférieure eſt ſimple en arrière, & ne deſcend pas auſſi bas que celle de l'hélix. On nomme tragus & antitragus les deux qui reſtent, parce que l'une eſt couverte de poils, & que l'autre lui eſt oppoſée. La première eſt à la partie antérieure, moyenne & inférieure du pavillon de l'oreille. Sa forme eſt plate & en quelque ſorte arrondie ; elle couvre l'ouverture du conduit auditif. La ſeconde eſt au bas de l'anthélix. La partie qui termine inférieurement le pavillon de l'oreille, eſt ce qu'on en appelle le lobule. Elle eſt plus molle que le reſte, n'étant faite que par les tégumens & par un tiſſu cellulaire & graiſſeux. On a de tout temps été dans l'uſage de la percer pour y ſuſpendre des bijoux. L'enfoncement qui ſépare l'hélix d'avec l'anthélix, eſt ce que les uns nomment la grande cavité de l'hélix, & les autres la fosse naviculaire. Celui qui est entre les deux branches de l'anthélix n'a point de nom. Enfin on appelle la conque celui qui est circonscrit par l'anthélix, le tragus & l'antitragus. Il est divisé en deux parties par le commencement de l'hélix, une supérieure plus étroite, & une inférieure plus large.

La face postérieure du pavillon de l'oreille présente une convexité assez uniforme, & à peine interrompue par quelques enfoncemens qui répondent aux éminences de sa face antérieure.

Le pavillon de l'oreille est essentiellement fait par un cartilage que plusieurs ligamens fixent à l'os des tempes, qui est mu par divers muscles dont quelques-uns sont appliqués sur ses deux faces, & qui est recouvert par les tégumens communs. Lorsque ce cartilage est bien dépouillé des parties qui l'environnent, il a la même forme, & on y voit les mêmes éminences & les mêmes enfoncemens que sur la totalité de l'oreille, excepté qu'il ne s'étend pas jusqu'à la partie qu'on en nomme le lobule. On le trouve légèrement fendu dans l'intervalle qui sépare l'anthélix d'avec l'antitragus, & il porte au-dessus du tragus une saillie qui ne peut être apperçue qu'au moyen de la dissection, & qui donne attache au grand muscle de l'hélix. Le tragus & l'hélix sont aussi séparés l'un de l'autre, & n'ont aucune espèce de connexité ensemble.

Les ligamens qui retiennent le cartilage de l'oreille, sont au nombre de trois, un antérieur qui vient de la racine de l'apophyse zygomatique, un supérieur qui tire son origine de la partie inférieure de l'aponévrose sous laquelle le masseter est enfoncé, & un postérieur qui naît de la partie antérieure de l'apophyse mastoïde. Tous trois sont attachés à la convexité de la conque, & font plutôt cellulaires que véritablement ligamenteux.

Les muscles de l'oreille externe peuvent être rangés fous deux claffes, les uns la meuvent en entier, & les autres n'agiffent que fur diverfes portions de fon cartilage. Les premiers font au nombre de trois, le fupérieur, l'antérieur & le poftérieur.

Le mufcle fupérieur eft plus confidérable que les autres ; néanmoins il eft fouvent affez mince & difficile à appercevoir. Sa forme eft rayonnée & en quelque forte femblable à celle du crotaphyte, au-deffus duquel il eft pofé. Il tire fon origine de l'aponévrofe mitoyenne de l'occipitofrontal, & fes fibres defcendent avec différentes directions, les antérieures de devant en arrière, les moyennes de haut en bas, & les poftérieures de derrière en devant, pour former une aponévrofe qui fe fixe à la partie fupérieure & convexe de la conque. En général, ce mufcle defcend un peu de devant en arrière ; il élève le pavillon de l'oreille, & quand cette partie eft retenue par fes autres mufcles, il tend l'aponévrofe de l'occipito-frontal à laquelle il eft attaché par en haut.

L'antérieur eft plus mince & a moins d'étendue. Il naît de la même aponévrofe de l'occipito-frontal, un peu au-deffus de la racine de l'apophyfe zygomatique, & defcendant de devant en arrière, il va fe terminer à la partie antérieure, fupérieure & convexe de la conque. Ce petit mufcle m'a toujours paru faire partie du fupérieur, dont on le fépare au moyen du fcalpel. Cependant il eft décrit par les plus habiles Anatomiftes comme un mufcle diftinct. Il élève le pavillon de l'oreille & le porte en devant.

Le mufcle poftérieur eft toujours fait de plufieurs

autres affez femblables & dont le nombre eft incertain. Souvent j'en ai rencontré deux, trois ou
quatre. Ils naiffent de la racine de l'apophyfe
maftoïde, par un tendon fort court, & s'attachent par un autre tendon à la partie poftérieure
& inférieure de la convexité de la conque. Leur
direction eft prefque tranfverfale; cependant ils paroiffent defcendre un peu. Ces mufcles entraînent
l'oreille en arrière. Leur action, ainfi que celle
du fupérieur & de l'antérieur, eft bornée & à
peine fenfible fur le plus grand nombre des hommes;
ce qui paroît venir fpécialement de l'habitude où
nous fommes de nous ferrer la tête pendant la
nuit. Cependant il y en a quelques-uns où ils
agiffent d'une manière manifefte, & telle qu'ils
peuvent élever & abaiffer l'oreille, ou la porter
en devant & en arrière à volonté. Ces mouvemens font bien plus fenfibles en plufieurs efpèces
de quadrupèdes qui dirigent l'oreille vers le côté
d'où vient le fon. Lorfque les mufcles qui viennent
d'être décrits agiffent en même temps, ils ne
changent point la pofition de l'oreille, mais ils
tendent le cartilage dont elle eft principalement
formée, & peut-être le rendent plus propre à
réfléchir les rayons fonores, en le mettant en
quelque forte à l'uniffon avec les corps defquels
ces rayons partent.

Les mufcles qui n'agiffent que fur diverfes portions du cartilage de l'oreille font fort petits: on en
compte cinq, favoir, le grand & le petit mufcle
de l'hélix, ceux du tragus & de l'antitragus, &
le tranfverfal de l'oreille.

Le grand mufcle de l'hélix eft long & grêle : il
naît de l'éminence de l'hélix que l'on voit au-deffus
du tragus, & montant de bas en haut fur le bord
antérieur de l'hélix, il s'amincit & difparoît enfin

entièrement, après trois ou quatre lignes de chemin.
Le petit muscle de l'hélix est le plus mince de tous
& celui qui manque le plus souvent : il naît de la
partie de l'hélix qui divise la conque du bas & s'y
termine presque aussi-tôt.

Le muscle du tragus est assez large : il est appliqué à la face antérieure & externe de la partie
du cartilage de l'oreille qui forme cette éminence,
& ne se porte point au-delà. Ses extrémités sont
légèrement aponévrotiques, & sa partie moyenne
est charnue & assez épaisse ; la direction de ses fibres
est transversale. Le muscle de l'antitragus moins
large, mais un peu plus épais, monte obliquement
de bas en haut & de devant en arrière, du bord
supérieur de l'antitragus, à l'extrémité postérieure
& inférieure de l'anthélix.

Le transversal de l'oreille n'est pas toujours également apparent. Il est assez large & composé de
fibres qui règnent transversalement sur la face postérieure & interne du cartilage de l'oreille, & qui
s'étendent de la convexité de la conque, au dos
de l'anthélix. Il seroit difficile d'indiquer l'usage de
ces petits muscles d'une manière fort précise. Cependant ils paroissent propres à relâcher le cartilage de l'oreille, quand ils agissent seuls & qu'ils ne
sont pas contre-balancés par les grands muscles,
& à le tendre, lorsque leur action est simultanée
avec celle de ces muscles.

Les tégumens communs qui recouvrent le pavillon de l'oreille, ont peu d'épaisseur. Ils y sont
fort étroitement collés, n'étant séparés de ses
muscles & de son cartilage que par un tissu cellulaire serré, & qui ne contient presque point de
graisse. Ils sont parsemés de follicules qui versent
sur ses deux faces une humeur sébacée & un-
guineuse, qui en entretient la souplesse, qualité

néceffaire pour l'ufage auquel cette partie eft deftinée. Cet ufage eft fans doute de réfléchir les
rayons fonores, & de les conduire dans les autres
parties de l'oreille. Un célèbre Géomètre, prié,
dit-on, par Boerhaave, de mefurer les angles fous
lefquels des lignes devoient tomber fur toutes les
parties de l'oreille, & en être réfléchies dans quelque direction qu'elles s'y portaffent, a trouvé
qu'après avoir formé un nombre plus ou moins
confidérable d'angles d'incidence & de réflexion,
elles étoient toutes dirigées vers le conduit auditif.
Au refte, cette fonction du pavillon de l'oreille eft
bien prouvée par la diminution de l'ouie en ceux
qui en font privés, par la facilité plus grande que
nous acquérons de percevoir & de diftinguer les
fons, lorfque nous approchons les mains des
oreilles, de manière à en augmenter l'étendue, &
par le fecours que les fourds tirent des cornets
acouftiques, dont l'ufage eft le même.

Le conduit auditif s'étend depuis la partie inférieure, antérieure & interne de la conque, jufqu'à
la membrane du tambour. Il eft plutôt ovale qu'arrondi, & plus étroit à fa partie moyenne qu'à fes
extrémités. Sa direction eft telle, qu'il fe porte
de derrière en devant, & de dehors en dedans,
mais il eft un peu courbé fur fa longueur; &,
après avoir marché de bas en haut, il defcend de
haut en bas. Ce conduit eft en partie cartilagineux
& en partie offeux. Sa partie cartilagineufe, qui
eft la plus externe, eft continue au cartilage qui
forme le pavillon de l'oreille. Elle eft courbée &
repliée fur elle-même de bas en haut & de derrière
en devant. On y remarque diverfes fentes ou in-
terruptions qui ont été obfervées pour la première
fois par Duverney, & que l'on nomme les incifures du conduit auditif. Ces incifures font recou-

vertes en dehors, par un muscle dont l'existence n'est pas douteuse, quoique Morgagni & Albinus l'aient omis. C'est celui que Santorini appelle *musculus incisuræ majoris*. Ses fibres sont quelquefois écartées, de manière à former deux branches. Il a le même usage que ceux qui sont répandus sur le pavillon de l'oreille, & qui ont été décrits plus haut.

L'extrémité de la partie cartilagineuse du conduit auditif tient aux aspérités qui se remarquent au bord de sa portion osseuse. Celle-ci a un peu plus de longueur : elle se termine par une rainure de forme à-peu-près circulaire, inclinée de haut en bas & de dehors en dedans, interrompue à sa partie supérieure & postérieure, laquelle est creusée dans le fœtus, au-dedans du cercle qui tient lieu du conduit auditif osseux. Les deux portions du conduit auditif sont tapissées intérieurement par les tégumens communs qui s'y insinuent, mais dont l'épaisseur diminue d'autant plus, que l'on approche davantage de la membrane du tambour, de sorte qu'ils sont extrêmement minces en cet endroit. A l'extrémité opposée ils sont garnis de poils assez longs, qui empêchent que les corpuscules qui voltigent dans l'air & les insectes, ne s'introduisent facilement dans le conduit de l'oreille. Le tissu cellulaire qui les accompagne y représente une espèce de réseau, dont les mailles sont remplies par des corpuscules de figure ronde ou ovale, & de couleur jaune foncée, tirant sur le brun, lesquels ne sont autre chose que des glandes du genre de celles que l'on nomme sébacées. Chacune a son canal excréteur qui perce la peau, & qui verse au-dedans du conduit auditif une humeur jaunâtre, amère, semblable à une huile ténue, mais qui s'épaissit bientôt par l'action de l'air, & qui

prend beaucoup de confiftance. Cette humeur,
connue fous le nom de *cerumen* des oreilles, fert
à lubrifier le conduit auditif, & à écarter les infectes qui voudroient y pénétrer. Elle s'amaffe quelquefois en affez grande quantité pour former une
efpèce de bouchon qui intercepte les rayons fonores, & qui rend l'ouïe difficile & dure. Ce genre
de furdité, très-ordinaire aux perfonnes avancées
en âge, fe guérit aifément en verfant dans l'oreille
quelques gouttes d'huile ou d'eau de favon, qui
détrempent & délaient l'humeur amaffée, & qui
en facilitent l'extraction. La connoiffance des glandes
qui fourniffent cette humeur eft due à Stenon,
qui les a décrites dans fa differtation *de glandulis
oris*, &c. Cependant quelques-uns les ont appelées
les glandes cérumineufes de Duverney.

La membrane du tambour qui fe trouve à l'extrémité du conduit auditif, & qui fépare l'oreille
externe d'avec l'interne, eft ainfi nommée, parce
qu'elle eft tendue au-devant d'une cavité pratiquée
dans l'épaiffeur de l'os des tempes, & qui a été
comparée avec une caiffe de tambour. Elle eft
sèche & en quelque forte tranfparente, de forme
circulaire, enfoncée du côté du conduit auditif,
convexe du côté de la caiffe, & fituée obliquement comme la rainure offeufe dans laquelle elle
eft enchâffée. Le manche du marteau, l'un des
offelets contenus dans la caiffe, eft collé à fa face
interne, depuis fa partie fupérieure jufqu'à fa partie
moyenne & centrale. Il eft accompagné de deux
troncs de vaiffeaux fanguins, qui fe divifent au
centre de la membrane en un grand nombre de
ramifications qui vont à fa circonférence. Ces vaiffeaux, très-faciles à appercevoir dans le fœtus,
difparoiffent en quelque forte dans l'âge adulte.

La membrane du tambour eft faite de plufieurs

couches appliquées les unes aux autres. Les deux plus extérieures font la continuation de la peau & de l'épiderme qui tapiffe le conduit auditif ; celle qui fuit lui eft propre. La quatrième, qui eft la plus intérieure, eft le périofte de la caiffe ; elle couvre & affujettit le manche du marteau dans toute fa longueur.

Il y a déjà long-temps que les Anatomiftes ont penfé que la membrane du tambour devoit être percée d'une ouverture par laquelle le conduit extérieur de l'oreille pût communiquer avec la caiffe du tambour, & avec les autres cavités intérieures. La facilité avec laquelle quelques perfonnes font fortir par l'oreille la fumée de tabac qu'elles ont tirée par la bouche, & la fréquence des écoulemens qui fe font par cet endroit, les ont engagés à faire des recherches à ce fujet. Rivinus, Profeffeur en Médecine à Leipfick, eft le premier qui ait cru appercevoir qu'il y en a effectivement une. Sa découverte eft du mois de Septembre 1689. Il la communiqua par lettres à Nuck, en 1691 ; mais celui-ci étant mort peu de temps après, il n'en reçut point de réponfe. Munick en fit mention dans fon Traité d'Anatomie, imprimé en 1697. Rivinus lui-même démontra publiquement l'ouverture de la membrane du tambour en 1704, fur un fujet humain, dans fes leçons publiques ; & depuis ce temps, cette ouverture a été admife par le plus grand nombre de ceux qui ont écrit fur l'Anatomie : mais fi on fe donne la peine de comparer la defcription qu'ils en donnent, on verra combien l'exiftence en eft incertaine. Les uns la placent au centre de la membrane du tambour ; les autres à fa partie fupérieure, près l'apophyfe du manche du marteau, & d'autres à l'endroit où la rainure offeufe manque. Ceux-ci la font grande, ceux-là petite & garnie d'une efpèce de fphinêter, qui ne permet de l'appercevoir que lorfqu'on y introduit un ftylet ou une foie de porc. Ne peut-on pas croire qu'alors fi la membrane du tambour fe trouve percée, c'eft qu'on y a fait un trou accidentellement ? Cela paroît d'autant plus vraifemblable, que lorfqu'elle n'a fouffert aucune violence, les injeêtions, même celles de vif-argent, ne paffent point du conduit auditif dans la caiffe, & de la caiffe dans le conduit auditif. C'eft ce que Walter, un des fucceffeurs de Rivinus dans l'Univerfité de Leipfick, affure dans une excellente Differtation *de membranâ tympani*. Ruyfch & Morgagni ont vu la même chofe. J'ai auffi obtenu un réfultat pareil, foit que je verfaffe une infufion de fafran ou du mercure dans l'une ou l'autre de ces deux cavités ; d'où il fuit que la membrane du tambour n'eft point percée dans l'état naturel, & que les perfonnes qui rendent la fumée de tabac par l'oreille, l'ont eu ouverte accidentellement, ce qui ne peut qu'entraîner un léger affoibliffement dans l'organe de l'ouïe.

Les rayons fonores, réfléchis de tous les points de la face externe ou antérieure du pavillon de l'oreille, fe plongent dans le conduit auditif, & vont frapper la membrane du tambour. Celle-ci en eft ébranlée ; mais il faut, pour qu'elle le foit d'une manière propre à tranfmettre les fons aux cavités intérieures de l'oreille, qu'elle fe mette à l'uniffon avec les corps d'où ces rayons partent. Il eft vraifemblable que cette membrane eft tendue ou relâchée par l'aêtion des mufcles du marteau, qui ne peut fe mouvoir fans l'entraîner avec lui. On penfe qu'elle eft tendue pour la perception des fons aigus, & relâchée pour celle des fons graves,

Cependant il y a des Phyficiens qui fe font per-fuadés le contraire, & qui ont cru que fi elle ne fe relâchoit lorfque l'oreille eft frappée par des fons aigus, elle feroit trop fortement ébranlée; & que fi elle ne fe tendoit lorfque l'on entend des fons graves, elle n'éprouveroit pas de vibra-tions fuffifantes : mais cette opinion eft univerfel-lement rejetée.

On a dit que la membrane du tambour n'étoit pas abfolument néceffaire pour entendre. Il faut convenir que la fenfation de l'ouïe eft, en quel-que forte, indépendante de fon action; car on voit tous les jours des perfonnes en qui elle eft vrai-ment ouverte, puifqu'elles rendent de la fumée de tabac, ou fimplement de l'air par l'oreille exté-rieure, & qui n'ont pas perdu pour cela la faculté d'entendre. Les animaux auxquels on l'a percée avec un inftrument porté profondément dans le conduit auditif, n'en éprouvent d'autre incom-modité que d'avoir l'ouïe un peu dure pendant quelque temps; mais ils reviennent bientôt à leur état ordinaire, fans doute parce que des ouver-tures ainfi pratiquées fe referment promptement d'elles-mêmes. Cependant on ne peut nier que la membrane du tambour ne foit néceffaire, jufqu'à un certain point, pour garantir les parties ren-fermées dans la caiffe du tambour de l'impreffion des corps extérieurs, & fur-tout pour commu-niquer plus fûrement celle des corps fonores aux parties les plus intérieures de l'organe de l'ouïe.

Cette dernière fonction ne peut avoir lieu, lorfque la membrane dont il s'agit tombe dans le relâchement, ou qu'elle contracte un trop grand épaiffiffement. Quelques-uns ont dit que dans ce dernier cas, il feroit poffible de rétablir la faculté d'entendre, en y pratiquant une ouverture artificielle ; & Cheselden nous apprend que l'on a voulu tenter ce procédé en Angleterre sur un criminel qui étoit sourd, & à qui l'on avoit accordé sa grace, à condition qu'il s'y soumettroit. Mais cet homme ayant été pris de la fièvre pendant quelque temps, & l'opération ayant été différée, il s'éleva une rumeur publique si considérable contre cet essai, qu'il fut défendu de le faire. On ne voit cependant pas qu'il fût extrêmement dangereux, & il y avoit quelque raison d'en espérer du succès, puisque Riolan dit qu'un sourd, qui s'étoit rompu inopinément la membrane du tambour avec un cure-oreille, recouvra la faculté d'entendre.

De l'Oreille interne.

L'oreille interne est faite de plusieurs cavités pratiquées dans l'os des tempes. Ces cavités sont la caisse du tambour, le vestibule, le limaçon & les trois canaux demi-circulaires. Les trois dernières forment ce que l'on appelle le labyrinthe.

La caisse du tambour a été ainsi nommée par rapport à sa ressemblance avec une caisse militaire. Elle est demi-sphérique : son ouverture, qui est fermée par la membrane du tambour, est en dehors & un peu en arrière, & son fond en dedans & un peu en devant. Elle n'est séparée de la cavité du crâne que par une lame osseuse, assez mince, qui fait partie de la face supérieure du rocher. Cette partie présente trois éminences & quatre grandes ouvertures, sans parler de plusieurs autres que leur petitesse ne permet pas toujours de reconnoître. Elle renferme quatre osselets, dont deux sont mus par des muscles qui leur appartiennent. On y voit un cordon nerveux & presque isolé, qui ne reſſemble pas mal à la corde qui ſoutient la peau des caiſſes militaires, & que l'on appelle la corde du tambour. Enfin elle eſt tapiſſée d'un périoſte parſemé d'un grand nombre de vaiſ-ſeaux ſanguins.

Les éminences de la caiſſe du tambour ſont un tubercule aſſez gros, qui ſe trouve à ſa partie moyenne, entre la fenêtre ovale & la fenêtre ronde, & auquel on donne le nom de promontoire; une pyramide, ſituée derrière & un peu au-deſſus de ce tubercule, & percée à ſon ſommet d'une ouverture très-apparente, qui mène à une cavité pratiquée dans ſon épaiſſeur; & une eſpèce de bec de cuiller ſitué devant, & de même un peu au-deſſus. Il faut y joindre un ou deux filets oſſeux qui s'étendent ſouvent du tubercule mitoyen à la baſe de la pyramide, & qui les joignent l'un à l'autre.

Les quatre grandes ouvertures de la caiſſe du tambour ſont celles de la trompe d'Euſtache, l'entrée des cellules maſtoïdiennes, la fenêtre ovale & la fenêtre ronde.

La trompe d'Euſtache eſt un conduit en partie oſſeux, en partie cartilagineux & membraneux, qui s'étend obliquement de haut en bas, de dehors en dedans, & de derrière en devant, de la caiſſe du tambour à la cavité de l'arrière bouche. Sa portion oſſeuſe, ſituée au-deſſus du canal de la carotide, commence à paroître à la partie anté-rieure & ſupérieure de la caiſſe, & finit au-deſſous de l'apophyſe épineuſe du ſphénoïde. Elle eſt d'abord aſſez large, après quoi elle ſe retrécit pour s'élargir de nouveau. Elle eſt un peu applatie ſur ſes deux faces, de manière que la coupe en eſt ovale. La portion qui ſuit eſt faite par un cartilage triangulaire, dont la partie la plus étroite eſt en

haut

haut & la plus large est en bas. Ce cartilage tient aux parties voisines par des productions membraneuses qui augmentent la largeur de la trompe, & qui lui permettent de changer de dimensions. La trompe d'Eustache se termine par un pavillon évasé, en quelque sorte applati de dedans en dehors, dont le bord interne forme un bourrelet fort saillant, & qui répond à la partie supérieure & postérieure de l'aîle interne de l'apophyse ptérygoïde. Elle est tapissée intérieurement par une membrane rouge, épaisse & mollasse, qui est une des productions de la membrane pituitaire, & qui prend une consistance plus ferme & plus approchante du périoste, à mesure qu'elle s'avance vers la caisse du tambour. Cette trompe est ouverte dans presque tous les temps de la vie. Elle établit une communication libre entre l'air de l'atmosphère & celui qui est contenu dans la cavité du tambour, sans laquelle la membrane qui bouche cette cavité du côté du conduit auditif, ne pourroit se tendre, ni se relâcher pour se mettre à l'unisson avec les corps sonores. On croit qu'elle peut-être élargie par l'action du muscle péristaphylin externe, ou *circumflexus palati*, & rétrécie par celle du péristaphylin interne, ou *levator palati mollis*, ce qui paroît assez vraisemblable. L'action du voile du palais, qui se relève en arrière pour boucher les ouvertures des arrière-narines pendant la déglutition, empêche que les alimens ne puissent s'y introduire. Ce conduit, quoique très-anciennement connu, porte le nom d'Eustache, parce que cet Anatomiste est le premier qui en ait donné une bonne description.

Les cellules mastoïdiennes sont des cavités pratiquées dans l'épaisseur de l'apophyse mastoïde. On en trouve à peine quelques vestiges dans les enfans nouveau-nés. Quelques uns penfent qu'elles font produites par le tiraillement que les mufcles voifins de l'apophyfe maftoïde, tels que le ftylo-maftoïdien & le digaftrique, exercent fur elle; mais le tendon du premier s'implante à fa bafe, & celui du fecond, au-deffous de fa partie inférieure, & par conféquent ils ne peuvent écarter les lames offeufes dont le temporal eft formé en cet endroit. Quoi qu'il en foit, les cellules maftoïdiennes communiquent toutes enfemble, & font couvertes intérieurement par une efpèce de périofte qui eft continu à celui de la caiffe du tambour. Leur entrée répond à la partie fupérieure & poftérieure de cette cavité. Elle eft large, évafée, de forme triangulaire, & n'eft bouchée par aucune membrane. L'ufage de ces cellules paroît être de réfléchir les fons & d'en augmenter la force.

La fenêtre ovale eft fituée au fond de la caiffe du tambour, au-deffus du tubercule mitoyen ou du promontoire de cette caiffe. Elle eft ovale fupérieurement & plate inférieurement. Le contour en eft affez élevé. Cette ouverture conduit au veftibule, qui eft la première des cavités du labyrinthe. Elle eft bouchée dans l'état naturel par la bafe de l'étrier, qui non-feulement y eft appliquée, mais encore retenu par la continuité du périofte qui vient la recouvrir, après avoir garni le fond de la caiffe.

La fenêtre ronde eft plus petite. Elle eft fituée au-deffous de la fenêtre ovale, dont elle eft féparée par le promontoire. On la trouve inclinée en arrière, & fermée par une membrane mince, qui n'eft autre chofe qu'une production du périofte; elle mène à la rampe interne du limaçon, l'une des cavités du labyrinthe.

Les petites ouvertures qui se remarquent dans la caisse, donnent passage à la corde du tambour, au tendon du muscle interne du marteau, & aux artérioles qui pénétrent dans cette cavité. Parmi les dernières, celles qui répondent à la partie supérieure de la caisse ont été décrites par Valsalva, comme des voies de communication entre cette caisse & la cavité interne du crâne, au moyen desquelles le sang & le pus qui s'y sont amassés, peuvent quelquefois s'échapper au dehors. Il se fait à la vérité, des écoulemens de pus & de sang par les oreilles, assez abondans pour penser qu'ils viennent des parties intérieures de la tête ; mais pour l'ordinaire ils sont fournis par les vaisseaux nombreux qui rampent dans l'épaisseur des tégumens du conduit auditif externe, & dans celle du périoste de la caisse du tambour. L'extrême adhérence de la dure-mère à la face supérieure du rocher, ne permet point de croire qu'ils aient une autre source, à moins que le désordre ne soit excessif & même mortel, ainsi qu'on l'a vu arriver plusieurs fois.

Les osselets renfermés dans la caisse du tambour sont le marteau, l'enclume, l'os lenticulaire & l'étrier.

Le marteau est le plus long de tous. Il est composé d'une tête, d'un col, & d'un manche. La tête en est la partie la plus épaisse. Elle présente des éminences séparées par un enfoncement mitoyen. La forme en est ovale & assez alongée. Elle s'articule avec le corps de l'enclume. Le col est épais & court. Il porte antérieurement une apophyse plus ou moins longue, & d'une extrême ténuité, qui est nommée l'apophyse grêle du marteau, ou l'apophyse de Rau, quoiqu'elle paroisse avoir été connue avant lui, & que Fabrice d'Acuapendente & *Cæcilius Folius* l'aient fait graver. On conferve rarement cette apophyfe en fon entier, parce qu'elle eft auffi fragile que mince. Elle donne attache au tendon du mufcle antérieur du marteau. Le manche de cet os fait un angle très-aigu avec fon col. Il eft long, en quelque forte applati fur deux faces, affez épais à fa bafe, de laquelle s'éleve un gros tubercule qu'on appelle l'apophyfe du manche du marteau, & terminé à fa dernière extrémité par une pointe mouffe.

Le marteau, compacte en dehors, & légèrement celluleux en dedans, eft fitué à l'entrée de la caiffe du tambour. Sa tête & fon col font en dedans, en arrière & en haut, & répondent à l'ouverture des cellules maftoïdiennes. Son manche eft en dehors, en devant & en bas. Il defcend collé à la face interne de la membrane du tambour, dont il fait un demi-diamètre, & qu'il entraîne du côté de la caiffe. Cet os eft articulé avec l'enclume, dont il n'eft féparé que par une lame cartilagineufe fort mince. Sa groffeur & fa forme font prefque les mêmes dans le fœtus à terme, que dans l'âge le plus avancé ; mais il a beaucoup moins de confiftance, & paroît comme fpongieux. L'apophyfe qui s'éleve de la partie antérieure de fon col, détermine fa pofition, & fait aifément connoître le côté auquel il appartient.

L'enclume eft un peu plus groffe, mais moins longue que le marteau. Elle reffemble affez bien à une dent molaire, dont les racines feroient fort écartées. On la divife en corps & en deux branches, l'une fupérieure, l'autre inférieure. Le corps en eft la partie la plus épaiffe. Il repréfente un ovale qui a fon grand diamètre de haut en bas. On y voit antérieurement deux éminences féparées par un enfoncement mitoyen, & qui répondent aux cavités & enfoncemens de la tête du marteau. La branche supérieure de l'enclume est courte & d'une épaisseur assez considérable. La base en est conique & applatie. Elle s'élève de la partie supérieure & postérieure du corps de cet os, & se porte horizontalement de devant en arrière. La branche inférieure est grêle & longue. Elle naît de la partie inférieure du corps, & descend presque perpendiculairement en bas. Sa partie inférieure présente une légère courbure, dont la convexité est en dehors, & la concavité en dedans. Enfin, elle est creusée en dedans, à sa dernière extrémité, pour recevoir une des faces de l'os lenticulaire qui y reste ordinairement attaché.

La structure intérieure de l'enclume est la même que celle du marteau. Cet os est situé un peu plus intérieurement; son corps en est la partie la plus élevée. Il est caché, ainsi que celui du marteau, derrière la rainure osseuse & circulaire qui donne attache à la membrane du tambour, & retenu à l'entrée des cellules mastoïdiennes. Sa longue branche descend presque perpendiculairement en bas, & dans une direction parallèle à celle du marteau; mais elle est plus en dedans & plus en arrière. Cet os a, dans le fœtus à terme, les dimensions qui lui sont propres, & ne diffère de l'état où on le trouve dans l'adulte, que par sa consistance qui est moins ferme. Outre ses connexions avec le marteau, il en a d'autres avec la tête de l'étrier, par l'intermède de l'os lenticulaire. On distingue aisément le côté auquel il appartient par la courbure de sa longue branche, dont la convexité doit être en dehors, & la concavité en dedans.

L'enclume & le marteau ne paroissent point avoir été connus des Anatomistes Grecs. Carpi dit que la découverte en a été faite de son temps ; & Massa, qu'elle l'a été du temps d'Achillinus, ce qui répond à la fin du quinzième siècle ; mais on ne sait pas à qui l'on en est redevable. Vésale est le premier qui leur ait donné les noms sous lesquels on les désigne.

L'os lenticulaire est très-petit. Il est plat & légèrement convexe sur ses deux faces, qui répondent l'une à la longue branche de l'enclume, & l'autre à la tête de l'étrier. On pourroit avec raison le prendre pour une appendice de l'enclume, au bas de laquelle il est toujours attaché. Morgagni croit en avoir trouvé quelques vestiges dans Arantius ; mais on en attribue communément la découverte à François Sylvius Deleboë.

L'étrier est le plus intérieur des osselets de l'ouie. Il ressemble parfaitement à l'instrument dont il porte le nom. On le divise en base, en branche & en tête. La base en est la partie la plus large. Le pourtour en est ovale d'un côté, & plat de l'autre, comme la fenêtre ovale sur laquelle cette base est appuyée. Des deux branches que l'on y voit, l'une est antérieure, plus grande & moins courbe ; l'autre est postérieure, un peu plus épaisse & plus courbée. Toutes deux sont cannelées du côté par lequel elles se regardent, & forment, avec la face externe de sa base, une rainure à laquelle s'attache une membrane très-déliée qui remplit le vide qu'elles laissent entre elles. La tête de l'étrier est soutenue sur un col court, formé par la réunion de ses branches. Elle est concave à son sommet pour recevoir la face interne de l'os lenticulaire.

On ne trouve dans l'étrier que de la substance compacte. Cet os est fait dans le fœtus comme l'adulte. Sa situation est horizontale, & telle

que fa bafe eft en dedans & fa tête en dehors.
Le pourtour de la première tient au bord de la
fenêtre ovale, par une production membraneufe
qui ne paroît être autre chofe que la continuation
du périofte qui paffe de l'un à l'autre. L'étrier
s'articule avec l'os lenticulaire, & par fon moyen
avec la longue branche de l'enclume. La longueur,
la courbure & l'épaiffeur inégale de fes deux
branches, jointes à la forme de fa bafe, indiquent
fort exactement s'il appartient à l'oreille droite
ou à l'oreille gauche.

Euftache, Ingraffias, Colombus & Véfale s'attribuent la découverte de cet os, en forte qu'il eft
difficile de décider lequel en a eu connoiffance le
premier. Bertin & Haller penfent que c'eft Euftache,
auquel on eft redevable de plufieurs autres particularités concernant la ftructure de l'organe de
l'ouie; mais que répondre à Ingraffias, qui rapporte la manière dont il l'a trouvé, dans le temps
où il enfeignoit publiquement l'anatomie à Naples ?
*Id officulum non invenimus, fed reperimus ; illud enim
non quærebamus, quia de illo nullam notitiam habe-
bamus.* Il le vit fortir de l'oreille pendant qu'il
en ouvroit les cavités avec un cifeau & un marteau.
Frappé de cette nouveauté, Ingraffias ouvrit plufieurs têtes de bœufs, & enfuite des têtes d'hommes, fur lefquelles il l'a conftamment trouvé.
Cet Anatomifte a d'ailleurs pour lui le témoignage
de Fallope, qui s'en explique en ces termes :
« J'enfeignois, dit-il, l'anatomie à Pife, en 1448,
pour la première fois ; & Véfale & Colombus
qui m'avoient précédé, l'un de plufieurs années,
& l'autre d'une feule, n'avoient fait aucune
mention de l'étrier. Un jeune homme très-inftruit,
qui fuivoit mes leçons, m'avertit que Philippe
Ingraffias, dont il étoit allié, avoit trouvé dans la

I 4

cavité du tympan un troisieme osselet, auquel il avoit donné le nom d'étrier, par rapport à sa figure. Je me mis aussi-tôt à faire des recherches à ce sujet, & l'ayant rencontré, j'en fis une démonstration publique, au grand étonnement de tout le monde, & j'en écrivis à plusieurs de mes amis qui étoient à Rome. Ils me répondirent que Colombus, qui venoit d'y donner des leçons, n'en avoit pas parlé, & qu'ils n'en avoient entendu rien dire à personne, parce qu'il n'y avoit alors en Italie que Colombus & *Cannanus* qui enseignassent l'Anatomie avec succès. Telle est l'histoire de cette découverte; & quoique je me la sois attribuée quelquefois, & que d'autres en aient fait autant, Dieu sait qu'elle appartient à Ingrassias ».

Les osselets qui viennent d'être décrits, sont recouverts d'un périoste très-fin, sur lequel on apperçoit, dans le fœtus, un grand nombre de vaisseaux sanguins qui disparoissent avec l'âge. Cette membrane, passant de l'un à l'autre, en affermit les articulations & leur tient lieu de ligamens. Ils sont mus par des muscles qui appartiennent au marteau & à l'étrier, & dont l'usage est de tendre ou de relâcher la membrane du tambour, & celle qui unit la base de l'étrier au contour de la fenêtre ovale. Les muscles du marteau sont au nombre de trois, l'interne, l'antérieur & l'externe. L'étrier n'en a qu'un.

Le muscle interne du marteau, quoique fort mince, est cependant celui dont le volume est le plus considérable. Il naît, par des fibres tendineuses, de la partie cartilagineuse de la trompe d'Eustache, & de la pointe de l'os pierreux, qui est entre le trou petit rond ou épineux du sphénoïde, & l'ouverture inférieure du canal de la carotide. Devenu charnu, ce muscle s'engage de devant en arrière, de dedans en dehors & de bas en haut, dans un demi-canal osseux, pratiqué dans l'épaisseur du rocher, au-dessus de la portion osseuse de la trompe d'Eustache. Il y est renfermé comme dans une gaîne, & contenu par une membrane très-forte. Le tendon qui le termine se contourne sur une traverse osseuse de l'éminence de la caisse, qui a été nommée le bec de cuiller, & se porte de dedans en dehors & un peu de haut en bas. Il va s'implanter à la partie inférieure du manche du marteau, au-dessous de l'apophyse grêle, & du côté qui regarde le fond de la caisse.

On ne peut douter que ce soit un véritable muscle. Il a été décrit obscurément par Vésale ; mais Eustache n'en est pas moins regardé comme l'inventeur, parce qu'il est le premier qui l'ait fait connoître d'une manière exacte. Son usage est d'entraîner le marteau & la membrane du tambour à laquelle cet osselet est attaché, vers le fond de la caisse & par conséquent de tendre cette membrane. Aussi la plupart des Anatomistes le nomment-ils avec Albinus *musculus tensor tympani.* Arantius autrefois a pensé qu'il devoit relâcher le tympan, parce que la tête & le col du marteau ne peuvent être entraînés en dedans, sans que le manche de cet os ne soit porté du côté du conduit auditif, par un mouvement de bascule : mais il est aisé de s'assurer du contraire ; car si on coupe le tendon de ce muscle, la membrane du tambour se relâche sur le champ.

Le muscle antérieur du marteau est grêle & mince. Il vient de l'apophyse épineuse du sphé-noïde, & de la partie voisine & externe de la trompe d'Eustache, par des fibres tendineuses de peu de longueur. Son corps charnu remonte de dedans en dehors & de devant en arrière, &

s'engage dans la fciffure articulaire de l'os des tempes, au moyen de laquelle il fe gliffe dans la caiffe du tambour. Avant d'y arriver, il fe termine par un tendon qui s'attache à l'extrémité de l'apophyfe grêle du marteau.

De fort habiles gens atteftent l'exiftence de ce mufcle, en lui attribuant l'ufage de relâcher la membrane du tambour; mais il y en a beaucoup qui en doutent : tels font Lieutaud, Meckel, Haller & d'autres. Il eft difficile de décider la queftion. J'ai montré le mufcle antérieur du marteau, toutes les fois que je l'ai voulu; mais j'ai toujours douté fi ce que j'avois fous les yeux étoit véritablement un amas de fibres mufculeufes. *Cæcilius Folius* paffe pour en être l'inventeur.

Le mufcle externe du marteau, ainfi nommé par Cafférius qui l'a décrit le premier, & par Fabrice d'Aquapendente, eft encore plus obfcur. Il eft, dit-on, placé à la partie interne, fupérieure & poftérieure du conduit auditif. Ses fibres fe raffemblent bientôt pour former un tendon qui fe porte de haut en bas, de devant en arrière & de dehors en dedans, & qui, pénétrant dans la caiffe du tambour par le défaut de la rainure circulaire à laquelle eft fixée la membrane qui ferme cette cavité, va s'attacher à la partie extérieure du col du marteau.

Si c'eft un mufcle, il relâche le tympan qu'il entraîne en dehors; mais il y a long-temps qu'on en a douté. Morgagni & Haller ont cherché à s'en affurer, au moyen de la loupe, fans avoir pu y réuffir. Lieutaud le regarde comme un ligament qu'il nomme externe. Je ne fuis pas bien convaincu de fa réalité.

Le mufcle de l'étrier, quoique le plus petit de ceux qui fe rencontrent dans le corps humain, ne peut être révoqué en doute. Il naît de la cavité de la pyramide que j'ai dit se trouver à la partie postérieure & supérieure de la caisse du tambour. Le tendon qui le termine, sort par le trou de cette pyramide, & va se fixer à la convexité de la longue branche ou de la branche postérieure de l'étrier, près la tête de cet os. Ce muscle, décrit autrefois par Varole & par Cassérius, & admis par tous les Anatomistes modernes, fait faire à l'étrier une sorte de bascule qui produit une tension plus ou moins forte dans la membrane, au moyen de laquelle la base de l'étrier tient au contour de la fenêtre ovale.

La corde du tambour entre dans cette cavité par une ouverture située à sa partie supérieure, postérieure & externe, & qui est assez voisine de la base de la pyramide. Elle marche sous la courte branche de l'enclume, & passant entre la longue branche de cet os & la partie supérieure du manche du marteau, elle monte de bas en haut & de derrière en devant, jusqu'au lieu de l'insertion du tendon du muscle interne du marteau. Après avoir contracté quelques adhérences avec ce tendon & avoir passé par-dessus, la corde du tambour devient plus épaisse & d'une consistance plus ferme. Elle descend ensuite avec celui du muscle antérieur du marteau, & sort enfin de la caisse du tambour, par une ouverture qui est voisine de celle par laquelle ce tendon s'y introduit. Eustache est le premier qui l'ait connue. Fallope, qui l'a apperçue après lui, en a ignoré la nature, & n'a pu déterminer si c'étoit un nerf ou un tendon.

Le périoste de la caisse du tambour est fort mince. On le trouve parsemé de beaucoup de vaisseaux sanguins dans le fœtus & dans les jeunes enfans, & couvert d'une humeur légèrement muqueufe, qui fuinte de tous les points de fa furface; mais dans un âge avancé, fes vaiffeaux difparoiffent, & il fe deffèche au point qu'on a de la peine à le reconnoître. Celui qui couvre & qui unit les offelets, en eft une continuation, auffi bien que les membranes qui ferment les fenêtres ovale & ronde. Il donne auffi naiffance au périofte dont les cellules maftoïdiennes font garnies, & tient à la tunique intérieure de la trompe d'Euftache.

Le labyrinthe eft fait de plufieurs cavités qui communiquent enfemble. Le veftibule en eft la partie moyenne; le limaçon, la partie antérieure; & les trois canaux demi-circulaires, la partie poftérieure.

La forme du veftibule eft prefque fphérique. Cette cavité eft fituée au-delà de la caiffe du tambour, dont elle eft féparée par la fenêtre ovale & par le promontoire. Elle a plus de capacité en devant qu'en arrière. Le fond en eft partagé en deux enfoncemens fuperficiels, un inférieur voifin de l'extrémité antérieure de la fenêtre ovale, dont la forme eft ronde, & que Morgagni a nommé demi-fphérique; l'autre fupérieur, de forme alongée, qui s'étend de devant en arrière, & qu'il appelle demi-ovale. Le premier eft le plus profond, & paroît être fait d'une fubftance offeufe, plus blanche & plus compacte que l'autre. Ils font féparés par une épine offeufe, affez faillante, qui s'élève de la paroi du fond du veftibule, & qui fe porte en devant & en dehors. Cette épine eft terminée, vers le milieu du bord fupérieur de la fenêtre ovale, par une pyramide offeufe, fort petite, dont la bafe eft triangulaire, & le fommet applati & garni de quelques afpérités. Le veftibule préfente fept ouvertures, dont une eft la fenêtre

ovale, une seconde appartient au limaçon, &
les cinq autres aux canaux demi-circulaires.

Le limaçon tire son nom de la ressemblance
avec la coquille d'un insecte testacée très-connu.
Il est situé extérieurement par rapport aux autres
parties du labyrinthe. On y peut distinguer une
base qui est en arrière & en dedans, vers le fond
du conduit osseux, dans lequel sont reçues les deux
portions du nerf auditif, & un sommet, qui est
en devant & en dehors, du côté de la trompe
d'Eustache. La base en est aussi un peu plus élevée
que le sommet. Elle est creuse & percée de plusieurs trous qui communiquent au-dedans de la
cavité du limaçon.

Cette cavité représente un cornet spiral double,
qui tourne d'abord autour d'un noyau commun,
lequel est osseux, de forme conique, & se termine vers le milieu de la longueur du limaçon,
par une espèce d'entonnoir. Elle fait deux tours
& demi, séparés l'un de l'autre par une cloison
osseuse entière, que l'on nomme la cloison des contours, pour la distinguer d'une autre cloison qui
est osseuse du côté du noyau commun, membraneuse du côté qui regarde la paroi opposée de la
cavité, & que l'on appelle la demi-cloison. Celle-ci
est mince & flexible. Celle de ses deux faces qui
regarde le vestibule, est inégale & pleine d'aspérités, au lieu que celle qui regarde la caisse du
tambour, présente des lignes saillantes & disposées en manière de rayons. A l'endroit où le noyau
commun manque, la demi-cloison tient aux parois
de l'entonnoir ; elle est totalement membraneuse à
sa dernière extrémité, où se voit une ouverture
très-sensible.

La demi-cloison dont on vient de parler sépare le cornet spiral du limaçon en deux parties

diſtinctes ; l'une eſt interne & proche de la baſe du limaçon, l'autre eſt externe & du côté de ſa pointe. La première, plus large, mais plus courte, ſe termine à la fenêtre ronde. La ſeconde, plus étroite & plus longue, s'ouvre à la partie inférieure & antérieure du veſtibule. On les nomme les rampes interne & externe du limaçon, & en latin *ſcala tympani*, & *ſcala veſtibuli*. Elles communiquent enſemble vers le ſommet du limaçon, de ſorte qu'une liqueur qui ſeroit verſée dans la caiſſe du tambour, pourroit pénétrer de la baſe au ſommet de cette cavité, par ſa rampe ou ſon cornet interne, ſi elle n'en étoit empêchée par la membrane qui bouche la fenêtre ronde, & retourneroit à contre-ſens de ſon ſommet à ſa baſe, par ſa rampe ou ſon cornet externe, pour ſe répandre dans le veſtibule. La forme du limaçon de l'oreille droite eſt ſemblable à celle de toutes les coquilles ; celle du limaçon gauche eſt à contre-ſens, & n'a que peu de ſemblables dans la nature : à cette marque, il eſt facile de les diſtinguer l'un de l'autre.

Les trois canaux demi-circulaires partent du veſtibule, & y rentrent après avoir parcouru un certain eſpace de chemin dans l'épaiſſeur du rocher. La forme de leur courbure leur a fait donner le nom de demi-circulaires, quoique chacun d'eux excède un demi-ovale. Ils ne préſentent que cinq ouvertures au-dedans du veſtibule, parce que les deux plus longs ſe réuniſſent pour former un canal commun. Les noms ſous leſquels on les déſigne, ſont tirés de leur ſituation. Le premier eſt le vertical ſupérieur ; le ſecond, le vertical poſtérieur ; & le troiſième, l'horizontal ou l'externe.

Le canal vertical ſupérieur naît de la partie antérieure ſupérieure du veſtibule ; & après s'être élevé au-deſſus des autres, il décrit une courbe perpendiculaire à l'horizon. Il ſe porte vers la partie poſtérieure du veſtibule, & s'y ouvre avec le vertical poſtérieur. Son orifice antérieur a une forme elliptique & plus alongée en arrière qu'en devant. Sa cavité eſt également elliptique, & plus grande en devant qu'en arrière. Sa longueur eſt mitoyenne entre celle du poſtérieur & celle de l'externe.

Le canal vertical poſtérieur naît où finit le ſupérieur. Il lui eſt d'abord uni, & forme avec lui un canal commun, de deux lignes de long, dont la cavité, aſſez large au commencement, ſe retrécit enſuite en manière d'entonnoir, & ſe termine par une ouverture qui ſe voit à la partie poſtérieure & interne du veſtibule. Après cela il ſe porte en arrière, puis revenant en devant, il finit à la partie inférieure, poſtérieure & externe du veſtibule. L'orifice propre par lequel il communique avec cette cavité, a auſſi une forme elliptique. C'eſt le plus long des trois.

Le canal horizontal ou externe, eſt preſque parallèle à l'horizon. Il eſt ſitué entre le ſupérieur & le poſtérieur. Ce canal naît antérieurement de la partie ſupérieure du veſtibule, entre l'orifice du vertical ſupérieur & la fenêtre ovale, & ſe termine à la partie poſtérieure de cette cavité, entre le canal commun & la partie inférieure du vertical poſtérieur. Son orifice antérieur eſt large, elliptique, & ſéparé de celui du vertical ſupérieur, par une petite avance oſſeuſe; le poſtérieur eſt plus étroit & plus rond. Cette différence de capacité eſt ſenſible dans toute ſa longeur ; car ſa moitié antérieure eſt la plus large. Il eſt le plus petit des trois.

Toutes les parties du labyrinthe ſont couvertes

par un périoste extrêmement mince, sur lequel rampent des vaisseaux sanguins & des nerfs, & remplies d'une sérosité limpide, qui est sans doute fournie par l'extrémité des artères, & qui transmet aux nerfs les ébranlemens qui lui ont été communiqués par la membrane qui bouche la fenêtre ronde, & sur-tout par la base de l'étrier qui pose sur la fenêtre ovale. Lorsque cette sérosité devient trop abondante, ou qu'elle est poussée par cet os qui s'enfonce plus ou moins du côté du vestibule, elle s'en échappe par deux conduits ou aqueducs, dont la connoissance avoit échappé à tous les Anatomistes, & qui viennent d'être découverts par M. Cotunni, Docteur en Médecine à Naples. L'un appartient au vestibule & l'autre au limaçon.

Le premier a son orifice au fond du vestibule, au-dessous de celui du canal commun, près l'espèce d'épine qui divise la cavité dont il s'agit. Cet orifice a d'abord été apperçu par Cassebohm, & ensuite par Morgagni qui en a donné une excellente description : « il a, dit-il, la forme d'un triangle dont le sommet répond au canal que cet orifice termine, & dont les deux côtés descendent en s'écartant l'un en devant, l'autre en arrière. Je ne sais quel en est l'usage, mais cet orifice est trop grand pour n'être qu'une ouverture aveugle ». L'aqueduc du vestibule, né de cet orifice, monte de bas en haut dans l'épaisseur du rocher, en passant derrière le canal commun. Lorsqu'il a parcouru une ligne de chemin dans cette direction, il se courbe en arrière & en bas, & se termine à la face postérieure du rocher, au-dessous de la partie moyenne de son bord supérieur, par une fente longue de trois lignes & large d'une demie, & dont le bord supérieur est élevé. La capacité de cet aqueduc n'est pas la même dans toute

son

fon étendue ; il décroît depuis fon orifice jufqu'au lieu de fa courbure, où il eft fort étroit ; enfuite il s'élargit beaucoup & repréfente le pavillon d'une trompe qui feroit applatie. Sa longueur varie depuis deux jufqu'à quatre lignes. Il eft tapiflé intérieurement par une membrane qui eft de la lame externe de la dure-mere, & qui fe continue au périofte du veftibule ; de forte que l'on pourroit dire que ce périofte tire fon origine de la dure-mere. A l'endroit où il s'ouvre dans le crâne, la lame interne de la dure-mere eft écartée de l'externe, & il fe trouve entre elles une petite cavité de forme triangulaire, & qui eft toujours pleine d'eau. Pour trouver cette cavité, il faut, après avoir coupé la tente du cervelet le long du bord fupérieur du rocher, promener l'extrémité du doigt fur la face poftérieure de cette partie, jufqu'à ce qu'on trouve la fente à laquelle elle répond. On coupe enfuite légerement la face interne de la dure-mere, parallèlement à cette fente ; puis après y avoir fait une feconde incifion qui defcend de haut en bas, & qui, jointe à la premiere, décrit un *T*, on foulève les lambeaux membraneux, & on rencontre la cavité que l'on cherche.

Cette cavité découverte, on introduit facilement une foie dans l'aqueduc, & on la pouffe dans le veftibule, ou fi on la porte par l'orifice qui fe trouve dans cette cavité, on la fait pénétrer dans le crâne ; mais il faut pour cela que les parties n'aient fouffert aucune violence. Il faut auffi employer, non une foie de porc, qui eft trop groffe, ou qui auroit trop peu de confiftance, fi elle étoit mince, mais une de celles que les chats ou les renards portent au mufeau, lefquelles ayant une forme conique, & étant fort minces à leur extrémité, répondent bien aux vues que l'on fe propofe. On peut encore injeéter du mercure , ſoit du côté du crâne , ſoit du côté du veſtibule , à l'aide de la ſeringue d'Anel, dont les ſiphons ſont capillaires. Lorſqu'on le fait entrer par le veſtibule , & qu'il remplit la cavité triangulaire de la dure-mère , ſi on preſſe légère-ment de haut en bas ſur cette cavité , on le voit s'introduire dans de petits vaiſſeaux qui rampent dans l'épaiſſeur de la dure-mère , au voiſinage du ſinus latéral ,& qui vont enfin s'ouvrir dans ce ſinus, de ſorte que l'on peut préſumer , avec beaucoup de raiſon , que la liqueur de l'aqueduc du veſtibule eſt verſée dans ce ſinus.

L'aqueduc du limaçon a ſon orifice à la partie in-férieure de ſa rampe interne , tout près de la fenê-tre ronde. Cet orifice a été connu & décrit par Duverney, qui a cru qu'il ſervoit à tranſmettre une artère & une veine au dedans du limaçon. Caſſebohm & Morgagni en ont auſſi fait mention & lui attri-buent le même uſage ; mais il en a certainement un autre. C'eſt le commencement d'un canal oſſeux très-étroit , creuſé dans l'épaiſſeur du rocher, lequel ſe dilate peu après ſa naiſſance , & ſe portant de haut en bas , l'eſpace de trois ou quatre lignes, vient enfin ſe terminer au dedans du crâne , deſſous le trou auditif interne , par une ouverture dont la forme eſt triangulaire & un peu applatie , & qui eſt aſſez évaſée. Ce canal eſt tapiſſé intérieurement par la dure-mère , qui eſt continue avec le périoſte dans la rampe interne du limaçon. Dans l'état frais, ſon orifice inférieur repréſente une arcade ſous la partie antérieure de laquelle paſſe la partie antérieure du nerf de la huitième paire qui va à la langue. Le mercure pouſſé dans cet orifice , pénètre aiſément dans le limaçon ; & celui que l'on fait entrer par l'orifice qui regarde cette cavité , tombe dans celle du crâne. Sans doute la ſéroſité qui s'échappe du limaçon vient aussi s'y rendre ; elle y est bientôt résorbée , comme celle qui transpire de toutes les parties qui y sont contenues.

Les artères de l'oreille externe lui sont fournies par l'auriculaire postérieure, par la stylo-mastoïdienne & par la temporale.

Les veines qui répondent à ces artères vont se rendre dans la temporale, qui s'ouvre elle-même dans la jugulaire. Elles sont peu connues.

Les nerfs de l'oreille externe le sont beaucoup. Ils tirent leur origine de la branche maxillaire inférieure de la cinquième paire , de la portion dure du nerf auditif, & de la seconde paire cervicale.

Les artères qui se distribuent à l'oreille interne sont très-multipliées ; elles tirent leur origine de l'occipitale , de l'auriculaire postérieure , de la stylo-mastoïdienne , de la méningée, de la pharyngienne supérieure, de la carotide externe , de l'interne , & du tronc basilaire ou commun des artères vertébrales.

Les veines de l'oreille interne ne sont pas aussi connues. On sait cependant que le limaçon & le vestibule en ont chacun une qui leur sont propres , & qui s'ouvrent dans le sinus latéral, & dans le golfe de la veine jugulaire interne. Le tronc de celle du limaçon est voisin de l'orifice de son aqueduc. Il reçoit divers rameaux qui viennent de la rampe externe de cette cavité , de la lame spirale ou de la demi-cloison osseuse, & même du vestibule. Ce tronc traverse la substance diploïque de la partie inférieure du rocher, pour se rendre dans le sinus latéral. Celui de la veine du vestibule est aussi voisin de l'aqueduc qui s'y remarque. Les ramifications qui les forment , viennent de cette cavité & de celle des canaux demi - circulaires. Il traverse de même la substance du rocher, &

verse le sang qu'il contient dans le golfe de la veine jugulaire.

Les nerfs de l'oreille interne tirent leur origine de la portion dure & de la portion molle du nerf auditif.

Les oreilles sont les organes de l'ouïe. Les sons qui viennent frapper la face antérieure de leur pavillon sont diversement réfléchis par les contours de cette partie, & dirigés vers le conduit auditif externe. Ils ébranlent la membrane du tambour, dont la tension varie selon qu'ils sont plus graves ou plus aigus. Cette membrane communique ses ébranlemens aux osselets de l'ouïe; & par le moyen de l'étrier, qui est le dernier de ces os, & dont la base est appuyée sur la fenêtre ovale, à la liqueur qui est contenue dans le labyrinthe, & aux ramifications de la portion molle du nerf auditif, qui se distribuent dans les différentes parties de cette cavité. L'impression qui en résulte est enfin portée au siége de l'ame.

DE LA BOUCHE.

On donne le nom de bouche à l'ouverture transversale qui est au-dessous du nez, & à la grande cavité à laquelle cette ouverture conduit. La bouche, dans le premier sens, est faite de deux lèvres, une supérieure & une inférieure, unies ensemble par deux angles ou commissures ; & dans le second, elle comprend l'espace qui s'étend depuis les lèvres jusqu'aux vertèbres du cou.

De la Bouche proprement dite.

Les lèvres qui forment la bouche proprement

dite, font compofées d'un grand nombre de mufcles, lefquels font couverts en dehors par les
tégumens communs, & en dedans par la continuation des mêmes tégumens, qui, après s'être
confidérablement amincis, vont fe répandre fur
toutes les parties internes de la bouche qu'ils tapiffent.

Les mufcles des lèvres fe divifent en propres
& en communs. Les propres appartiennent à chacune des lèvres, & les feconds les meuvent toutes
deux.

Les mufcles propres à la lèvre fupérieure font les
releveurs de l'aile du nez & de la lèvre fupérieure,
les incififs ou les releveurs de cette lèvre, & les
canins ou les releveurs de l'angle des lèvres, un de
chaque côté.

Le releveur de l'aile du nez & de la lèvre
fupérieure, eft un mufcle plat & grêle, étroit en
haut, large en bas, fitué fur les côtés du nez, &
qui de la partie fupérieure de l'apophyfe montante de l'os maxillaire, defcend vers l'aile du nez
& jufqu'à la lèvre fupérieure. Il eft attaché par
en haut à l'os maxillaire, au-deffous du ligament
de l'orbiculaire, & enfuite au bord inférieur &
interne de l'orbite. L'orbiculaire des paupières le
couvre en cet endroit. Lorfqu'il eft arrivé à la
partie inférieure du nez, il fe perd par quelques
fibres dans l'épaiffeur des graiffes qui en forment
l'aile, & par en bas dans celle du mufcle orbiculaire de la lèvre fupérieure. Sa direction eft un
peu oblique de dedans en dehors. Il eft étendu au-
deffous des tégumens, & au-devant d'une partie
du releveur propre de la lèvre fupérieure. Ce
mufcle n'a d'autres ufages que ceux que fon nom
exprime.

L'incifif ou le releveur propre de la lèvre fupérieure eft plus large, plus mince & moins long que le précédent. Il en eft féparé à fa partie fupérieure par un efpace de forme triangulaire, qui eft rempli par des graiffes & fe porte obliquement de haut en bas & de dehors en dedans, depuis le bord inférieur & externe de l'orbite auquel il eft attaché, jufqu'au mufcle orbiculaire de la lèvre fupérieure où il fe termine. L'extrémité fupérieure de ce mufcle eft couverte par l'orbiculaire des paupières. L'inférieur l'eft par une partie du releveur de l'aile du nez & de la lèvre fupérieure, à laquelle elle eft intimement unie. Son ufage eft de relever la lèvre qu'il applatit en même temps, & qu'il entraîne un peu en dehors.

Le canin ou le releveur de l'angle des lèvres, eft fitué au-devant de l'alvéole de la dent canine de la mâchoire fupérieure. Ce mufcle eft plus petit, & caché plus profondément que ceux dont on vient de parler. Il eft affez large à fa partie fupérieure, & étroit à l'inférieure. Ses attaches par en haut font à la face antérieure de l'os maxillaire. Il defcend un peu obliquement de dedans en dehors, & va fe perdre, comme le précédent, dans l'épaiffeur de l'orbiculaire de la lèvre fupérieure, près la commiffure des lèvres, & derrière l'extrémité du grand zygomatique. Le canin eft en partie caché par l'orbiculaire des paupières, par l'incifif ou le releveur propre de la lèvre fupérieure, & par le grand zygomatique. C'eft au-devant de ce mufcle que fe rencontrent les principaux rameaux de la portion dure du nerf auditif & des nerfs fous-orbitaires qui appartiennent au maxillaire fupérieur. On y trouve auffi des ramifications nombreufes de l'artère labiale. Il relève l'angle des lèvres, & le rapproche un peu du nez.

Les muscles propres à la lèvre inférieure sont ses abaisseurs & ses releveurs, un de chaque côté.

L'abaisseur de la lèvre inférieure porte aussi le nom de quarré, qu'il emprunte de sa forme. Il est attaché à la partie latérale du menton, au-dessous du bord antérieur du triangulaire des lèvres. Ses fibres montent obliquement de bas en haut & de dehors en dedans. Plusieurs se perdent dans les tégumens auxquels ce muscle est extrêmement adhérent. Plusieurs se croisent avec celles du côté opposé; mais le plus grand nombre va à l'orbiculaire de la lèvre inférieure, avec lequel elles s'unissent & se confondent. Sa disposition a été comparée avec celle de soies d'une houppe à poudrer, ce qui a fait appeler le muscle dont il s'agit, la houppe du menton. Il abaisse, élargit & applatit la lèvre à laquelle il appartient.

Le releveur de la lèvre inférieure est un petit muscle situé derrière le précédent. Il est fixé à la mâchoire, vis-à-vis les alvéoles des dents incisives, & descend obliquement de dehors en dedans, en se rapprochant de celui du côté opposé. Ses fibres s'unissent & se confondent avec celles de la face postérieure du quarré. Ce muscle relève la lèvre inférieure & le menton.

Les muscles communs aux deux lèvres, sont les grands & les petits zygomatiques, les triangulaires ou les abaisseurs de l'angle des lèvres, & les buccinateurs, un de chaque côté, l'orbiculaire, & les deux muscles appelés *nasales labii superioris*.

Le grand zygomatique est ainsi appelé, parce qu'il vient de la partie de l'arcade du zygoma qui est formée par l'os de la pommette, d'où il descend jusqu'à la partie supérieure de l'angle des lèvres. Sa direction est oblique de haut en bas & de dehors en dedans. Lorfqu'il eft parvenu à fa deftination, il fe partage en deux faifceaux d'inégale épaiffeur, dont le plus confidérable fe perd dans l'orbiculaire de la lèvre fupérieure, & le plus mince fe jette derrière la partie fupérieure du triangulaire, pour s'unir à une portion du buccinateur, qu'elle accompagne dans l'épaiffeur de l'orbiculaire de la lèvre inférieure.

Ce mufcle eft quelquefois accompagné d'un autre plus petit que lui, qui eft fitué le long de fon bord fupérieur, & qui a la même direction & les mêmes attaches. Celui-ci eft connu fous le nom de petit zygomatique. Il vient pareillement de la partie antérieure de l'os de la pommette; & defcendant obliquement en bas, il finit au bord interne du canin, avec lequel il fe porte vers l'orbiculaire de la lèvre fupérieure. Ce petit mufcle eft fouvent continu à la partie inférieure & externe de l'orbiculaire des paupières.

Les deux zygomatiques relèvent la commiffure des lèvres, & l'écartent de celle du côté oppofé. Ce font eux dont la paralyfie change les traits du vifage de la manière la plus fenfible, parce que, ne pouvant plus contrebalancer les autres, leur défaut d'action donne lieu à la contorfion de la bouche.

Le triangulaire ou l'abaiffeur de l'angle des lèvres, prend fon nom de fa forme & de fon ufage. Il eft attaché par fa bafe à la lèvre externe de la partie latérale du menton, & fe portant de bas en haut & de dedans en dehors; il fe rétrécit & fe termine à l'angle des lèvres, au-devant de l'extrémité inférieure du zygomatique. La plupart de fes fibres font inclinées & courbées de dehors en dedans. Il y en a quelques-unes qui fe continuent manifeftement avec celles de la lèvre fupérieure. On trouve souvent à la partie interne de ce muscle, un plan de fibres qui s'élargit beaucoup de dedans en dehors & de haut en bas. Il paroît comme rayonné. Les fibres qui le composent s'écartent les unes des autres, & vont gagner la face externe & le bord antérieur du masseter. Elles sont en quelque sorte continues au muscle peaucier, dont on diroit qu'elles font partie ; cependant elles croisent un peu son extrémité supérieure. Le triangulaire ou l'abaisseur de l'angle des lèvres, n'a d'autre usage que celui que ce dernier nom indique.

Le buccinateur, ainsi appelé parce qu'il forme une partie de l'épaisseur des joues, a une étendue plus considérable que le précédent. Il occupe tout l'intervalle des os maxillaires, auxquels il est attaché vis-à-vis les alvéoles des dents molaires. Sa partie moyenne est aussi fixée en arrière à un ligament qui descend du bas de l'aile interne de l'apophyse ptérigoïde, jusqu'à la partie moyenne & interne de la branche de la mâchoire inférieure. Les fibres dont ce muscle est composé, marchent dans des directions différentes. Celles qui viennent de l'os maxillaire, descendent obliquement de derrière en devant ; celles qui partent de la mâchoire inférieure montent dans le même sens ; & celles qui tirent leur origine du ligament dont il vient d'être parlé, se portent de derrière en devant, dans une direction horizontale. Ce muscle parvenu vers la commissure des lèvres, se divise en deux parties, dont une se perd dans la portion de l'orbiculaire qui appartient à la lèvre supérieure, & l'autre dans celle de ce muscle qui appartient à la lèvre inférieure. Il est couvert en dehors par une membrane blanchâtre, que l'on a beaucoup de peine à en détacher, & percé vis-à-vis la troisième dent molaire de la mâchoire supérieure, d'une ouverture qui donne paſſage à l'extrémité du canal excréteur de la parotide. Ce muſcle approche les joues des dents, & retire en même temps la commiſſure des lèvres en arrière.

Le muſcle orbiculaire n'eſt pas uniquement compoſé de fibres diſpoſées en rond, & qui de la lèvre ſupérieure deſcendent à l'inférieure, en ſe continuant avec celles qui s'y remarquent. S'il en a quelques-unes, elles ſont en petit nombre, & placées ſur le bord des lèvres. Les autres, qui ſont la plus grande partie de ſon épaiſſeur, lui ſont fournies par les muſcles qui viennent s'y rendre, & notamment par les canins, les zygomatiques, les buccinateurs & les triangulaires, auxquels il faut joindre ceux qui appartiennent aux muſcles propres à chaque lèvre, & qui s'entrelacent avec les premières d'une manière qu'il eſt impoſſible de démêler. Le muſcle orbiculaire des lèvres eſt extrêmement adhérent aux tégumens qui le recouvrent. Les mouvemens qu'il opère ſont multipliés ; il approche & ſerre les lèvres l'une contre l'autre ; il les fait alonger en devant, raccourcir & reculer en arrière ; il les appuie ſur la portion des arcades alvéolaires & ſur les dents auxquelles elles répondent., &c.

Le muſcle naſal enfin, le dernier des muſcles communs aux deux lèvres, eſt une partie de l'orbiculaire. Il eſt compoſé de fibres qui s'attachent à la partie latérale & inférieure de la ſous-cloiſon du nez, près le globe qui termine cette partie, & qui vont enſuite de dedans en dehors, dans une direction ſemblable à celle du bord ſupérieur de la portion de l'orbiculaire qui appartient à la lèvre voiſine, en s'uniſſant avec elle. Ses uſages ont beaucoup de rapport avec ceux de l'orbiculaire. Il abaiſſe auſſi la fous-cloifon & le bout du nez , en même temps qu'il fait froncer la lèvre d'en haut , & qu'il en approche les extrémités.

Les tégumens qui couvrent les lèvres , ne diffèrent en rien de ceux qui fe rencontrent par-tout ailleurs , fi ce n'eft qu'ils font garnis dans l'homme , à l'âge de puberté , d'un grand nombre de poils qui forment la barbe , & que le tiffu cellulaire & adipeux qui en fait partie, contient fort peu de graiffe ; de forte qu'ils font très-adhérens à la plupart des mufcles dont on vient de parler. Le dedans des lèvres eft tapiffé d'une membrane rougeâtre , femblable à celle qui garnit l'intérieur de la bouche , fous laquelle fe trouvent beaucoup de petits corps glanduleux , ifolés pour la plupart , de forme ronde , & garnis chacun d'un conduit excréteur qui perce dans la bouche, connus fous le nom de glandes labiales , lefquelles verfent une falive gluante & vifqueufe propre à la lubrifier. Quelques-uns ont cru que cette membrane couvroit un tiffu particulier , fufceptible de s'étendre & de fe relâcher , à-peu-près comme celui du corps caverneux de la verge. Mais ce tiffu n'exifte pas ; elle forme au milieu de chaque lèvre , à l'endroit où elles tiennent aux arcades alvéolaires , un repli que l'on nomme le frein des lèvres.

Les artères qui fe diftribuent aux lèvres , font la labiale , la fubmentale , la tranfverfale de la face , la fous-orbitaire , la buccale , l'alvéolaire & la maxillaire inférieure.

Les veines qui répondent à ces artères fuivent la même marche , & portent les mêmes noms. Elles vont toutes s'ouvrir dans la jugulaire interne , ou dans l'externe. La plus connue eft celle que l'on nomme la veine faciale , & qui accompagne l'artère labiale dont elle imite un peu la diftribution.

Les lèvres , & les mufcles qui fervent à les

meuvoir, ont aussi leurs nerfs qui viennent du sous-orbitaire, du maxillaire inférieur, & de la portion dure du nerf auditif.

De la Cavité de la Bouche.

La cavité de la bouche se divise en deux parties, dont l'une est antérieure & l'autre postérieure, & qui sont séparées l'une de l'autre par une espèce de cloison mobile, que l'on nomme le voile du palais. La première est l'avant-bouche, & la seconde, l'arrière-bouche, le gosier ou le pharynx.

De l'Avant-Bouche.

L'avant-bouche, outre les dents, les gencives & le palais, renferme aussi la langue. On y voit encore les ouvertures des conduits excréteurs des glandes salivaires.

Les dents, au nombre de trente-deux dans l'âge adulte, seize à chaque mâchoire, bordent les arcades alvéolaires. On les divise, eu égard à leur forme & à leurs fonctions, en incisives, en canines & en molaires. Ce sont des os d'une espèce particulière. Elles ont été décrites dans l'Ostéologie avec assez d'exactitude pour qu'il ne soit plus nécessaire d'y revenir.

Les gencives sont un tissu rougeâtre, ferme & serré, qui couvre les deux arcades alvéolaires, & qui, se continuant entre les dents pour passer de la face antérieure de ces arcades à la postérieure, en embrasse le collet auquel il est fermement attaché. La nature de ce tissu est peu connue. On sait seulement qu'il fait corps avec le périoste, & qu'il contient une grande quantité de vaisseaux sanguins & de nerfs. Il reçoit ses artères des alvéolaires, de la submentale, de la sous-orbitaire, de la maxillaire inférieure, de la buccale, & de la labiale, dont il a été parlé à l'article des lèvres. Ses veines se rendent dans la jugulaire interne & dans l'externe. Enfin les nerfs qui s'y rencontrent, ont presque tous la même origine que ceux qui se distribuent aux lèvres.

La voûte du palais osseux est couverte par un tissu qui ressemble assez à celui des gencives. Cependant il ne reçoit pas un si grand nombre de vaisseaux sanguins ; il renferme d'ailleurs, dans son épaisseur, beaucoup de glandes dont les tuyaux excréteurs s'ouvrent à sa surface. Ces glandes sont connues sous le nom de palatines. Elles sont isolées à sa partie moyenne, & rassemblées à sa partie postérieure. Le palais est légèrement enfoncé dans le milieu par une ligne blanchâtre qui le traverse de devant en arrière. On y voit aussi quelques rugosités qui répondent à l'intervalle des dents incisives, & entre les deux dents mitoyennes de cette classe, un tubercule peu saillant, auquel aboutissent des conduits qui, de la partie antérieure & inférieure des narines, viennent s'ouvrir dans la bouche, sous le nom de conduits palatins. Stenon est le premier qui les ait apperçus ; mais il a cru que ces conduits, séparés du côté des narines, se réunissoient en un seul du côté du palais. Morgagni a regardé cette disposition comme la plus ordinaire ; mais Santorini & Haller ont constamment observé qu'ils descendent l'un à côté de l'autre sans se joindre ensemble. J'ai vu la même chose sur beaucoup de sujets. Cependant il s'en est trouvé plusieurs en qui je ne les ai pas rencontrés. C'est sans doute la raison pour laquelle Heister & Bertin en nient l'existence. Le second de ces Anatomistes dit n'avoir rien négligé pour les appercevoir. Il s'eſt ſervi du ſtylet , & a eſſayé des injections ſans ſuccès. Les recherches qu'il a faites ſur le cheval , dont les parties ſont plus amples & plus développées , ne lui ont pas mieux réuſſi que celles qu'il avoit faites ſur l'homme. Il a ſeulement vu qu'une branche aſſez conſidérable de l'artère palatine paſſe de la bouche de cet animal dans ſes naſeaux , par les trous dont les os maxillaires ſont percés à la partie antérieure du palais ; de ſorte qu'il préſume que ces trous n'ont d'autre utilité que de donner paſſage à l'artère dont il s'agit. Heiſter croit qu'ils reçoivent une ſubſtance ligamenteuſe , deſtinée à ſoutenir le tiſſu membraneux qui recouvre la voûte oſſeuſe du palais. Il ne faut qu'avoir pratiqué un peu l'anatomie pour ſentir combien ces opinions ſont peu fondées. On rencontre à la partie poſtérieure du palais , à l'endroit où ſe termine ſa portion oſſeuſe , auprès de la ligne qui le diviſe ſur ſa longueur , un trou de chaque côté , auquel viennent ſans doute aboutir les tuyaux excréteurs de quelques glandes.

Les artères , les veines & les nerfs du palais en prennent le nom.

La langue eſt un corps mollaſſe & charnu , qui remplit toute l'arcade alvéolaire de la mâchoire inférieure & l'intervalle des dents de cette mâchoire , & qui s'étend en arrière juſqu'à la partie inférieure & antérieure de l'arrière-bouche. On la diviſe en baſe , en pointe , en face ſupérieure , en face inférieure , & en deux bords. La baſe en eſt la partie la plus large & la plus épaiſſe ; elle eſt ſituée en arrière. La pointe en eſt la partie la plus étroite & la plus mince ; on la trouve en devant. La face ſupérieure regarde le voile du palais : une ligne légèrement enfoncée , qui s'étend de derrière en devant, & qui eſt connue ſous le nom de ligne médiane de la langue, la ſépare en deux parties latérales. La face inférieure regarde la partie inférieure de la bouche. Les deux bords, un à droite, l'autre à gauche, ſont minces & peu remarquables d'ailleurs. La langue tient à la partie inférieure de la bouche, au moyen des muſcles qu'elle reçoit des parties voiſines, & qui vont ſe perdre dans ſon intérieur ; elle eſt auſſi retenue par pluſieurs ligamens qui ne ſont autre choſe que des replis de la membrane qui l'enveloppe, & qui tapiſſe le dedans de la bouche. L'un eſt antérieur & inférieur ; il ſe trouve au-deſſous de ſa partie moyenne & antérieure, à peu de diſtance de ſa pointe ; on le nomme le frein de la langue. Les autres, au nombre de trois, s'étendent de ſa baſe à la partie moyenne, & aux parties latérales & ſupérieures de l'épiglotte.

Les fibres charnues forment la plus grande partie de l'épaiſſeur de la langue. On en diſtingue de deux ſortes ; les unes ſont bornées à la langue même, au-delà de laquelle elles ne s'étendent pas. Les autres ſont la continuité de ſes muſcles. Les premières ont été nommées muſcles intrinſèques de la langue par Stenon, qui, après Malpighy, s'eſt le plus occupé de la ſtructure de cet organe. Il a dit qu'elles formoient deux plans ſitués le long de la face ſupérieure de la langue, dont l'un étoit compoſé de fibres longitudinales, & l'autre, qui eſt placé au-deſſous, l'étoit de fibres tranſverſales, leſquelles s'entrelaçoient en partie, & ſe terminoient par leurs extrémités vers les bords de la langue, ainſi que vers ſa baſe & vers ſa pointe : mais, avec quelque attention que l'on examine ce corps, ſoit que l'on ſe ſerve de la langue humaine, ou de celle du bœuf, dont l'organiſation eſt plus facile à développer, il eſt impoſſible d'appercevoir aucuns muſcles intrinsèques, tels que Stenon les a décrits. On y voit ſeulement un faiſceau muſculeux aſſez conſidérable entre le génio-gloſſe & l'hyo-gloſſe. Douglaſs, qui l'a obſervé le premier, en a fait un muſcle particulier, qu'il a nommé le muſcle lingual, *muſculus lingualis*, dans ſa Myographie comparée; en quoi il a été ſuivi par Albinus & par les Anatomiſtes qui ſont venus depuis.

Les autres muſcles de la langue en ſont les muſcles extrinsèques. On en compte trois paires; ſavoir, les génio-gloſſes, les ſtylo-gloſſes, & les hyo-gloſſes, auxquels on doit joindre le muſcle lingual de chaque côté. Quelques-uns en admettent une cinquième paire, qu'ils nomment les mylogloſſes. Ils diſent que ce ſont de fort petits muſcles qui viennent de la partie la plus reculée de l'arcade alvéolaire de la mâchoire inférieure, & qui vont de chaque côté gagner les parties latérales & poſtérieures de la langue. Sans doute ils ne ſe rencontrent pas ſouvent, car je n'ai jamais pu les voir.

Le génio-gloſſe eſt plus conſidérable que les autres. Il eſt ſitué au-deſſus du muſcle génio-hyoidien, auquel il reſſemble beaucoup. Ce muſcle eſt fixé par des fibres tendineuſes aſſez courtes, mais un peu plus longues en dehors qu'en dedans, à la partie ſupérieure & latérale de la ligne qui diviſe intérieurement le menton. Il devient charnu, & deſcend de devant en arrière & de dedans en dehors. Son épaiſſeur augmente de plus en plus à meſure qu'il s'éloigne du lieu de ſon origine. Les fibres qui le compoſent vont ſe perdre dans la langue avec différentes directions. Les premières ſe courbent de bas en haut & de derrière en

devant,

devant, pour aller à la pointe de ce corps. Les autres, moins courbées, se rendent à sa partie moyenne. Les dernieres parviennent droites à sa partie postérieure. Il en a quelques-unes qui viennent s'attacher en arrière & en bas, à la partie supérieure de la petite corne de l'os hyoïde. D'autres se continuent plus loin, & descendent jusques sur la partie latérale du pharynx, où elles se confondent & s'unissent avec les muscles qui s'y rencontrent. Enfin, leur disposition générale est telle, qu'elles paroissent toutes s'écarter de la mâchoire comme du centre du cercle, à la circonférence duquel elles iroient aboutir. Le génioglosse du côté droit n'est séparé de celui du côté gauche que par une ligne graisseuse de peu d'épaisseur, qui pourtant se continue dans l'intérieur de la langue, & qui les distingue toujours. Les usages de ce muscle doivent être multipliés : on ne peut les exprimer tous, eu égard à leur grand nombre. On voit seulement qu'il raccourcit la langue, dont il rapproche les deux extrémités en le courbant sur la longueur ; qu'il l'amène en devant par le moyen de ses fibres postérieures, & qu'il la retire en arrière par celles qui sont antérieures, &c. &c.

Le stylo-glosse a une forme oblongue ; il est grêle. Ce muscle est situé parallèlement au stylo-hyoïdien, & s'étend de l'apophyse styloïde de l'os des tempes jusqu'à la langue. Il commence par un tendon de peu de longueur qui s'attache à la base, & en même temps, à la partie supérieure & interne de l'apophyse que l'on vient de nommer. De-là il descend en devant & en dedans. Le corps charnu, qui succède à son tendon, s'élargit de plus en plus & vient enfin se terminer à la partie latérale & inférieure de la langue, un peu au-devant

& au-deſſus de l'angle de la réunion des deux parties de l'hyo-gloſſe. Ce muſcle élève la baſe de la langue vers la voûte du palais. Il la retire en arrière ; & lorſqu'il agit avec celui du côté oppoſé, il en élargit la partie poſtérieure.

l'hyo-gloſſe eſt un muſcle plat, large en bas, étroit en haut, étendu entre l'os hyoïde & la partie latérale & inférieure de la langue, & couché au-deſſus du génio-hyoïdien, du digaſtrique & du ſtylo-hyoïdien. Il eſt attaché par en bas au bord inférieur & antérieur du corps de l'os hyoïde, & à la partie voiſine de la grande corne de cet os ; puis au reſte de cette grande corne, juſqu'à ſon extrémité, par deux portions diſtinctes, entre leſquelles ſe trouve un intervalle triangulaire que le tiſſu graiſſeux remplit. La première monte obliquement en dehors, en arrière & en haut, & va ſe perdre ſur la partie latérale de la langue. La ſeconde, au contraire, monte obliquement en devant & en dedans, & paſſant au-deſſus de la première, elle ſe termine auſſi à la langue. L'hyo-gloſſe finit à l'endroit où ces deux parties ſe réuniſſent. Quelquefois il s'en trouve une troiſième fixée par en bas à la petite corne de l'os hyoïde, & qui ſe joint à la première ; ce qui a donné lieu aux anciens de faire de l'hyo-gloſſe trois muſcles, un qu'ils nomment baſio-gloſſe, & les deux autres qu'ils appellent grand & petit kérato-gloſſes. Ce muſcle retrécit la langue ; il la courbe dans ſa longueur, de manière à lui faire repréſenter un canal alongé de devant en arrière ; il en abaiſſe la baſe, &c.

Le lingual a une forme oblongue. Ce petit muſcle commence à la baſe de la langue, & ſe termine vers ſa pointe, ſans avoir aucune adhérence avec les parties voiſines. Il eſt ſitué entre l'hyo-gloſſe

& le genio-gloffe. On l'apperçoit bien mieux lorfque la langue eft détachée, que quand elle eft encore en place. Cependant il n'eft pas difficile à trouver dans cette dernière circonftance. Il raccourcit la langue, & la plie de deffus en deffous, en tirant fa pointe en arrière.

Les mufcles de la langue font entourés d'un tiffu cellulaire, & couverts d'une membrane épaiffe qui eft une continuation de celle qui tapiffe l'intérieur de la bouche, & par conféquent des tégumens communs. On y reconnoît aſément une forte d'épiderme, au-deffous duquel fe trouve le corps muqueux, dont l'épaiffeur eft d'autant plus confidérable, qu'il eft plus humecté que par-tout ailleurs. Cette difpofition eft fans doute néceffaire pour protéger les houppes nerveufes qui font élevées au-deffus du corps de la peau, & dont la fenfibilité eft fort grande. Haller dit que Méry & Cowper, tous deux Chirurgiens, font les premiers qui l'aient apperçu. Quoi qu'il en foit, la membrane qui enveloppe la langue, eft garnie, à la face fupérieure de cet organe, d'un grand nombre de tubercules que les anatomiftes rangent fous trois claffes différentes. Les premiers ont une forme lenticulaire. Le volume en eft affez confidérable. Ils font applatis & percés à leur milieu d'une ouverture qui conduit à un follicule muqueux, pratiqué dans leur épaiffeur. Ces tubercules occupent toute la partie poftérieure de la langue, & ne font autre chofe que des glandes que l'on peut appeler linguales, & qui féparent une falive vifqueufe & tenace. Les tubercules de la feconde claffe reffemblent à de petits champignons, ayant une tête placée à l'extrémité d'un pédicule affez court, & fe trouvent comme nichés dans des foffettes fuperficielles. Ceux-ci font fitués à la partie poſtérieure & moyenne de la langue. On en voit pourtant un grand nombre de petits qui ſont répandus çà & là ſur toute ſa ſurface. On ne ſait trop quel en eſt l'uſage. Les tubercules de la troiſième claſſe ſont plus petits & plus nombreux ; ils couvrent le ſommet & les parties latérales de la langue, & s'avancent juſques dans les intervalles de ceux de la ſeconde claſſe. On les regarde comme les extrémités des nerfs de la langue. On voit auſſi, près la baſe & à la partie moyenne de ce corps, une ouverture aſſez conſidérable, dont Morgagni a parlé le premier, & qu'il a nommée le trou aveugle de la langue, *foramen cæcum linguæ.* Ce n'eſt autre choſe que la rencontre des conduits excréteurs de glandes ſituées dans l'épaiſſeur de la langue, & qui fourniſſent une ſalive épaiſſe. Il arrive aſſez ſouvent dans les maladies inflammatoires de la bouche, que cette humeur, devenue plus tenace qu'à l'ordinaire, vient s'amaſſer à l'embouchure des canaux qui la tranſmettent au dehors. Elle ſe préſente alors ſous la forme d'une croûte épaiſſe, en quelque ſorte ſemblable à celle qui ſe forme ſur les aphthes gangréneux. On commettroit une mépriſe dangereuſe, ſi, n'en connoiſſant pas la nature, on alloit la toucher avec un cauſtique dont l'action pourroit s'étendre ſur les parties organiques voiſines & déjà enflammées. Morgagni, qui ſans doute l'a vu arriver pluſieurs fois, n'a pas manqué d'en avertir les praticiens ; mais cela n'empêche pas que pluſieurs n'y tombent encore.

Les artères de la langue lui ſont principalement fournies par celles que l'on nomme linguales, & qui viennent de la carotide externe au-deſſus de la thyroïdienne ſupérieure & au-deſſous de la labiale, & quelquefois par un tronc qui leur eſt commun avec cette dernière.

Sa bafe en reçoit encore quelques autres de peu de conféquence, qui viennent de la labiale par les rameaux palatins & tonfillaires.

Les veines qui s'y diftribuent, quoique moins conftantes, méritent cependant une attention particulière. Ce font la fubmentale, la veine fuperficielle de la langue, la ranine, la linguale, & quelques autres qui vont s'ouvrir dans celles du pharynx ou du larynx.

Elles forment un beau réfeau à la face fupérieure & vers la bafe de la langue, entre le trou de Morgagni & l'épiglotte. Ce réfeau a été pris pour un amas de canaux excréteurs, deftinés à verfer une efpèce de falive dans la bouche.

On trouve conftamment au-deffous de la langue, & près du filet ou du frein qui la fixe à la partie inférieure de la bouche, un rameau confidérable de l'artère linguale qui accompagne la veine ranine, & qu'il faut prendre garde de ne pas intéreffer lorfqu'on ouvre cette veine avec la lancette, ou que l'on pratique l'opération du filet fur les enfans nouveau-nés, de peur de donner lieu à une hémorragie, qui feroit d'autant plus difficile à arrêter, que l'on manque en cet endroit d'un point d'appui fur lequel on puiffe faire la compreffion de l'artère ouverte, que la langue eft très-mobile, & que l'écoulement du fang dans la bouche, détermine l'enfant à exercer un mouvement de fuccion qui le fait fortir avec plus d'abondance. Si cet accident arrivoit, il faudroit toucher le lieu où l'artère eft ouverte avec l'extrémité d'une fonde d'acier rougie au feu; & en cas que ce moyen manquât, on pourroit avoir recours au procédé que le célèbre Jean-Louis Petit a recommandé dans un Mémoire inféré parmi ceux de l'Académie royale des Sciences, pour l'année

1742. Il confiste à faire une compreffion métho-dique fur les parties voifines du filet de la langue, avec une fourche de bouleau, dont le manche ait quatre lignes de longueur, & chaque fourchon huit lignes. On enveloppe cette fourche avec une bandelette de linge fin, puis on la pofe fous la langue, de façon que le manche de la fourche foit appuyé fur la partie moyenne & interne de la mâchoire inférieure, & que les fourchons s'éten-dent latéralement fous la langue. Petit dit que ce procédé ne lui a jamais manqué ; mais il avoit foin d'arrêter la langue avec une bande de linge dont le milieu étoit appliqué fur la face fupérieure de cette partie, & dont les extrémités venoient fe fixer fous le menton, après avoir fait plufieurs circulaires autour de la mâchoire.

L'hémorragie de l'artère ou des artères lin-guales, n'eft pas le feul inconvenient qui puiffe réfulter de la fection du filet dans les enfans qui viennent de naître. Cette opération en a un autre qui n'eft pas moins grave, & que le même Petit a eu occafion d'obferver plufieurs fois ; c'eft le renverfement de la langue de devant en arrière, de forte qu'elle s'engage dans le détroit du gofier, & le bouche au point d'intercepter la refpiration, & de faire périr prefque fur le champ les enfans, auxquels il arrive.

Les nerfs de la langue appartiennent à la cin-quième paire, à la huitième & à la neuvième.

La langue eft le principal organe du goût. Elle fert encore à la maftication, à la déglutition, à la prononciation, & à l'expulfion des crachats. Cependant elle peut être détruite ou manquer en grande partie, fans que ces fonctions ceffent. On en a la preuve dans une differtation publiée par Roland, Chirurgien de Saumur, fous le titre d'Aglossostomographie, ou description d'une bouche sans langue, où il rapporte qu'un enfant du Bas-Poitou, âgé de huit à neuf ans, qui avoit perdu la langue par une gangrène survenue à la suite de la petite-vérole, & qui l'avoit jetée par morceaux, parloit, crachoit, mâchoit, avaloit, & distinguoit même les différentes saveurs. On trouve un fait semblable dans les Mémoires de L'Académie royale des Sciences pour l'année 1718. Ces deux observations ne sont pas les seules en leur genre; mais ce sont les premières qui aient été connues, & en même temps les mieux détaillées. Elles donnent lieu de penser avec Malpighy & avec quelques autres, que le palais sert au goût, ce dont on peut s'assurer soi-même en y appliquant quelque corps savoureux ; car on ne manque pas d'en distinguer les saveurs, à mesure que ses parties se développent assez pour y faire impression.

Les glandes salivaires, dont les canaux excréteurs s'ouvrent dans la bouche, sont les parotides, les maxillaires, les sublinguales, les molaires, les labiales & les buccales, auxquelles il faut joindre les palatines & les linguales, dont on a déja fait mention en parlant du palais & de la langue.

Les parotides sont d'un volume considérable; elles occupent l'espace compris entre la partie inférieure du conduit auditif externe, le devant de l'apophyse mastoïde & le bord postérieur de la mâchoire inférieure, & s'étendent jusques sur les parties voisines du muscle masseter. On les rencontre au-dessous des tégumens communs. Elles sont cependant couvertes par une membrane blanchâtre, & par quelques fibres qui appartiennent au muscle peaucier. Leur couleur est d'un blanc tirant fur le rouge. Elles font compofées d'un grand nombre de grains glanduleux unis enfemble par un tiffu cellulaire, & par des vaiffeaux qui paffent de l'un à l'autre. Le canal excréteur de ces glandes fort de leurs parties fupérieure & antérieure. Il eft accompagné d'un prolongement de leur fubftance, qui les fuit affez loin fur le maffeter. Ce canal eft fait de la rencontre d'un nombre prodigieux de tuyaux qui viennent chacun des grains dont elles font formées. Il fe porte dans une direction prefque horizontale, & en faifant une efpèce d'arcade dont la convexité eft en haut & la concavité en bas, jufqu'au bord antérieur du mufcle dont il s'agit. Lorfqu'il y eft parvenu, il s'enfonce dans les graiffes de la joue, pour aller percer le buccinatur & la membrane interne de la bouche, vis-à-vis l'intervalle de la feconde & de la troifième dent molaire d'en haut, à trois lignes de l'arcade alvéolaire. Il porte le nom de canal falivaire fupérieur, pour le diftinguer de celui des glandes maxillaires. On le nomme encore le canal de Stenon, parce que cet Anatomifte eft le premier qui l'ait découvert en 1661. Il eft furprenant que ce canal ait été ignoré fi long-temps de tout le monde, furtout étant expofé par fa pofition, à être fouvent bleffé, ce qui donne lieu à des fiftules dont la falive fort comme d'une fource intariffable. Vis-à-vis le bord externe du maffeter il en reçoit un, & quelquefois deux autres beaucoup plus petits, qui viennent d'un ou deux corps glanduleux, de peu de volume, couchés le long de fon bord fupérieur, & auxquels Haller a donné le nom de glandes acceffoires de la parotide. Cette glande, dont perfonne n'avoit parlé avant lui, fe trouve pourtant gravée dans la première planche de Santorini, qui dit, dans l'explication qui y eft jointe, qu'elle fe trouve fouvent au-deffus du canal excréteur de la parotide, mais qui n'en fait aucune mention dans le corps de fon ouvrage.

Les parotides reçoivent leurs artères de la carotide & de la tranfverfale de la face, qui paffent à travers leur épaiffeur. Les veines qui s'y diftribuent, vont fe rendre dans des troncs correfpondans. Leurs nerfs tirent leur origine de la portion dure du nerf auditif, & peut-être feulement du maxillaire inférieur de la cinquième paire.

Les glandes maxillaires font placées à la face interne de la mâchoire inférieure, auprès de fes angles, derrière le bord poftérieur du mufcle mylo-hyoïdien, & au-deffus du mufcle peaucier. Leur volume eft beaucoup moindre que celui des parotides, & leur couleur & leur ftructure font femblables à la leur. Elles ont une forme arrondie, & préfentent auffi un canal excréteur, lequel, après s'être gliffé de derrière en devant, au-deffus du mufcle mylo-hyoïdien & le long de la glande fublinguale, va percer la membrane interne de la bouche, à côté du frein de la langue. Ce canal eft fort petit, & caché au milieu des parties graiffeufes & de productions glanduleufes, par lefquelles la glande maxillaire paroît fi bien communiquer avec la fublinguale, que Verrheyn, & en dernier lieu Walther, ont dit que ces glandes n'en faifoient qu'une feule. On lui donne le nom de canal fali-vaire inférieur, ou de Warthon, parce qu'on croit que cet Anatomifte eft le premier qui en ait parlé dans fon traité d'Adénographie, imprimé en 1654 ou 1655; mais on le trouve décrit dans les *Ifagoge breves in Anatomiam corporis humani* de Berenger de Carpi, Chirurgien de Boulogne, & l'un des reftaurateurs de l'Anatomie, imprimées des l'année 1521 , & plus anciennement dans les ouvrages de Galien , d'Oribase & de plusieurs autres.

Les glandes maxillaires reçoivent leurs artères de la sublinguale. Leurs veines se rendent dans des troncs correspondans , tels que les linguales & les labiales. Leurs nerfs viennent du rameau lingual du maxillaire inférieur , lequel , arrivé au voisinage de ces glandes , donne quelques filets, dont la réunion forme un ganglion qui paroit leur être entierement destiné.

Les sublinguales se trouvent au-dessus du muscle mylo-hycidien , près des génio-hyoïdiens & des génio-glosses, & sous la membrane qui tapisse la bouche. Leur forme est plus alongée & plus applatie que celle des précédentes , dont elles paroissent être la continuation. Elles versent la salive par plusieurs conduits excréteurs dont les orifices s'ouvrent antérieurement au-dessous de la langue , entre cet organe & les gencives , & quelquefois dans celui de Warthon. Le nombre de ces conduits est souvent de vingt de chaque côté , mais ils sont fort petits & difficiles à appercevoir. Les artères , les veines & les nerfs des glandes sublinguales ont la même origine que ceux des maxillaires.

Les glandes molaires sont beaucoup plus petites. On les trouve entre le masseter & le buccinateur, vis-à-vis la dernière dent molaire de la mâchoire supérieure ; ce qui leur a fait donner le nom qu'elles portent , par Heister , qui en a parlé le premier. Ces glandes sont formées de l'assemblage de plusieurs corps glanduleux , tous semblables aux glandes labiales & aux glandes buccales, qui sont placées dans l'épaisseur des lèvres & des joues , entre les muscles & la membrane interne de la bouche.

Les vaisseaux & les nerfs de ces glandes leur font communs avec les lèvres & les joues.

La salive, que les glandes dont il vient d'être parlé versent dans la bouche, est une liqueur limpide, sans odeur, sans saveur, & légèrement savonneuse. On peut dire qu'elle est de deux espèces, l'une plus coulante, qui est fournie par les glandes parotides & maxillaires, l'autre plus visqueuse, que donnent les glandes sublinguales, molaires, buccales, &c.

La première ne paroît avoir d'autre usage que celui de se mêler avec les alimens dans le temps de la mastication, de les imbiber, de les pénétrer, & de les disposer à être plus facilement digérés dans l'estomac : aussi ne se porte-t-elle dans la bouche que lorsqu'elle est pour ainsi dire exprimée des glandes qui la séparent & des tuyaux qui la contiennent, dans les mouvemens de la bouche & des mâchoires. C'est sans doute la raison pour laquelle ces glandes, au lieu d'être appuyées sur la membrane interne de la bouche, comme celles d'où vient la salive de la seconde espèce, en sont fort éloignées, & exposées par leur position à être comprimées par les parties osseuses & par les muscles du voisinage. La quantité de salive qu'elles donnent doit être considérable. On a vu un soldat mouiller, en un repas fort court, plusieurs serviettes avec la salive que rendoit un des tuyaux salivaires de Stenon, ouvert par une plaie devenue fistuleuse ; d'où l'on peut inférer quelle doit être la quantité de celle que fournissent ces deux tuyaux & ceux de Warthon, pendant le temps que l'on met ordinairement à manger, lorsqu'on se donne le temps de mâcher les alimens aussi long-temps qu'il le faut. Cette précaution est donc extrêmement utile pour faciliter la digestion , non feulement parce que les alimens font mieux broyés , & par conféquent plus difpofés à être altérés par les forces digeftives qui agiffent dans l'eftomac , mais encore parce qu'ils font imbibés d'une plus grande abondance de falive , qui elle - même eft une liqueur digeftive excellente. La feconde efpèce de falive , au lieu de couler dans la bouche en auffi grande quantité , ce qui l'auroit inondée fans l'humecter , ne s'y porte que peu à peu ; & au lieu de venir d'un petit nombre de tuyaux excréteurs , elle fort à la fois de beaucoup de canaux , ce qui la rend bien plus propre aux fonctions qu'elle doit remplir , & qui confiftent à lubrifier les différentes parties de la bouche , & à les maintenir dans l'état de foupleffe & de fraîcheur qui leur eft néceffaire.

Du Voile du palais.

Le voile du plais , *velum pendulum palati , palatum molle* , eft une production membraneufe , glanduleufe & mufculeufe , attachée à l'extrémité de la voûte formée par les os maxillaires & les os du palais , qui termine la bouche en arrière , & qui fait fonction de valvule entre cette cavité & celle qui eft connue fous le nom d'arrière-bouche ou de pharynx. Il n'eft pas feulement fixé à la partie la plus reculée du palais offeux ; il vient auffi s'attacher à la bafe de la langue & aux parois du pharynx , par fes parties latérales & inférieures. Vu par l'ouverture de la bouche , il repréfente une arcade dont les piliers font doubles de chaque côté , & qui eft partagée dans fon milieu par une forte d'appendice. De ces quatre piliers , deux font antérieurs & les deux autres poftérieurs. L'antérieur & le poftérieur de chaque côté font écartés en bas , & fe rapprochent en

haut. L'espace qui les sépare est triangulaire, &
renferme un corps glanduleux, de figure ovale &
d'un volume médiocre, qu'on appelle la glande
amygdale, eu égard à sa ressemblance avec une
amande couverte de son enveloppe ligneuse. Cette
glande est effectivement percée en dehors de plusieurs trous qui sont les orifices des cryptes dont
elle est composée. Elle répand sur les parties qui
l'avoisinent une humeur muqueuse dont l'usage est
le même que celui de l'humeur filtrée par les
glandes sublinguales, palatines, labiales & autres.
L'appendice que l'on voit au milieu du palais, descend en bas. Sa forme est plus ou moins alongée,
& en quelque sorte conique : c'est ce que l'on
appelle la luette. Cette partie est fort sujette à
s'engorger & à se tuméfier : elle cause alors un
sentiment incommode dans le gosier, & détermine
le malade à exercer continuellement des mouvemens semblables à ceux de la déglutition. Quelquefois aussi la luette s'alonge beaucoup, sans
devenir plus grosse qu'à l'ordinaire. Les personnes
à qui cela arrive sont tourmentées de mouvemens
singuliers dans la gorge, & quelquefois d'une
toux fréquente, eu égard à l'irritation que la luette
fait sur la base de la langue & sur la partie supérieure du larynx. Lorsqu'on ne peut la rétablir
dans son état naturel avec des topiques convenables, il faut en retrancher une partie. Cette opération est très-simple, & n'entraîne aucun inconvénient, car la voix & la déglutition ne souffrent
de dérangement du défaut de la luette que lorsque
l'extrémité du voile du palais manque en même
temps. Cette remarque a déjà été faite par Fallope,
qui dit, dans ses Observations anatomiques, en
avoir un grand nombre d'exemples : elle est confirmée par l'expérience.

Les muscles qui forment & qui meuvent le voile du palais font au nombre de dix, cinq de chaque côté : on les nomme tous muscles staphylins, parce qu'ils font fixés au voisinage de la luette. Leurs noms particuliers font ceux de glosso-staphylins, pharyngo-staphylins, péri-staphylins internes ou supérieurs, péri-staphylins externes ou inférieurs, & de palato-staphylins ; ils font enfermés entre deux feuillets membraneux, un supérieur qui est la continuation de la membrane pituitaire, & un inférieur qui est celle de la substance glanduleuse qui tapisse la vôute du palais, au-dessous desquels on trouve un grand nombre de cryptes muqueux, qui versent dans les narines & dans l'avant-bouche une humeur de la nature de la morve, & de l'espèce de salive qui est visqueuse & tenace.

Les glosso-staphylins font minces & alongés : ces muscles font situés dans l'épaisseur des piliers antérieurs du voile du palais, & attachés aux parties latérales & postérieures de la langue & au voile du palais par leurs extrémités. Ils servent à approcher le voile du palais de la base de la langue, ce qu'ils font en abaissant l'un & en élevant l'autre. Quelques-uns leur donnent, avec raison, le nom de muscles constricteurs du détroit du gosier, *musculi constrictores isthmi faucium*. Les pharyngo-staphylins font enfermés de même dans les piliers postérieurs du voile du palais, & étendus entre cette partie & les parois du pharynx. Ils font étroits à leur partie moyenne & larges à leurs extrémités, dont l'une s'attache au bord postérieur du palais osseux, & l'autre se perd sur les parties latérales du pharynx. Ces muscles abaissent le voile du palais ; on les nomme quelquefois hypéro ou palato-pharyngiens, parce que leurs attaches au palais étant à une partie folide, ils entraînent plutôt le pharynx de bas en haut, que le palais de haut en bas ; ils aident auffi à l'action des gloffo-ftaphylins.

Les péri-ftaphylins internes ou fupérieurs font auffi nommés pétro - falpingo - ftaphylins, parce qu'ils font attachés à l'apophyfe pierreufe de l'os des tempes, entre les deux ouvertures de fon canal carotidien, & à la partie voifine du cartilage de la trompe d'Euftache. Ils font plus confidérables que ceux dont il vient d'être parlé, & defcendent obliquement vers la partie fupérieure du voile du palais, où ils s'élargiffent ; & après avoir donné quelques fibres aux parties latérales du pharynx, ils fe joignent l'un à l'autre par une aponévrofe affez mince. La partie fupérieure de ces mufcles répond à l'angle fupérieur du pharynx, & fait faillie à travers la membrane qui le tapiffe. Le nom de *mufculi levatores palati mollis*, fous lequel on les défigne quelquefois, leur convient d'autant mieux, qu'ils n'ont d'autre ufage que d'élargir & de relever le voile du palais qu'ils appliquent aux ouvertures poftérieures des narines.

Les péri - ftaphylins externes ou inférieurs font encore appelés fpéno - falpingo - ftaphylins, eu égard à leurs attaches à l'os fphenoïde & à la trompe d'Euftache, & péri-ftaphylins contournés ou *circumflexi palati*, parce que le tendon qui les termine inférieurement, fe contourne fur le bec de l'apophyfe ptérigoïde. Ils font fixés fupérieurement à la foffette qui fe voit à la racine de l'aile interne de cette apophyfe, jufqu'au voifinage du trou maxillaire inférieur, puis à la partie antérieure & externe de la trompe d'Euftache, près fa portion offeufe, & enfuite le long de la face externe de l'aile interne de l'apophyse ptérigoïde. Ces muscles descendent le long de cette apophyse, & leurs tendons, après avoir fait le contour dont on a parlé, vont s'épanouir & se perdre sur les parties latérales du voile du palais. Ils paroissent n'avoir d'autre usage que celui d'élargir cette partie, pour qu'elle s'applique plus exactement à l'ouverture des narines postérieures, ou qu'elle bouche mieux l'ouverture du gosier, suivant que leur action se combine avec celle des muscles releveurs ou abaisseurs du voile du palais. Valsalva les a crus propres à ouvrir en même temps & à dilater la trompe d'Eustache, & les a nommés *novi tubarum musculi*.

Les palato-staphylins ou *l'azygos uvulæ* de Morgagni, muscles dont Dionis, un des Chirurgiens qui ont le plus illustré l'Ecole de Chirurgie de Paris, a parlé le premier dans son Anatomie de l'homme, font deux faisceaux musculeux situés parallèlement l'un à l'autre au milieu de la luette dont ils constituent l'épaisseur, & qui descendent de l'épine postérieure des narines, formée par la réunion des deux os du palais ; ils relèvent & raccourcissent la luette, & la ramènent de derrière en devant.

Les artères du voile du palais font la palatine inférieure ou ascendante, la supérieure ou descendante, & quelques rameaux de la pharyngienne supérieure.

Les veines répondent aux artères, mais la marche en est moins constante. Elles se réunissent avec celles du pharynx, de la langue & de la partie supérieure du larynx pour s'ouvrir dans la jugulaire interne. Quelquefois elles se rendent dans la veine labiale, qui a la même disposition que l'artère dont elle porte le nom.

Le

Le voile du palais reçoit ſes nerfs de ceux qu’on nomme palatin, qui viennent du ganglion ſphéno-palatin, du maxillaire ſupérieur, & du nerf lingual du maxillaire inférieur.

De l’Arrière-Bouche.

L’arrière-bouche porte auſſi le nom de pharynx ou de goſier. C’eſt une cavité aſſez étroite à ſa partie ſupérieure, plus large à ſa partie moyenne, & qui ſe retrécit de nouveau à ſa partie inférieure. La membrane dont elle eſt tapiſſée, eſt garnie d’un grand nombre de glandes, ou plutôt de cryptes muqueuſes, qui fourniſſent une ſalive épaiſſe propre à la lubrifier & à faciliter la déglutition. Ces cryptes ſont plus abondantes à la partie ſupérieure du pharynx que par-tout ailleurs.

On remarque dans cette cavité pluſieurs ouvertures que l’on peut diſtinguer, eu égard à leur ſituation, en ſupérieures & en inférieures. Les premières ſont au nombre de quatre ; ſavoir, deux qui répondent dans les narines, & deux autres qui communiquent avec les oreilles. Celles-ci ſont les extrémités des trompes d’Euſtache, qui, de l’arrière-bouche, montent en ſe retréciſſant juſqu’à la partie antérieure & ſupérieure de la caiſſe du tambour. Elles ſont remarquables par leur figure évaſée en manière de trompette, & par le bourrelet cartilagineux qui les forme en partie. La membrane pituitaire s’introduit dans ces conduits, qui s’ouvrent plutôt dans la partie poſtérieure des narines que dans le pharynx même. Les ouvertures qui ſe voient à la partie inférieure de l’arrière-bouche ſont deux, l’une antérieure qui mène à la trachée-artère & aux poumons, & l’autre poſtérieure qui conduit à l’œſophage & à l’eſtomac.

La première est connue sous le nom de glotte. Elle est garnie d'une espèce de valvule cartilagineuse qui tient à la langue par plusieurs plis membraneux, & qui s'abaisse quand on avale. Cette valvule est appelée épiglotte. La seconde ouverture n'est, à proprement parler, que le commencement de l'œsophage.

Le pharynx est essentiellement composé de plusieurs bandes charnues, qui se réunissent à sa partie postérieure, pour former une espèce de ligne tendineuse & blanche, étendue depuis le haut jusqu'en bas. Ces bandes charnues ont des attaches & des directions qui les ont fait regarder comme autant de muscles différens, & qui leur ont fait donner des noms particuliers. On peut les ranger sous trois classes. La première comprend celles qui viennent de la base du crâne, la seconde, celles qui naissent au voisinage de l'os hyoïde & de la langue, & la troisième celles qui tirent leur origine des cartilages du larynx. Les muscles de la première classe sont les stylo-pharyngiens, les pétro-salpingo-pharyngiens, les ptérigo-pharyngiens, les péristaphyli-pharyngiens, & les syndesmo-pharyngiens; ceux de la seconde sont les glosso & les hyo-pharyngiens; & ceux de la troisième, les thyro & les crico-pharyngiens.

Les stylo - pharyngiens viennent de l'apophyse styloïde. Ils sont fort longs, & descendent de devant en arrière sur les côtés du pharynx, dans l'épaisseur duquel ils s'engagent vers ses parties latérales & moyennes. Ces muscles s'élargissent à leur partie inférieure, & vont s'attacher par un grand nombre de fibres tout le long des bords postérieurs du cartilage thyroïde. Ils élèvent le pharynx, & rapprochent sa partie inférieure de la supérieure. Le cartilage thyroïde, & par conféquent la totalité du larynx , font auffi foumis à leur action , & ils les portent de bas en haut.

Les pétro - falpingo-pharyngiens font beaucoup plus petits. Ils font attachés à l'os fphénoïde & à la trompe d'Euftache , & defcendent en arrière , pour s'engager au-devant de la partie fupérieure des mufcles hyo-pharyngiens. Ils manquent fouvent : lorfqu'ils fe trouvent, ils retréciffent le pharynx qu'ils tirent obliquement en devant & en haut.

Les ptérigo , périftaphyli & fyndefmo-pharyn-giens forment un plan mufculeux fort mince de chaque côté. Ils viennent de la moitié inférieure du bord de l'aile interne de l'apophyfe ptérigoïde , du bec offeux qui la termine , & d'un petit liga-ment qui de ce bec va gagner la partie moyenne , fupérieure & interne de la mâchoire inférieure , & qui par fon bord antérieur donne attache à la partie moyenne du mufcle buccinateur. Ils fe portent prefque horizontalement de devant en arrière , en s'engageant auffi au-devant des mufcles hyo-pharin-giens. Ils amènent la partie poftérieure du pharynx de derrière en devant , & le retréciffent comme ceux dont il vient d'être parlé.

Les gloffo-pharyngiens font formés par quelques trouffeaux mufculeux fort minces , qui, des parties latérales & poftérieures de la langue , vont gagner les côtés du pharynx. Leur action eft femblable à celle des précédens.

Les hyo-pharyngiens font beaucoup plus confidé-rables : ils naiffent latéralement du bord fupérieur d'une partie du corps de l'os hyoïde , de fes petites cornes , & de toute la longueur de fes grandes cor-nes. Leurs fibres montent obliquement en arrière & en haut , & vont en partie s'attacher à la partie moyenne de l'apophyfe bafilaire de l'occipital , &

en partie s'unir les unes aux autres à la moitié supérieure de la face postérieure du pharynx. Les fibres de ces muscles qui se portent vers l'occipital, ont été regardées comme des muscles particuliers du pharynx, que l'on a nommés céphalo-pharyngiens ; mais c'est à tort, puisqu'elles appartiennent aux hyo-pharyngiens, & l'on ne peut les compter parmi les muscles du pharynx, qu'en prenant les mêmes fibres pour deux muscles différens ; ce qui jette beaucoup de difficultés dans la description d'une partie dont la structure est déjà très-difficile à expliquer par elle-même.

· Les thyro & les crico-pharyngiens viennent des parties latérales & postérieures des cartilages thyroïde & cricoïde. Ils font larges tous deux, & montent de devant en arrière dans une direction qui approche beaucoup de celle des hyo-pharyngiens ; cependant ils ne forment pas un plan continu ni avec ces muscles, ni entre eux ; car le bord supérieur du crico-pharyngien couvre le bord inférieur du thyro-pharyngien, comme celui-ci couvre le bord inférieur de l'hyo-pharyngien. Les fibres de ces muscles se rencontrent en arrière, à la ligne blanche du pharynx. Ils ne peuvent avoir d'autre usage que celui de retrécir la partie inférieure de ce sac.

Tous ces muscles se réunissent pour former trois espèces de constricteurs ; un inférieur & épais, qui provient du larynx ; un moyen dont l'épaisseur est moins considérable, & qui vient de l'os hyoïde & de la langue ; & un troisième plus mince, qui tire son origine de la mâchoire inférieure & de la supérieure.

Le constricteur inférieur est attaché au cartilage cricoïde, derrière & au-dessous des muscles crico-thyroïdiens, & au cartilage thyroïde, derrière les muscles crico & sterno-thyroïdiens, à la ligne oblique qui règne de haut en bas sur ses parties latérales, & ensuite au bord supérieur de ce cartilage. Ses fibres se portent en arrière avec différentes directions. Les inférieures montent très-peu : elles forment, par leur rencontre avec celles du côté opposé, une espèce de croissant, dessous lequel descendent les fibres musculeuses & longitudinales de l'œsophage. Celles qui suivent, montent un peu plus obliquement ; & les supérieures ont une obliquité si grande, qu'elles approchent un peu de la direction perpendiculaire, & qu'elles se réunissent en une pointe très-alongée qui couvre une grande partie du constricteur moyen, & qui ne monte guère moins qu'à un pouce de distance de l'apophyse basilaire de l'occipital. Il est formé de ce qu'on nomme les crico & les thyro-pharyngiens.

Le constricteur moyen tient à la partie supérieure & latérale du corps de l'os hyoïde, au voisinage de sa petite corne, à cette petite corne, & à la moitié du bord supérieur de la grande. Il a aussi quelques fibres continues à l'extrémité du génio-glosse. Il est en partie caché à son origine par le muscle hyo-glosse. Celles de ses fibres qui naissent de l'os hyoïde, se portent en arrière, dans une direction qui approche beaucoup de celle du constricteur inférieur, c'est-à-dire, que celles qui sont en bas, descendent un peu, que les moyennes marchent horizontalement, & que celles qui sont en haut, montent de plus en plus, jusqu'aux dernières, qui sont très-alongées. Celles-ci vont se terminer en une pointe qui approche beaucoup de l'occipital. La portion moyenne du constricteur moyen est presque entièrement couverte en arrière par la partie supérieure du précédent, qui passe derrière elle. L'autre portion, celle qui vient du génio-glosse, près son attache à l'os hyoïde, & par conséquent du voisinage de la langue, monte jusqu'à l'apophyse basilaire elle-même, où elle se termine. Elle est séparée de la première par le passage du stylo-pharyngien. Le second constricteur est fait de la réunion des muscles hyo & glosso-pharyngiens.

Le constricteur supérieur est situé plus antérieurement que ceux dont il vient d'être parlé : il en est presque entièrement caché en arrière. Ce muscle vient de la partie la plus reculée de l'éminence oblique & interne de l'arc de la mâchoire inférieure, près d'un ligament qui se porte du voisinage du trou par lequel les gros vaisseaux entrent dans l'épaisseur de cet os ; au bec de l'aile interne de l'apophyse ptérigoïde, ensuite de l'extrémité même de ce bec osseux, & enfin du bord de la moitié inférieure de l'aile interne de l'apophyse ptérigoïde. Toutes ses fibres vont de devant en arrière, & un peu de bas en haut, en formant une courbe dont la concavité est supérieure & la convexité inférieure. Il comprend les génio, syndesmo, péristaphyli, & ptérigo-pharyngiens. On ne voit au-dessus, vers l'angle supérieur du pharynx, qu'un tissu membraneux & aponévrotique, sans aucune apparence de muscle sphéno-pharyngien, & pour le plus souvent de pétro-pharyngien dont quelques-uns ont parlé.

On peut voir par ce qui a été dit précédemment, que de tous les muscles qui entrent dans la composition du pharynx, il n'y en a pas un seul qui serve à le dilater. Cette opinion s'écarte de celle qui est le plus généralement reçue ; mais elle répond à la direction & à l'attache de ces muscles,

& n'a rien d'ailleurs de contraire aux fonctions du pharynx. Le passage des alimens qui tombent ou qui sont poussés dans ce sac par l'action de la langue, suffit en effet, pour le dilater ; & il n'a pas plus besoin d'agens musculeux qui augmentent sa capacité, que les autres viscères creux qui, comme lui, ne sont entourés que de muscles propres à les rétrécir.

Les artères du pharynx sont connues sous les noms de pharyngienne inférieure ou ascendante, & de pharyngienne supérieure ou descendante. Ses veines sont remarquables à la face postérieure de ce sac ; elles se réunissent en des troncs qui s'ouvrent dans la jugulaire interne, au voisinage de l'os hyoïde, dans les veines thyroïdiennes, ou dans les labiales.

Ces vaisseaux forment sur la membrane interne du pharynx un réseau très-sensible. Si quelqu'un d'eux vient à se dilater & à se rompre, il arrive un crachement de sang qu'il est facile de confondre avec celui qui résulte de la rupture des vaisseaux qui rampent sur la membrane dont les bronches sont tapissées au-dedans des poumons. Van-Swieten rapporte qu'il lui est une fois arrivé de sentir dans la gorge un chatouillement incommode qui fut suivi d'un crachat sanguinolent. Il eut aussi-tôt une toux d'irritation, après laquelle il rendit d'autres crachats teints de sang. Curieux de voir quelle en étoit la cause ; il prit un miroir, se mit dans un endroit éclairé du soleil, & ouvrant la bouche, il en examina l'intérieur, & vit près de la luette une artère capillaire fort dilatée, qui rendoit une goutte de sang à chaque seconde : ce sang, qui couloit vers le larynx, produisoit la toux, & sortoit avec les crachats. Au bout de deux heures, les choses revinrent dans l'état naturel. Le même auteur dit avoir vu un jeune homme rendre par la voie des crachats du sang qui venoit des arrière-narines, & qui tomboit ensuite dans la gorge. Il s'en assura en faisant laver la bouche du malade avec de l'eau tiède, & en lui faisant pencher la tête en devant ; car le jeune homme cessa de tousser & de rendre du sang par la bouche, pendant qu'il en sortoit encore par le nez. Lors donc qu'on a lieu de soupçonner que le sang qu'un malade rend par les crachats ne vient point de la poitrine, il faut s'en assurer par une recherche exacte, afin de bien juger la maladie, & de faire cesser les inquiétudes très-justement fondées de celui qui en est attaqué.

Les nerfs du pharynx appartiennent au glosso-pharyngien, au tronc même de la huitième paire, & au nerf que cette paire envoie au larynx.

Du Larynx.

Le larynx est une espèce de boîte cartilagineuse suspendue à la partie supérieure & antérieure du cou, au-devant de l'œsophage, & à la partie antérieure & inférieure du pharynx, laquelle fait le commencement de la trachée-artère. Quoique cette partie ne soit pas du nombre de celles qui appartiennent à la tête, sa communication avec l'arrière-bouche exige que l'on en joigne la description à celle de cette cavité. Cinq cartilages entrent dans sa composition, savoir, le cricoïde, le thyroïde, les deux aryténoïdes, & l'épiglotte.

Le cricoïde tire son nom de sa ressemblance avec un anneau : il est à la partie inférieure du larynx, dont il fait, pour ainsi dire, la base. Son bord inférieur est coupé horisontalement & d'une manière assez régulière. Le supérieur l'est obliquement de devant en arrière & de bas en haut, de forte que ce cartilage a très-peu de hauteur à fa partie antérieure, & qu'il en a beaucoup à fa partie poftérieure, où il offre une légère échancrure à fon milieu ; & fur les côtés deux facettes convexes, avec lefquelles s'articule la bafe des cartilages aryténoïdes. On y voit antérieurement un tubercule mitoyen, auquel s'attachent les mufcles crico-aryténoïdiens ; fur les parties latérales, une éminence de forme ronde, convexe & polie à fon fommet, qui fert à fon articulation avec l'extrémité des petites cornes ou des cornes inférieures du cartilage thyroïde ; & en arrière, deux foffes féparées par une ligne mitoyenne affez élevée, & deftinées à donner attache aux mufcles crico-aryténoïdiens poftérieurs.

Le cartilage thyroïde ou fcutiforme reffemble, dit-on, à une efpece de bouclier en ufage parmi les anciens ; c'eft le plus grand des cartilages du larynx ; la forme en eft quarrée ; il occupe la partie antérieure & fupérieure du larynx, où il fait une faillie confidérable. On peut y diftinguer deux parties, une à droite & l'autre à gauche, inclinées de devant en arrière, & unies à fon milieu par un angle fort aigu. Des quatre bords qu'il préfente, le fupérieur a trois échancrures, une moyenne plus profonde & plus étendue, & deux latérales & poftérieures plus fuperficielles & moins grandes. Son bord inférieur a de même trois échancrures, une au milieu & deux plus petites fur les côtés. Ses bords poftérieurs font droits & affez épais ; ils fe terminent chacun par deux prolongemens ou cornes, dont la fupérieure, inclinée en arrière & un peu en dedans, eft mince & longue, & l'inférieure, légèrement courbée en dedans, eft épaiffe & courte. Cette dernière a, du côté qui regarde la partie latérale du cartilage cricoïde, une facette polie, de forme ronde, & légèrement concave, qui s'articule avec celle qui fe trouve fur ce cartilage. La face externe ou antérieure du cartilage thyroïde n'offre rien de particulier qu'une ligne oblique & légèrement faillante, qui defcend de chaque côté du voifinage de fon prolongement ou de fa corne fupérieure, au tubercule qui fépare l'échancrure moyenne de fon bord inférieur d'avec celles qui font latérales ; quelquefois auffi l'on y voit un trou par lequel paffent quelques vaiffeaux fanguins. La face poftérieure & interne eft liffe, & fans élevations ni enfoncemens.

Les cartilages aryténoïdes font fitués à la partie fupérieure & poftérieure du larynx, au-deffus du bord fupérieur du cartilage cricoïde, fur lequel ils s'appuient. Le nom fous lequel on les défigne, vient de ce qu'ils repréfentent affez bien un bec d'aiguière. Chacun d'eux a la forme d'une pyramide triangulaire, courbée de devant en arrière fur fa longueur. On y diftingue une bafe, un fommet, trois faces & trois angles. Leur bafe en eft la partie la plus épaiffe ; elle eft creufée pour leur articulation avec la facette du bord fupérieur de la partie poftérieure du cartilage cricoïde, & terminée en dedans & fouvent en dehors par deux tubercules fort faillans. Leur fommet eft mince, & courbé non-feulement en arrière, mais encore vers le côté oppofé, de forte que les deux cartilages aryténoïdes fe croifent par leur partie fupérieure. Ce fommet eft fait d'une petite pointe cartilagineufe, de forme prefque ovale, qui n'eft liée au refte du cartilage dont il s'agit que par des portions membraneufes, & qui a par conféquent beaucoup de mobilité ; c'eft ce que l'on nomme les appendices des cartilages aryténoïdes. Santorini, qui les a connus le premier, les a appelés *capitula cartilaginum arytenoïdearum*. Il dit que ces pièces ne fe rencontrent en aucun des quadrupèdes connus ; que les mufcles du larynx ne s'étendent pas jufqu'à elles, & qu'enfin elles fervent à la modulation de la voix. Des trois faces des cartilages aryténoïdes, la poftérieure eft concave, l'antérieure eft concave auffi vers le bas de ces cartilages, convexe à leur partie moyenne, & marquée de quelques fillons dans lefquels s'engagent des portions des glandes aryténoïdes ; & l'interne plus étroite eft plate, & regarde le cartilage du côté oppofé. Les angles n'ont rien de remarquable & qui mérite d'être décrit.

La ftructure intérieure des cartilages dont on vient de parler, eft la même en tous : ils offrent au dehors une couche de fubftance compacte qui eft analogue à celle qui fait la partie extérieure des os, & au dedans une fubftance celluleufe, remplie d'un fuc dont la nature paroît femblable à celle du fuc moëlleux contenu dans les cellulofités des os. Ces deux fubftances s'offifient quelquefois en différens points chez les perfonnes avancées en âge, fur-tout aux cartilages thyroïde & cricoïde. Le premier paroît alors compofé de deux parties diftinctes, l'une à droite & l'autre à gauche, quoiqu'elles foient véritablement unies & qu'elles ne faffent qu'un tout. Colombus, qui s'eft laiffé tromper par cette difpofition, a cru que les deux parties qu'il préfente, étoient deux cartilages différens, en quoi il n'a été fuivi par aucun des Anatomiftes qui lui ont fuccédé.

L'épiglotte eft le dernier des cartilages du larynx ; elle eft ainfi appelée parce qu'elle couvre la glotte ; fa forme eft à-peu-près femblable à celle d'une feuille de pourpier ; elle naît de la partie poftérieure, fupérieure & interne du cartilage thyroïde, &, fe portant de devant en arrière & de bas en haut, elle s'élargit & fe termine enfin par un bord mince, ovale, légèrement courbé en haut, & un peu échancré à fon milieu. Ce cartilage eft comme plié fur fa longueur ; il a deux faces, une fupérieure qui regarde la bafe de la langue & qui eft convexe, & une inférieure, tournée vers la glotte, & qui eft concave. Sa fubftance ne reffemble point à celle des autres cartilages du larynx ; elle paroît fibreufe. L'épiglotte eft d'ailleurs creufée fur les deux faces par un grand nombre d'enfoncemens irréguliers, & percée de trous qui la font paroître comme un crible.

Les cartilages du larynx tiennent enfemble & aux parties voifines par diverfes productions membraneufes & ligamenteufes. Le bord inférieur du cricoïde eft lié au bord fupérieur des anneaux de la trachée-artère, par une membrane épaiffe qui paffe de l'un à l'autre. Le bord fupérieur de la partie antérieure de ce cartilage eft joint à l'échancrure moyenne & inférieure du thyroïde, par une membrane toute femblable, & de couleur jaunâtre. Ses deux articulations avec les productions ou cornes inférieures du cartilage thyroïde, font entourées d'une efpèce de ligament capfulaire, qui retient la fynovie dont elles font arrofées. Ces articulations font en outre affermies par deux ligamens, un fupérieur & un inférieur, qui, de l'extrémité de la corne du cartilage thyroïde, montent & defcendent en arrière fe perdre, à une ou deux lignes de diftance, fur le cartilage cricoïde, & qui ne permettent d'autres mouvemens

que ceux de bafcule , au moyen defquels le cartilage
thyroïde fe balance fur le cricoïde de devant en arrière , & de derrière en devant , pour le raccourciffement & l'alongement de la glotte. On voit encore
une capfule , ou plutôt une efpèce de ligament orbiculaire affez lâche , autour des facettes articu-
laires du bord fupérieur du cartilage cricoïde, &
de celles qui fe trouvent à la bafe des aryténoïdes.

Le cartilage thyroïde a d'autres connexions que
celles dont il vient d'être parlé. La partie moyenne
de fon bord fupérieur tient au bord inférieur & à
la face poftérieure du corps & de la plus grande
partie des grandes cornes de l'os hyoïde , par une
membrane lâche , mais épaiffe & jaunâtre. Ses
productions ou cornes fupérieures font attachées
à l'extrémité de celles de l'os hyoïde, par un ligament de forme ronde , d'un pouce à-peu-près de
long, & dans l'épaiffeur duquel on trouve toujours
un , & quelquefois deux ou même trois grains cartilagineux ou offeux , plus près du cartilage thyroïde
que de l'os hyoïde. Il part enfin de fa partie moyenne
& poftérieure quatre ligamens qui vont à la partie
antérieure des cartilages aryténoïdes. Deux font à
droite & deux à gauche. Ils laiffent entre eux une
ouverture oblongue, étendue de devant en arrière ,
étroite antérieurement , plus large à fa partie poftérieure, par laquelle l'air s'introduit dans le larynx
& dans la trachée-artère, & que l'on appelle la glotte.
On voit auffi de chaque côté , entre le ligament fupérieur & l'inférieur , un enfoncement que tapiffe la
membrane intérieure du larynx , & dont la profondeur eft affez confidérable ; ce font les ventricules
ou les finus du larynx. Leur ouverture toujours
béante , de forme elliptique , & plus large que le
fond , s'étend du cartilage thyroïde aux aryténoïdes.

Ces cavités ont été connues de Galien & de plufieurs autres Anatomiftes. Elles étoient fi parfaitement oubliées, que Cafférius & Fabrice d'Aquapendente, qui ont beaucoup travaillé fur l'organe de la voix, n'en avoient fait aucune mention. Elles ont été rétablies par Morgagni, après dix-fept fiècles d'oubli.

Les cartilages aryténoïdes, outre les liens qui les uniffent avec le cartilage cricoïde & avec le thyroïde, font joints entre eux par une membrane fort mince. Ils le font auffi par une femblable membrane qui s'élève de leur partie fupérieure antérieure, avec les parties latérales de la moitié antérieure de l'épiglotte. Enfin ce dernier cartilage du larynx eft fixé à la bafe de la langue par trois ligamens; un moyen, connu autrefois de Cafférius, de Riolan & de quelques autres, & renouvellé dans ces derniers temps par Morgagni; & deux latéraux, qui n'ont été apperçus par perfonne avant cet Anatomifte.

Le larynx a des mufcles communs & des mufcles propres. Les premiers le meuvent en totalité, & les feconds n'agiffent que fur les divers cartilages dont il eft compofé. Les mufcles communs font les fterno & les hyo-thyroïdiens. Ils ont été décrits dans la Myologie, avec les mufcles fitués à la partie antéreure du cou. Les mufcles propres font les cricothyroïdiens, les crico-aryténoïdiens poftérieurs, les crico-aryténoïdiens latéraux, les thyro-aryténoïdiens, les aryténoïdiens obliques, l'aryténoïdien tranfverfal, & les thyro, les aryténo, & les gloffoépiglottiques.

Les crico-thyroïdiens font deux petits mufcles fitués obliquement à la partie inférieure antérieure du larynx, entre le cartilage thyroïde & le cricoïde.

Ils font attachés par en bas à la partie antérieure &
moyenne du cartilage cricoïde, & fe portent en
haut & en dehors, en s'élargiffant toujours, jufqu'au bord inférieur & à la face poftérieure du
cartilage thyroïde. Une ligne graiffeufe, qui s'étend
fur toute leur longueur, les fépare en deux parties,
une antérieure & interne plus courte, & une poftérieure & externe plus longue & plus oblique. La
première fe termine à la partie latérale de l'échancrure moyenne inférieure du cartilage thyroïde, &
la feconde à toute fon échancrure latérale externe,
au-devant de fa petite corne. On les diftingue quelquefois par les noms de crico-thyroïdien antérieur,
& de crico-thyroïdien poftérieur ou latéral. Ces
mufcles font cachés par les fterno & les hyo-thyroïdiens. Ils font faire au cartilage thyroïde un mouvement de bafcule en devant, qui approche la partie
moyenne de fon bord inférieur, du bord fupérieur
du cartilage cricoïde. Loin de relâcher la glotte,
comme le croient de fort habiles gens, ils ne paroiffent propres qu'à l'alonger, en éloignant le cartilage thyroïde des aryténoïdes. Exercent-ils quelque
action fur la membrane intérieure du larynx? Je
n'ofe le décider.

Les crico-aryténoïdiens poftérieurs ont une forme
qui approche beaucoup de celle du grand pectoral.
Ils font plus confidérables que les précédens, & occupent les parties latérales & poftérieures du cartilage cricoïde. Leurs fibres font fixées au pourtour
de l'enfoncement que l'on remarque de chaque côté
fur la partie poftérieure de ce cartilage. Elles font
écartées en arrière & en bas, & fe raffemblent
en dehors & en haut, pour former un tendon
court qui embraffe la partie poftérieure, inférieure
& latérale externe des cartilages aryténoïdes, en

s'y attachant tout auprès de ceux des crico-aryté-noïdiens latéraux. Les usages de ces muscles sont d'écarter & de porter les cartilages aryténoïdes en dehors & en arriere, & par conséquent d'élargir la glotte.

Les crico-aryténoïdiens latéraux ont une forme à-peu-près triangulaire. Ils sont situés derrière le cartilage thyroïde, entre le bord supérieur de la partie latérale du cricoïde, auquel ils sont attachés par leur partie la plus large, & la partie antérieure & latérale externe de la base des cartilages aryténoïdes. Ces muscles sont fort petits. Ils sont légèrement tendineux à leurs extrémités, & s'unissent assez étroitement avec la partie voisine des crico-aryténoïdiens postérieurs. Leur bord antérieur a aussi des connexions avec les thyro-aryténoïdiens, telles que Chéselden a pensé qu'ils en faisoient partie. Haller n'est pas éloigné de penser de même à cet égard. Leur usage est d'écarter les cartilages aryténoïdes l'un de l'autre, & de les porter un peu en devant.

Les thyro-aryténoïdiens sont plus considérables. Ils sont cachés derrière le cartilage thyroïde, & étendus entre la partie moyenne de ce cartilage & le bord antérieur des aryténoïdes. La direction de leurs fibres n'est pas la même. Les supérieures, en grand nombre, descendent de devant en arrière ; & les moyennes, ainsi que les inférieures qui en sont couvertes, se portent dans une direction presque horizontale. Ces muscles ont des connexions avec les crico-aryténoïdiens latéraux, & avec les aryténo-épiglottiques. Ils couvrent la plus grande partie des ventricules du larynx. Leur usage est d'entraîner les cartilages aryténoïdes, de derrière en devant, & le thyroïde de devant en arrière, & de raccourcir la
longueur

longueur de la glotte dont ils relâchent les ligamens. A cet égard ils font les antagonistes des crico-thyroïdiens. Leur action s'étend jufqu'aux ventricules du larynx, dont ils compriment la membrane interne, ainfi que les follicules muqueux qui font renfermés dans l'épaiffeur de cette membrane. Ce dernier ufage n'a point échappé à Albinus, ni à Lieutaud & à Haller.

Les aryténoïdiens obliques font de petits mufcles couchés fur la face poftérieure des cartilages aryténoïdes, qui montent de la bafe de l'un au fommet de l'autre. Celui qui va de gauche à droite eft le plus gros. Il eft auffi le plus en arrière, c'eft-à-dire, qu'il couvre celui qui va de droite à gauche. Ces deux mufcles ont de fortes adhérences entre eux & avec l'aryténoïdien tranfverfal, & ne font avec lui qu'une feule maffe mufculeufe. Les aryténoïdiens obliques n'ont aucune connexion avec les crico-aryténoïdiens poftérieurs. Ils ne font point fixés au cartilage cricoïde ; mais une partie de leurs fibres charnues paffe évidemment par-deffus le bord externe des cartilages aryténoïdes, pour fe perdre dans l'épaiffeur des membranes voifines jufqu'au bord de l'épiglotte. Ils rapprochent les cartilages aryténoïdes, & retréciffent la glotte.

L'aryténoïdien tranfverfal n'eft compofé que de quelques fibres qui vont tranfverfalement d'un cartilage aryténoïde à l'autre. Il eft fitué au-devant des aryténoïdiens obliques, auxquels il eft étroitement uni. Les ufages en font les mêmes.

Les thyro-épiglottiques naiffent de la partie poftérieure & moyenne du cartilage thyroïde, collés à la face externe des thyro-aryténoïdiens. Ils fe portent de bas en haut, & vont s'inférer au bord de la partie inférieure & antérieure de l'épiglotte, près l'extrémité des aryténo-épiglottiques.

Ces mufcles abaiffent l'épiglotte & refferrent les ventricules du larynx.

On donne le nom d'aryténo-épiglottiques aux trouffeaux charnus qui montent de l'extrémité fupérieure des aryténoïdiens obliques jufqu'aux bords de l'épiglotte. Ces mufcles, niés par Cafférius & par d'autres, au moins dans l'homme, font fi évidens en quelques fujets, qu'on ne peut douter de leur exiftence. Ils approchent l'épiglotte de la glotte & bouchent cette ouverture.

Les gloffo-épiglottiques font deux petits mufcles qui naiffent en arrière de la face fupérieure de la bafe de la langue, près le ligament poftérieur & mitoyen de l'épiglotte. Ils foulèvent ce cartilage, qu'ils approchent de la langue & qu'ils éloignent de la glotte. Ces mufcles font plus vifibles dans les grands quadrupèdes que dans l'homme. Ils ont été gravés autrefois par Euftache, & décrits en dernier lieu par Santorini, qui les nomme les mufcles rétracteurs de l'épiglotte.

Le larynx eft tapiffé intérieurement par une membrane qui eft la continuation de celle qui fe voit au-dedans de la bouche, & qui donne naiffance à celle qui fe porte dans la trachée-artère. Cette membrane eft garnie de beaucoup de nerfs qui lui donnent de la fenfibilité, & de vaiffeaux fanguins qui la font paroître rouge. Elle renferme dans fon épaiffeur un grand nombre de follicules qui répandent une humeur muqueufe fur toutes les parties du larynx, & principalement fur les parois de fes ventricules.

Outre ces follicules, le larynx a des glandes qui lui font particulières; favoir, le *periglottis*, ou le corps glanduleux de l'épiglotte, & les glandes aryténoïdes, auxquelles on peut joindre la glande thyroïde.

Le corps glanduleux de l'épiglotte eſt anciennement connu. Carpi lui a donné le nom de *caro glanduloſa*. Stenon a dit qu'il en partoit des canaux excréteurs, qui, après avoir traverſé l'épaiſſeur de ce cartilage, alloient s'ouvrir à ſa face inférieure. Ce ne ſont pas ſeulement les canaux de cette glande qui paſſent à travers les trous dont l'épiglotte eſt percée, ce ſont de véritables prolongemens de ſa ſubſtance ; & ſa partie inférieure, quoique moins épaiſſe, ne fait qu'un ſeul corps avec la ſupérieure, ſuivant la remarque de Dionis, & ſuivant celle de Morgagni.

Les glandes aryténoïdes ſont ſituées au-devant du cartilage dont elles portent le nom. Elles ont la figure d'une L, dont la branche inférieure eſt logée dans l'épaiſſeur des ligamens ſupérieurs de la glotte. Leur couleur eſt blanchâtre ; elles paroiſſent formées d'un grand nombre de petites glandes unies enſemble par un tiſſu cellulaire denſe & ſerré, & dont les canaux excréteurs percent la membrane intérieure du larynx. Ces glandes ont été ignorées juſqu'à Morgagni, qui les a décrites dans ſes premiers *Adverſaria Anatomica*.

La glande thyroïde eſt d'un volume fort conſidérable. On la trouve à la partie inférieure, antérieure du larynx, derrière les muſcles ſterno-thyroïdiens & ſterno-hyoïdiens. Elle eſt plus groſſe dans l'enfance que dans l'âge adulte, & chez les femmes que chez les hommes. Ordinairement elle eſt unique ; cependant je l'ai vue quelquefois partagée en deux portions, une à droite & l'autre à gauche, comme dans la plupart des quadrupèdes. Elle a la forme d'un croiſſant courbé ſur ſa longueur, dont la convexité eſt en bas & la concavité en haut. Sa partie moyenne poſe ſur celle du cartilage cricoïde, & ſur les deux premiers anneaux de la trachée-artère, auxquels elle est attachée par un tissu cellulaire très-serré ; elle est fort étroite, & fait une espèce d'isthme dont Eustache a parlé le premier. Ses parties latérales montent de bas en haut, jusques sur les côtés du cartilage thyroïde, où elles s'avancent au-devant des muscles hyo-thyroïdiens. Leur épaisseur est considérable. Elles se terminent par une pointe mousse, & tiennent d'une manière assez lâche aux parties auxquelles elles répondent. Souvent il s'élève de la partie moyenne une espèce d'appendice pointue, qui se fixe à la membrane ligamenteuse qui unit le bord inférieur du cartilage thyroïde avec le bord supérieur du cartilage cricoïde. Enfin la couleur de la glande thyroïde est d'un rouge brun plus foncé dans les enfans que dans les adultes, & chez les femmes que chez les hommes.

La structure intérieure de cette glande est peu connue. On sait seulement qu'elle est mollasse, rougeâtre intérieurement, formée de l'assemblage de grains glanduleux, moins faciles à distinguer que dans les autres glandes, & qu'elle est parsemée de vésicules obrondes, de diverses grandeurs, & pleines d'une liqueur jaunâtre & semblable à de l'huile d'amande douce. Ces vésicules paroissent être formées par des amas de l'humeur qui s'y sépare dans l'état naturel ; mais cette humeur passe-t-elle réellement dans le larynx ? Santorini, poussant une soie dans une ouverture qu'il avoit trouvée à la partie antérieure de la glotte d'un homme mort subitement, par la crevasse d'un anévrisme, l'a fait pénétrer l'espace d'un pouce ; mais il n'a pu aller plus loin, parce que les autres parties avoient été ôtées. Depuis ce temps, il a essayé la même chose plusieurs fois, sans pouvoir y réussir. D'autres Anatomistes ont fait de semblables épreuves avec

aussi peu de succès. Par conséquent on ne peut
assurer qu'il passe rien de la glande thyroïde dans
la cavité du larynx.

Reste la voie des conjectures. La liqueur contenue dans les vésicules de la glande thyroïde,
paroît très-propre à lubrifier. Cette glande d'ailleurs
est derrière les quatre grands muscles qui montent
du sternum au cartilage thyroïde & à l'os hyoïde,
& derrière la partie supérieure des muscles coraco-
hyoïdiens, lesquels ne peuvent être mis en action
dans le temps où l'on parle & où l'on mange, sans
la comprimer. Cela posé, si nous avons égard à
la manière de procéder de la nature, relativement aux glandes salivaires situées aussi derrière
des muscles, nous verrons bientôt que celle dont
il s'agit, doit avoir l'usage d'humecter le larynx, le
pharynx ou l'oesophage. On peut d'ailleurs ajouter
qu'il se fait souvent dans la glande thyroïde des
tumeurs aériennes, produites par les efforts que
les femmes font pour accoucher, & qui prouvent
qu'il y a quelque communication entre cette glande
& le larynx. Quoi qu'il en soit, l'utilité de la glande
thyroïde doit être considérable ; car elle reçoit beaucoup de vaisseaux sanguins.

Les artères qui se distribuent aux diverses parties
du larynx, sont les thyroïdiennes supérieures &
inférieures.

Les veines qui leur répondent, sont trois de
chaque côté ; savoir, la thyroïdienne inférieure,
la moyenne & la supérieure.

Les nerfs du larynx, au nombre de deux, appartiennent à la paire vague ou à la huitième paire.
L'un est connu sous le nom de nerf laryngé, &
l'autre, sous celui de nerf récurrent.

Le larynx ne donne pas seulement passage à
l'air qui doit entrer & sortir des poumons dans

les mouvemens de la respiration ; il est encore le principal organe de la voix. Les anciens ont pensé que la diversité des sons qui la constituent, dépendoit des différens degrés d'ouverture de la glotte. Cette opinion a été embrassée par les modernes. Ceux-ci ont comparé la voix au son d'une flûte, ou plutôt d'un tuyau d'orgue. Ils ont dit que l'air en est la matière, les poumons le soufflet, la trachée-artère le porte-vent, & l'effort des parties de la poitrine sur les poumons, le poids dont on charge le soufflet. Cette comparaison n'est pas juste ; car il est certain que l'ouverture des flûtes & des tuyaux d'orgue n'est ni l'instrument, ni une partie essentielle de l'instrument. Le rétrécissement de la glotte & la vîtesse de l'air ne font pas plus propres, dans ce système, à expliquer la diversité des tons de la voix ; car, quelques dimensions que l'on donne aux tuyaux d'orgue, leur son ne change pas pour cela. Il demeure aussi toujours le même, quelque vîtesse que l'on donne à l'air qui y passe. Il est bien vrai que par un souffle forcé, le son monte quelquefois à l'octave, dans les flûtes & les flageolets ; mais il y monte aussi par un souffle presque insensible. D'ailleurs, en accordant que le son monte lorsque l'air acquiert plus de vîtesse, comme il est certain aussi que la force du son augmente comme la vîtesse de l'air, les sons aigus devroient être plus forts & plus éclatans que les sons graves ; ce qui n'est certainement pas. Donc les différens sons de la voix humaine ne dépendent pas du plus ou du moins d'ouverture de la glotte.

On a dit ensuite qu'ils étoient occasionnés par les vibrations de bandes ligamenteuses qui forment cette ouverture, & que l'air étoit l'organe qui mettoit ces bandes en mouvement, de sorte que le larynx feroit un inftrument à corde & à vent, que l'on pourroit appeler dicorde pneumatique. On ne trouve pas d'exemple d'un femblable inftrument, fi ce n'eft parmi les jeux de l'enfance. Deux petits morceaux de bois ou de métal concaves font appliqués l'un à l'autre par leur face concave; on met un bout de ruban entre ces deux plaques, & l'on a foin de l'y fixer par fes extrémités. Cet inftrument fe met entre les dents, & réfonne lorfqu'on fouffle un peu fort. Il peut même rendre tous les tons poffibles, fi on tend un peu le ruban par une de fes extrémités. La même chofe arrive aux ligamens du larynx, fuivant cette opinion. Ces ligamens, que l'on croit capables d'être ébranlés par le paffage de l'air, comme les cordes d'un violon le font au moyen de l'archet que l'on traîne deffus, font tendus & relâchés par l'action des mufcles qui meuvent les cartilages thyroïde & arythénoïde. Ce font de véritables cordes fonores, des cordes vocales. L'expérience confirme, dit-on, cette idée. Si on ajufte un gros foufflet à la trachée-artère & au larynx d'un animal mort, & que l'on y pouffe de l'air avec force, il réfonne, & fait entendre des fons femblables à ceux que l'animal rendoit pendant fa vie. On peut le reconnoître par ce feul moyen. Bien plus, les fons varient fuivant que la glotte eft plus ou moins ouverte, que fes ligamens font plus ou moins tendus. On peut les faire monter à l'octave, en pinçant les ligamens en queftion par le milieu, &c. Il eft certain que l'on peut tirer des fons du larynx d'un animal mort. L'air qui s'infinue à travers les fentes des chaffis de nos fenêtres, en produit auffi qui varient à l'infini, fuivant la vîteffe plus ou moins grande avec laquelle il y paffe; celui que l'on pouffe dans une anche de hautbois en fait également entendre. Mais, que les sons que donne le larynx d'un animal mort soient de la même espèce que ceux que cet animal faisoit entendre pendant sa vie, que ces sons puissent monter à l'octave en pinçant les ligamens de la glotte, qu'ils deviennent plus graves ou plus aigus, suivant que les ligamens sont plus lâches ou plus tendus, c'est ce qu'on ne voit point arriver, lorsqu'on fait les expériences sans être prévenu d'aucun système. D'ailleurs, on sait assez que quand les ligamens de l'épiglotte seroient susceptibles de vibrations, ils perdroient cette propriété par le contact qu'ils ont avec les parties voisines, & notamment avec la membrane interne du larynx qui les recouvre, & sur-tout par l'humidité à laquelle ils sont exposés ; car il suffit d'humecter ou d'entourer de coton les cordes d'un instrument quelconque, pour les mettre hors d'état d'agir & d'être ébranlées, lorsqu'on les pince ou que l'on passe l'archet dessus.

Par quel mécanisme le larynx produit-il donc les différens sons de la voix ? Cette question est une de celles que l'on ne peut encore résoudre.

DE LA POITRINE.

LA poitrine est la seconde des grandes cavités du corps. Sa forme est celle d'un cône applati de devant en arrière, dont la base est en bas & le sommet en haut. Lorsqu'on l'examine sur un sujet entier, cette forme est toute différente. Vue par devant & par derrière, elle paroît étroite en bas & large en haut. Vue sur les côtés, elle est large en bas & étroite en haut. Les parties dont elle est faite sont osseuses & musculeuses. Les premières font les vertèbres du dos, les côtes & le fternum. Les fecondes font le diaphragme & les mufcles intercoftaux internes & externes, les fous-coftaux de Verrheyen & les fterno-coftaux ; elle eft couverte extérieurement par un grand nombre de mufcles qui appartiennent aux épaules & aux bras, au bas-ventre, aux côtes & aux vertèbres, & par les tégumens communs, lefquels n'offrent rien de particulier que les mamelles. Sa cavité intérieure eft comme interrompue en arrière par la faillie que forment les vertèbres du dos ; elle eft en outre tapiffée par deux facs membraneux, que l'on nomme plèvres, dont l'adoffement forme une cloifon qui la fépare en partie droite & gauche, & que l'on appelle le médiaftin.

DES MAMELLES.

LES mamelles, au nombre de deux, font fituées à la partie antérieure & latérale de la poitrine. Elles font fort petites chez les hommes. Leur volume n'eft pas plus confidérable chez les jeunes filles ; mais au temps de la puberté, elles s'élèvent, deviennent demi-fphériques, s'écartent l'une de l'autre, & prennent une confiftance affez ferme, qui difparoît en celles qui ont eu commerce avec des hommes. Lorfque les femmes ont eu des enfans & qu'elles les ont allaités, leurs mamelles deviennent lâches & pendantes.

La peau qui couvre les mamelles eft blanche, tendre & douce au toucher, excepté à leur fommet. Là fe voit une aréole rude, de couleur rouge chez les filles & obfcure chez les femmes, du milieu de laquelle s'élève une papille rouge ou brune, cylindrique, & couverte d'une peau tendre, mais rugueufe & crevaffée.

On trouve au-deffous de la peau des mamelles une grande quantité de tiffu cellulaire & graiffeux qui fait partie de leur maffe, & qui s'enfonce en plufieurs endroits dans l'épaiffeur du corps glanduleux dont elles font principalement formées. Ce corps eft une glande unique, du genre des conglomérées, qui eft enveloppée de tous les côtés par une toile celluleufe affez épaiffe. Il eft fait de maffes obrondes, féparées par de la graiffe, & qui fe réfolvent de nouveau en des grains plus petits, mais que l'on ne peut facilement féparer les uns des autres. Dans les femmes nouvellement accouchées, & dans celles qui nourriffent, le corps glanduleux des mamelles préfente des tuyaux excréteurs fans nombre, minces, blancs·, en quelque forte tranfparens, & d'une largeur fort variable, depuis une demi-ligne jufqu'à deux ou trois, quand ils font pleins. Ces tuyaux repréfentent affez bien des amas d'inteftins repliés les uns fur les autres. Ils fe raffemblent en des troncs à la manière des veines; mais au lieu de devenir plus larges, ils fe retréciffent & fe portent du côté de l'aréole, où ils font fi fort accumulés qu'il ne paroît y avoir aucune fubftance interpofée entre eux. Leur petiteffe ne permet point de les appercevoir chez les femmes qui ne font ni en couche, ni n'allaitent, non plus que chez les jeunes filles, les vieilles, ni chez les hommes.

De l'aréole, les tuyaux des mamelles s'avancent vers la papille, étroits & repliés fur eux-mêmes, à caufe de fa fubftance rugueufe, mais droits, quand cette papille eft droite. Ils fe terminent à fon extrémité par de petites ouvertures qui laiffent échapper le lait qu'ils contiennent. Leur nombre eft

conftamment de quinze ; & fi quelques Anatomiftes en ont vu moins, cela vient de ce que ces
vaiffeaux font très-petits, quand ils ne font point
diftendus, & que ceux qui répondent à la partie
fupérieure & externe de la papille, le font prefque
toujours, au point de ne pouvoir être apperçus,
fans le fecours d'une loupe.

Ils font environnés d'une toile celluleufe, mince
& refplendiffante, & recouverts par un prolongement de la peau, qui s'étend fur la papille. On
a cru que cette partie renfermoit encore dans fon
épaiffeur une fuftance femblable à celle du corps
caverneux de la verge, parce qu'elle éprouve une
forte d'érection quand elle eft irritée ; mais on n'y
trouve rien de femblable.

Du mercure pouffé dans les tuyaux excréteurs
des mamelles par celle de leurs extrémités qui fe
termine à la papille, après avoir pris la précaution
de fufpendre cette partie avec du fil, non-feulement pénètre dans le corps de la mamelle, mais
fe gliffe encore très-promptement dans fes veines,
& de-là dans les veines axillaires. Ses vaiffeaux
lymphatiques fe rempliffent auffi, & le mercure
paffe par leur moyen jufques dans les glandes des
aiffelles.

Si on fait la même expérience fur une mamelle
détachée, & qu'on lie toutes les veines qui fe
trouvent à fa bafe, le mercure en remplit & en
diftend la maffe. Lorfqu'on continue de le pouffer,
il s'échappe par quelque autre des tuyaux de la
papille. M. Meckel, auteur de cette obfervation, a
même vu que quand on fait une ligature aux tuyaux
par où le mercure s'écoule, & qu'on continue d'en
faire paffer dans les premiers, il fort de nouveau
par d'autres tuyaux qui n'avoient pas été remplis.
Si on lie tous les vaiffeaux de la papille, & qu'on

renverse la mamelle, ils se trouvent très-pleins. Ces tuyaux sont au nombre de quinze, quoique le mercure n'ait été poussé que dans quatre ou cinq.

Il résulte de cette expérience, que les tuyaux lactifères des mamelles qui aboutissent aux papilles, communiquent avec leurs vaisseaux lymphatiques & avec leurs veines sanguines. Ces tuyaux s'anastomosent aussi entre eux. Plusieurs Anatomistes de réputation pensent le contraire, mais leur opinion peut aisément se concilier avec celle de M. Meckel. Lorsque les tuyaux dont il s'agit ne sont point suffisamment distendus, ils ne communiquent point ensemble. Lorsqu'ils le sont depuis long-temps, comme dans les femmes nouvellement accouchées & dans celles qui nourrissent, & que les veines sanguines sont aussi ouvertes pour se charger d'une partie du lait qui n'est pas employé à la nourriture du fœtus, les mêmes tuyaux n'ont point non plus de communication. Cela n'arrive que dans un terme moyen, c'est-à-dire, lorsque la grossesse est un peu avancée, & que la secrétion du lait commence à se faire. Du reste, l'union des tuyaux galactophores n'a lieu qu'à leurs dernières extrémités, & entre leurs ramifications les plus fines. C'est au moins ce que montrent les injections du mercure, qui ne s'échappent des tuyaux différens de ceux dans lesquels on les pousse, que lorsque la masse de la mamelle en est remplie, & qu'elle est suffisamment distendue.

Le cercle de l'aréole présente des tubercules semblables à des verrues accumulées sans ordre & sans nombre. On y voit aussi des glandes sébacées, desquelles sort une humeur propre à le lubrifier & à le défendre de l'impression que les lèvres de l'enfant pourroient exercer sur lui & sur la papille.

Morgagni a cru que les canaux excréteurs de ces glandes étoient des tuyaux galactophores, desquels on pouvoit exprimer du lait ; mais, ou les sujets sur lesquels il a fait cette expérience étoient dans un état contre nature, ou il a touché, & sans doute ouvert en même temps & sans y penser, quelques-uns des tuyaux superficiels des mamelles.

Les artères des mamelles viennent principalement des mammaires internes & des thorachiques longues. La brachiale leur envoie aussi un rameau qui naît sous le long dorsal. Ce rameau va gagner les glandes des aisselles, d'où il s'avance jusqu'aux mamelles ; il est souvent plus gros que les autres artères qui s'y rencontrent.

Les veines des mamelles sont moins connues que les artères. Les plus grosses aboutissent à la veine thorachique supérieure, qui vient de la sous-clavière ou de l'axillaire. Ces veines font des cercles plus remarquables sous l'aréole & au sommet des mamelles, que par-tout ailleurs. Les nerfs viennent des nerfs dorsaux. Quoiqu'on ait peine à les suivre dans le tissu des mamelles, ils doivent y être fort nombreux & fort considérables, car personne n'ignore combien ces parties ont de sensibilité.

Les mamelles ont aussi des vaisseaux lymphatiques, qui naissent, tant de leurs tuyaux excréteurs, que des glandes d'où ces tuyaux tirent leur origine. Ces vaisseaux se rassemblent à leur partie postérieure, où ils rencontrent des glandes conglobées qu'ils traversent, après quoi ils se portent vers le creux de l'aisselle. Là ils se réunissent avec ceux qui viennent des bras dans l'interstice du petit pectoral, du grand dentelé, du sous-scapulaire & du grand dorsal. Lorsqu'ils ont parcouru les glandes

des aiſſelles, ils ſe raſſemblent en deux ou trois troncs qui vont s'inſérer, du côté gauche, dans la veine ſous-clavière, près l'endroit où le canal thorachique vient s'ouvrir dans cette veine, & du côté droit, dans l'angle de la ſous-clavière & de la jugulaire interne, & quelquefois dans la ſous-clavière, au voiſinage de la première côte. Souvent ces vaiſſeaux lymphatiques ſe réuniſſent à ceux du cou & de la tête.

On ſait aſſez quel eſt l'uſage des mamelles chez les femmes; mais on ignore à quoi elles peuvent ſervir chez les hommes, où elles ont un corps glanduleux très-marqué, & dont la ſtructure interne eſt ſans doute la même. Quoiqu'on en ait vu pluſieurs rendre par le mamelon une humeur ſéreuſe & ſemblable à du lait, on ne peut pas dire que leurs mamelles ſoient deſtinées à la ſecrétion & à l'excrétion de cette liqueur, comme celles des femmes.

DES DEUX PLÈVRES ET DU MÉDIASTIN.

LES plèvres occupent la partie droite & gauche de la poitrine. Ces ſacs tiennent aux vertèbres, aux côtes, à leurs cartilages, au ſternum, & aux muſcles qui forment l'enceinte de la poitrine, par un tiſſu cellulaire & graiſſeux, qui ne diffère en rien de celui qui ſe rencontre par-tout ailleurs, & dans l'épaiſſeur duquel on trouve aſſez ſouvent de la graiſſe, principalement au voiſinage des vertèbres, & vers les muſcles inter-coſtaux, dans les intervalles des côtes. Ce tiſſu ne doit point être regardé comme une de leurs lames, ainſi que Colombus l'avoit avancé. Bartholin & beaucoup d'autres avoient embraſſé cette opinion, dont Winſlow a fait voir le peu de folidité. Le tiffu cellulaire dont il s'agit, diffère beaucoup du périofte des côtes, avec lequel il eft affez intimement uni. Il n'eft point traverfé par un grand nombre de vaiffeaux fanguins. Peu de nerfs s'y diftribuent ; auffi a-t-il peu de fenfibilité, quoique l'on ait fouvent affuré le contraire. La furface interne des deux plèvres eft unie & polie ; elle eft continuellement humectée d'une férofité ténue, qui fuinte des porofités des vaiffeaux dont ces membranes font parfemées, & qui n'eft point fournie par des glandes particulières, ainfi qu'on l'a cru quelque temps. Les dimenfions de ces facs font différentes, celui du côté droit étant un peu moins long & plus large que celui du gauche.

L'adoffement des deux plèvres forme au milieu de la poitrine une cloifon membraneufe qui la divife en partie droite & gauche. C'eft le médiaftin, lequel eft fait de deux lames unies enfemble par la continuation du tiffu cellulaire, qui couvre la face externe des deux plèvres. Ces lames, écartées en divers endroits, reçoivent dans leurs intervalles le thymus, qui répond à la partie fupérieure & antérieure du médiaftin, le péricarde, le cœur & les gros vaiffeaux qui fe trouvent à fa partie moyenne & inférieure, & l'œfophage qui occupe toute fa longueur en arrière ; elles ne font véritablement adoffées l'une à l'autre qu'au-devant du péricarde, entre la partie inférieure du thymus & le diaphragme, & derrière cette partie, depuis la première vertèbre du dos jufqu'à la onzième ; ce qui a donné lieu de divifer le médiaftin en partie antérieure & en partie poftérieure, ou plutôt en médiaftin antérieur & en médiaftin poftérieur : le premier eft le plus large & le moins long des deux.

La situation du médiastin n'est pas parfaitement droite. Winslow a fait voir, dès l'année 1715, qu'il décline insensiblement du côté gauche, depuis la partie supérieure du sternum, jusqu'à l'articulation de cet os avec le cartilage de la septième des vraies côtes, de sorte que si l'on vient à percer le sternum à sa partie moyenne, principalement vers son extrémité inférieure, l'instrument pénètre dans la partie droite de la poitrine sans toucher le médiastin ; mais il a remarqué en même temps qu'il n'en est pas de même de la partie postérieure de cette cloison, laquelle tient par-tout au milieu du corps des vertèbres. Cette observation a été adoptée par le plus grand nombre de ceux qui sont venus après lui. Cependant Lieutaud ne la croit point généralement vraie. Il a rencontré plusieurs sujets en qui le médiastin descendoit le long de la partie moyenne du sternum, & d'autres chez qui il étoit incliné de gauche à droite, de manière que la cavité droite de la poitrine étoit moins large que la gauche. Ce cas est rare, mais il se présente quelquefois. J'en ai plusieurs exemples ; & la chose est si peu douteuse, qu'un instrument introduit dans la poitrine, en perçant le milieu du sternum, suivant le procédé de Winslow, pénétroit dans sa cavité gauche. Quelquefois aussi j'ai vu que la lame droite du médiastin tenoit à la partie moyenne du sternum, pendant que la gauche étoit fixée à cet os, vis-à-vis son articulation avec les cartilages des côtes. Il y avoit entre elles un espace triangulaire qui suivoit la longueur du sternum, & qui ne renfermoit que du tissu graisseux. Cet espace est celui duquel Avenzoar a dit autrefois, d'après l'observation qu'il avoit faite sur lui-même, qu'il peut s'y former des inflammations & des abcès
qui

qui ne communiquent point avec les cavités gauche & droite de la poitrine.

Salius Diverſus a décrit cette maladie avec beaucoup d'exactitude. Elle eſt, dit-il, accompagnée de fiévre aiguë, d'inquiétude continuelle, de beaucoup de ſoif, d'une reſpiration courte & fréquente, d'une grande chaleur dans la poitrine, mais de peu de douleurs, excepté au ſternum où l'on éprouve de la peſanteur. La toux eſt continuelle, & le pouls eſt dur, comme dans la pleuréſie. Salius Diverſus a vu périr, le neuvième jour, une perſonne attaquée de cette maladie. On l'ouvrit, & on trouva le tiſſu cellulaire du médiaſtin fort enflammé. Si cette inflammation dégénère en abcès, le pus s'amaſſe ſous le ſternum, où il peut occaſionner différens déſordres. Colombus, & après lui Barbette, ont voulu qu'on l'en tirât par l'opération du trépan ; mais il eſt poſſible qu'il ſe porte au-dehors en perçant les muſcles intercoſtaux près le ſternum, & en produiſant un abcès extérieur, de la nature de ceux qui ſurviennent à la ſuite de la pleuréſie, & qui exigent que l'on faſſe ce que l'on appelle l'empyème de néceſſité.

Bérenger de Carpi, Spigellius & Marchettis ont vu des plaies pénétrer entre les deux lames du médiaſtin, ſans qu'elles intéreſſaſſent les parties contenues dans la poitrine. Enfin, un des plus célèbres hiſtoriens de la Médecine, Freind, dit tenir d'un fort habile Chirurgien, qu'il ſe forme ſouvent des abcès dans l'épaiſſeur du médiaſtin, chez les perſonnes attaquées de maladies vénériennes, & que ce Chirurgien l'a aſſuré qu'il avoit pluſieurs fois donné iſſue à ces ſortes d'abcès, par la trépanation du ſternum. Purmann a, dit-on, fait auſſi la même opération dans deux cas de cette eſpèce.

Il se trouve donc quelquefois, à la partie antérieure du médiastin, un espace triangulaire que le tissu graisseux remplit. Bartholin a cru qu'il n'étoit formé que par la manière dont les deux lames du médiastin se séparent l'une de l'autre, lorsqu'on enlève le sternum, en le renversant de bas en haut. Ruysch, pour s'assurer si cet espace avoit lieu, a coupé plusieurs fois des corps de très-jeunes fœtus par tranches horizontales, afin de ne point déranger la situation naturelle des parties ; mais il n'a pas fait attention que cet espace, qui n'est occupé que par de la graisse, ne peut point avoir lieu dans le temps où cette substance n'est point encore développée. Enfin, Winslow & plusieurs autres ont adopté le raisonnement de Bartholin & l'expérience de Ruysch, & ont assuré qu'il n'y avoit nul écartement à la partie antérieure du médiastin. Cependant Heister en a trouvé un si considerable, qu'il contenoit une grande quantité de graisse. Il dit l'avoir souvent fait voir dans cet état à ses disciples. Senac a rencontré des sujets en qui cet écartement étoit fort sensible. Mes observations ne me permettent point de m'éloigner du sentiment de ces deux habiles Anatomistes.

Les deux plevres reçoivent leurs artères des intercostales supérieures, des inférieures & des mammaires internes.

Les veines qui répondent à ces artères sont également nombreuses ; elles s'ouvrent dans les intercostales, & ensuite dans l'azygos & dans les mammaires internes, qui vont elles-mêmes se rendre dans la sous-clavière.

Les nerfs qui se ramifient sur les deux plèvres, sont en petite quantité, & peu considérables. Quelques-uns viennent des nerfs dorsaux, d'autres

de la partie des nerfs intercostaux qui est logée au-
dedans de la poitrine.

Le médiastin a aussi ses vaisseaux particuliers.
Sa partie antérieure reçoit des artères qui viennent
de la mammaire interne, de la compagne du nerf
diaphragmatique, des thymiques, & d'un rameau
de la phrénique, qui, après avoir percé le diaphragme, vient s'anastomoser avec la compagne
du nerf diaphragmatique. Les artères de la partie
postérieure du médiastin naissent de la thyroïdienne
inférieure, des péricardines postérieures, des intercostales supérieures, des bronchiales & des
œsophagiennes.

Les veines du médiastin naissent de troncs semblables à ceux d'où il tire ses artères, & qui portent
le même nom.

Les nerfs du médiastin, s'il en a quelques-uns,
sont fort petits. Ils naissent sans doute des ganglions
des grands nerfs intercostaux, & suivent le trajet
des artères.

Les plèvres servent de tégumens intérieurs aux
deux cavités de la poitrine ; elles fournissent une
enveloppe externe aux poumons. La sérosité qu'elles
laissent échapper de leurs porosités, prévient l'adhérence que ces parties pourroient contracter, &
facilite le déplacement qui leur arrive dans les mouvemens de la respiration. Le médiastin sépare les
loges dans lesquelles ils sont renfermés. Il empêche
que l'un ne pèse sur l'autre, lorsqu'on est couché
de côté. Cette cloison s'oppose aussi au passage des
matières épanchées, d'une des cavités de la poitrine
dans l'autre, & prévient les désordres qui pourroient
en résulter, &c. &c.

Du Thymus.

Le thymus est un corps glanduleux, de forme

oblongue, dont le volume eſt aſſez conſidérable dans le fœtus, qui décroît ſenſiblement dans l'enfance, & qui diminue beaucoup dans l'âge adulte. La plus grande partie de ce corps eſt logée dans l'écartement antérieur & ſupérieur du médiaſtin, d'où il monte le long du cou, au-devant de la veine ſous-clavière gauche, juſqu'au bas du larynx, & quelquefois juſqu'à ſa partie ſupérieure. Il eſt partagé en haut & en bas, & même à ſa partie moyenne, en deux portions ou cornes, de ſorte que l'on pourroit dire qu'il y a deux thymus ſitués l'un auprès de l'autre. Les cornes d'en bas ſont les plus épaiſſes; elles ſont larges & comme triangulaires, & deſcendent au - devant du péricarde, preſque juſqu'à ſa partie moyenne, & quelquefois dans le fœtus, juſqu'au diaphragme. La droite eſt ordinairement la plus conſidérable & la plus longue; mais il y a quelques variétés à cet égard : les cornes ſupérieures s'élèvent en une pointe obtuſe; la droite eſt auſſi la plus longue & la plus groſſe.

Le thymus eſt extrêmement mou; il eſt compoſé de lobules nombreux, renfermés chacun dans une toile mince, unis enſemble par un tiſſu cellulaire, & cependant diſtingués les uns des autres. Si l'on fait une ouverture en quelque partie que ce ſoit de cette glande, il en ſort un ſuc laiteux & ſouvent teint de ſang, & aſſez abondant. Lorſqu'on la preſſe, ce ſuc ſe rend de tout côté vers l'ouverture. Si l'on y pouſſe de l'air, ce fluide la parcourt en entier & ſe mêle avec ſon ſuc laiteux. Il en remplit la maſſe celluleuſe, comme il feroit celle du poumon ; ce qui prouve que les lobules dónt le thymus eſt compoſé, ſont creux en dedans, & que leurs cavités communiquent les unes avec les autres.

Les artères qui vont au thymus ſont fort nombreufes. Sa partie fupérieure en reçoit qui viennent de la thyroïdienne inférieure , quelquefois , mais rarement, de la carotide interne, & quelquefois auffi de la mammaire interne. Celles qui vont à fa partie moyenne , tirent leur origine de cette même mammaire interne, & de l'artère qui accompagne le nerf diaphragmatique. Enfin la partie inférieure de cette glande eft fournie par la mammaire interne, & par les péricardines & les médiaftines qui naiffent de ces artères. Les veines du thymus font produites, ainfi qu'il a été dit à l'occafion du médiaftin, par tous les troncs veineux du voifinage. Le thymus a fort peu de nerfs ; ils s'y rendent fuivant fes artères, & viennent principalement des grands nerfs intercoftaux.

Quelques-uns ont cru voir fortir du thymus un canal excréteur , qui alloit au péricarde , à la trachée-artère, à la glande maxillaire , &c. Mais il eft certain que le thymus eft une glande aveugle, d'où il ne fort rien lorfqu'on la preffe fans l'avoir ouverte. Il faut donc regarder ce corps glanduleux comme une glande conglobée ordinaire, mais d'une contexture molle & lâche. Son utilité, quelle qu'elle foit , paroît être un peu plus grande dans le fœtus , puifque dans l'adulte il prend à peine de l'accroiffement, & qu'il perd fon fuc laiteux. On a penfé qu'il ne fervoit qu'à remplir la poitrine , tant que les poumons étoient d'un petit volume. Cette opinion fera expofée avec plus d'étendue, lorfqu'il fera parlé des capfules furrénales ou atrabilaires. Quant à ce que le thymus ne croît pas en même proportion que les autres parties du corps animé, c'eft une propriété qui lui eft en partie commune avec les autres glandes conglobées , & qui dépend en partie de la compreffion qu'il éprouve de la part des poumons. Cette compression devient évidente lorsqu'on pousse de l'air dans les poumons du fœtus.

DU PÉRICARDE ET DU CŒUR.

LE péricarde est une poche membraneuse, d'un tissu fort serré, qui renferme le cœur & les gros vaisseaux : cette poche est logée dans l'écartement de la partie antérieure du médiastin, & s'étend jusqu'au diaphragme, au milieu duquel elle est fortement attachée ; on la trouve composée de deux membranes unies par du tissu cellulaire ; celle qui est extérieure est épaisse & tendineuse en quelques endroits ; l'intérieure est fort mince ; on peut la nommer membrane capsulaire du péricarde.

La première a moins d'étendue que l'autre ; ses fibres sont irrégulièrement entrelacées ; elles sont peu apparentes dans les jeunes sujets, mais elles le deviennent avec l'âge, & sont très-faciles à appercevoir dans les vieillards : lorsqu'on les suit jusqu'au diaphragme, on trouve que plusieurs sont continues aux fibres qui forment le centre tendineux ou aponévrotique de ce muscle, d'où elles s'étendent, sans garder aucun ordre, jusques vers les ouvertures dont cette membrane est percée.

Ces ouvertures sont au nombre de neuf, sans compter celle qui reçoit le canal artériel dans le fœtus, ou le ligament qui le représente dans l'adulte, & celles qui transmettent les nerfs : elles donnent passage aux vaisseaux qui entrent dans la cavité du péricarde, & à ceux qui en sortent : deux sont destinées pour les deux veines caves, quatre pour les veines pulmonaires, une pour l'artère aorte, & deux pour les artères pulmonaires. Les ouvertures qui laissent passer les veines sont ordinairement formées par l'écartement des fibres de la membrane tendineuse du péricarde. On voit les fibres dont il s'agit, décrire autour de ces vaisseaux une quantité de courbes qui, après les avoir embrassés, vont se réunir à leur point de partage. Il n'est pas facile de distinguer le bord des ouvertures par où passent les artères ; cependant il y a appparence que les fibres tendineuses du péricarde ne s'y arrêtent point, & qu'elles se prolongent sur la tunique extérieure de ces vaisseaux, en les accompagnant assez loin.

La membrane intérieure ou capsulaire du péricarde est fort mal aisée à suivre & à décrire. Non-seulement elle tapisse le dedans de cette poche, mais elle enveloppe encore tout ce qui y est contenu. On ne peut mieux la comparer qu'à la conjonctive, qui, après avoir tapissé le dedans des paupières, se réfléchit sur la face antérieure de l'œil, qu'elle embrasse & qu'elle couvre en entier. Cette membrane fait précisément la même chose : après avoir recouvert la face interne du sac tendineux, elle s'en écarte à la rencontre des gros vaisseaux auxquels elle fournit des enveloppes, de même qu'aux oreillettes & aux ventricules du cœur ; elle est très-adhérente à toutes les parties qu'elle recouvre ; cependant on l'en sépare avec assez de facilité, dès qu'on est parvenu à en détacher un lambeau. Cette membrane est fort lisse & polie du côté qui regarde la cavité du péricarde ; elle y est aussi toujours humectée d'une sérosité qui paroît suinter de ses pores.

La cavité du péricarde est assez grande ; elle semble même avoir plus d'étendue que le cœur n'a de volume, & l'on a cru que cette disposition étoit utile pour la liberté des mouvemens de cet organe ; mais, si l'on fait attention qu'il est rempli de sang pendant la vie, on verra que son volume est plus considérable que celui qu'on lui trouve après la mort, & que peut-être il est fort étroitement embrassé par le péricarde. Comment, en ce cas, peut-il se dilater ? Il est facile de répondre à cette difficulté, en disant que le péricarde est susceptible de dilatation, & qu'il prête à celle du cœur, comme la plèvre à celle des poumons ; mais quand il en seroit absolument incapable, cela n'empêcheroit pas que le cœur ne se dilatât aisément ; car ce viscère est composé de quatre cavités qui se meuvent alternativement, & dont les unes se vident pendant que les autres se remplissent ; par conséquent le total de sa masse ne doit point changer de volume, & le péricarde ne peut en gêner les mouvemens, quelque inextensibilité qu'on lui suppose.

On trouve assez communément dans le péricarde une quantité plus ou moins grande de sérosité rougeâtre, à laquelle on donne le nom d'humeur du péricarde. Quelques-uns ont cru qu'elle venoit du canal thorachique, d'autres du thymus, d'autres enfin des glandes situées dans l'épaisseur du péricarde même ; mais aucune de ces opinions ne répond à la structure des parties. On ne voit point que le canal thorachique ait de communication avec le péricarde. Le thymus n'a point de canal excréteur connu ; d'ailleurs, l'humeur que ce corps glanduleux contient, est blanchâtre & très-peu abondante, sur-tout dans les sujets un peu âgés. Les glandes du péricarde n'existent pas, ou ne sont que des glandes conglobées, situées à sa base, & qui ne lui appartiennent pas. Il est bien plus vraisemblable que l'humeur que l'on trouve dans cette poche transsude des pores dont sa tunique intérieure

eſt percée, & de ceux du cœur, des oreillettes &
des gros vaiſſeaux ; car, lorſqu'on ouvre des animaux vivans, on voit une roſée fine s'élever de
toutes ces parties ; & ſi l'on vient à injecter une
liqueur colorée dans le cœur ou dans les gros vaiſſeaux d'un cadavre, elle ne tarde pas à tranſſuder
dans la cavité du péricarde.

Les ſentimens des Anatomiſtes ne ſont pas ſeulement partagés ſur la ſource de l'humeur du péricarde ; ils le ſont encore ſur ſa quantité. Pluſieurs
diſent avoir remarqué qu'on ne trouve preſque
pas de cette humeur dans les animaux ſains &
tués récemment, pendant que l'on en rencontre
beaucoup ſur ceux qui ont été malades, ou qui
ſont morts depuis long-temps, ce qu'ils attribuent
à une tranſſudation plus abondante de la partie
ſéreuſe du ſang. On ne peut certainement pas
nier cet effet ; mais le péricarde ne contient-il donc
pas de la ſéroſité pendant la vie ? Si on conſulte
l'expérience, ſi on interroge ceux qui ont ouvert
des animaux vivans, ils répondent qu'ils en ont
toujours vu ; mais leur témoignage n'eſt rien en
comparaiſon de celui des praticiens, tels que Bérenger de Carpi, Habicot, célèbre Chirurgien de
Paris, & pluſieurs autres qui, traitant des plaies
du péricarde, ont vu ſortir l'humeur que cette
poche contient, chaque fois que le cœur battoit.
Il eſt viſible que cette humeur ſert à humecter le
cœur & à lui conſerver la ſoupleſſe néceſſaire pour
la liberté de ſes mouvemens, puiſque, lorſqu'elle
vient à s'épaiſſir, il contracte des adhérences vi-
cieuſes avec le péricarde, qui feroient croire que
cette membrane manque. C'eſt ſans doute le cas
de ceux dont on a dit qu'ils n'avoient point de
péricarde.

Le péricarde reçoit un grand nombre de vaiſſeaux.

Ses artères font antérieures, inférieures & poſtérieures ; les antérieures viennent de la mammaire
interne, de ſes rameaux médiaſtins, & de celui qui
accompagne le nerf diaphragmatique. Il y en a d'autres qui ſont produites par les branches de la phrénique, qui remontent dans la poitrine. Les artères
inférieures viennent des phréniques ; elles percent
le diaphragme de bas en haut, pour ſe répandre
ſur cette poche membraneuſe. On en voit d'autres
qui du péricarde vont au diaphragme, dans une
direction contraire, & qu'on peut appeler péricardo-
diaphragmatiques. Les artères qui ſe répandent ſur
la partie poſtérieure du péricarde, tirent leur origine
de la ſous-clavière, de la mammaire interne, &
quelquefois de l'aorte. Quelques-unes, vers la partie
moyenne de cette poche, naiſſent des intercoſtales
& des œſophagiennes, & même des artères coronaires.

Les veines du péricarde vont à la veine qui accompagne le nerf diaphragmatique, aux médiaſtines,
aux thymiques, aux bronchiales, aux intercoſtales
ſupérieures, & aux rameaux de l'azygos, qui appartiennent au médiaſtin & à l'œſophage. Ses veines
viennent de la huitième paire & des grands nerfs
intercoſtaux. Peut-être reçoit-il quelques filets du
nerf diaphragmatique, qui y eſt collé dans une
grande étendue, & qui gliſſe de chaque côté dans
le tiſſu cellulaire qui unit cette partie aux deux
lames du médiaſtin.

L'uſage du péricarde eſt d'envelopper, de contenir & de ſuſpendre le cœur, ſans le gêner dans
l'exercice de ſes fonctions. Si l'on fait attention
à ſes connexions, & peut-être à la continuité de
ſes fibres avec celles du cœur & du diaphragme,
on ſera convaincu qu'il eſt impoſſible qu'il ne ſoit
pas affecté de ce qui intéreſſe ces parties, & que

celles-ci à leur tour ne souffrent de ce qui peut affecter le péricarde. Une grande abondance de fang , qui, en gonflant le cœur, diftend le péricarde , peut exciter une convulfion capable de gêner la refpiration , ou d'occafionner le vomiffement ; & cette manière d'expliquer ces effets eft bien plus naturelle , que d'aller chercher une action équivoque & non prouvée des nerfs de la partie fouffrante fur le cerveau , & du cerveau fur les nerfs de celle qui fe trouve fympathiquement affectée.

Le péricarde eft , comme toutes les autres parties du corps animal, fujet à devenir le fiége de plufieurs maladies. Il éprouve des fpafmes dans la paffion hyftérique ou mélancolique ; & quand ceux qui fe livrent à des chagrins violens, difent qu'ils ont le cœur ferré , ils parlent peut-être d'une manière plus conforme à la vérité qu'on ne l'a penfé jufqu'ici.

Le cœur eft le principal organe dans la circulation. C'eft un mufcle creux dont la figure approche de celle d'un cône applati d'un côté feulement. On le divife en bafe , en pointe , & en deux faces , dont une eft convexe & fupérieure , & l'autre eft plate & inférieure ; & en deux bords , l'un droit & l'autre gauche. Il renferme quatre cavités que l'on nomme les oreillettes & les ventricules du cœur. Les premières font plus près de fa bafe , & les fecondes plus près de fa pointe , & lui appartiennent plus que les oreillettes qui ne paroiffent que comme deux appendices qui lui font ajoutés. Il y a une oreillette & un ventricule à chaque côté du cœur. Les oreillettes reçoivent le fang qui revient des différentes parties du corps par les veines ; les ventricules le renvoient par le moyen des artères. L'oreillette droite répond aux deux veines caves, la gauche aux quatre veines pulmonaires. Le ventricule droit fournit l'artère pulmonaire, & le gauche l'artère aorte.

Le cœur est renfermé dans le péricarde, avec une partie des troncs des gros vaisseaux qui viennent s'y rendre, ou qui en partent. Il est situé de manière que sa base est en arrière, en haut & un peu à droite, & sa pointe en devant, en bas & à gauche. Sa face plate est en bas, & porte sur la portion du péricarde qui tient au diaphragme. Sa face convexe est en haut & légèrement à droite. Enfin de ses deux bords, celui qui est à droite est le plus mince & le plus alongé. Ce bord est tourné en devant, pendant que celui qui est à gauche est plus épais, a moins de longueur, & se trouve en arrière. La situation du cœur change souvent. Ce viscère est entraîné par le diaphragme dans les mouvemens de la respiration; il se porte en arrière & en bas, pendant l'inspiration, & remonte en devant & en haut, à l'instant de l'expiration. Lorsqu'on est couché à la renverse, il retombe sur l'aorte & sur l'épine; quand on s'incline en devant, il revient vers le sternum; & si on se couche à droite ou à gauche, sa pesanteur l'entraîne de ce côté. Il est aisé de s'en convaincre, en portant la main sur l'intervalle de la sixième & de la septième des vraies côtes du côté gauche, près le sternum, où ses battemens se font ordinairement sentir; car ces battemens diminuent, augmentent ou changent de place, à mesure que l'on prend l'une ou l'autre de ces positions.

On a quelquefois vu des sujets en qui le cœur, ainsi que les autres viscères contenus dans la poitrine & dans le ventre, avoient une situation renversée, de sorte que sa base étoit à gauche & sa pointe à droite, &c. Ce cas est fort rare. On

pourroit le connoître fur le vivant, fi les battemens du cœur, au lieu de fe manifefter à gauche,
fe laiffoient appercevoir à droite. Mais pour le
préfumer avec quelque vraifemblance, il faudroit
être fûr que la chofe fe fût toujours paffée de la
même manière depuis la naiffance ; car il y a des
maladies qui occafionnent ce phénomène , fans
que la pofition naturelle du cœur foit renverfée.
Un abcès furvenu dans la partie gauche de la
poitrine y a quelquefois donné lieu, en chaffant
le cœur de gauche à droite ; & quand même les
battemens extraordinaires du cœur ne feroient
accompagnés d'aucune maladie, il pourroit y avoir
à cet organe quelque vice d'organifation qui les
produisît. Lancifi affure que de quatre perfonnes
d'une même famille qui y étoient fujettes , il y
en eut trois à l'ouverture defquelles on trouva
l'oreillette & le ventricule droit fort dilatés ; la
quatrième perfonne n'étoit point morte lorfque cet
Anatomifte écrivoit fon obfervation. Ne peut-on
pas en conclure que dans ceux qui ont des pulfations au côté droit de la poitrine , fans éprouver
d'ailleurs aucune incommodité, il y a des dilatations
femblables ? Tel étoit fans doute le cas de Catherine
de Médicis , & d'une autre perfonne dont Riolan
nous a confervé l'hiftoire.

Les veines caves qui communiquent avec l'oreillette droite , fe diftinguent par les noms de veine
cave fupérieure ou defcendante, & de veine cave
inférieure ou afcendante , eu égard à la direction
du fang qui les parcourt ; elles viennent fe rendre
à l'oreillette, l'une au-deffus de l'autre, & pourroient être prifes pour une même veine qui feroit
dilatée fur un de fes côtés, fi la difpofition des
fibres mufculeufes de l'oreillette qui les fépare ,
ne montroit que ce font deux veines différentes.

La supérieure parcourt un chemin assez long dans le péricarde, & elle descend légèrement de droite à gauche & de derrière en devant. L'inférieure, au contraire, a fort peu de longueur au dedans de ce sac membraneux, & vient se rendre dans l'oreillette, si-tôt qu'elle a traversé le diaphragme & le péricarde. Sa direction est oblique de droite à gauche & de devant en arrière. Hygmore avoit dit qu'il se trouveroit une ride en forme de valvule, à l'endroit où elles se rencontrent, & que l'usage de cette ride étoit de diriger le sang vers l'oreillette droite. Lower ensuite a donné une description & une figure de l'éminence dont il s'agit, qu'il assure être assez considérable pour que le doigt ne puisse passer sans peine d'une veine à l'autre. Il est difficile de déterminer ce qui leur en a imposé ; néanmoins plusieurs ont adopté le tubercule mitoyen des deux veines caves, & lui ont donné le nom de tubercule de Lower. Morgagni est le premier qui ait réfuté cette opinion, comme il a fait une infinité d'autres, en quoi il a été suivi par les Anatomistes modernes. L'oreillette droite a beaucoup de capacité ; elle se termine antérieurement par un prolongement étroit, dentelé en dehors & bosselé d'une façon très-irrégulière, & qui lui donne quelque ressemblance avec l'oreille d'un chien. Sa substance n'est pas purement membraneuse ; on y apperçoit un grand nombre de fibres charnues qui ont une direction différente les unes des autres, & qui font saillie à sa face interne. Ces fibres laissent entre elles des sillons profonds qui les séparent, & en quelques endroits des aréoles ou mailles.

L'oreillette droite est en quelque façon adossée à la gauche, dont elle n'est séparée que par une cloison d'une épaisseur médiocre. Dans l'adulte, cette cloifon préfente au - deffous de fa partie moyenne un enfoncement, dont le bord fupérieur eft très-élevé. C'eft ce que l'on nomme la foffe ovale, quoique la forme en foit à-peu-près circulaire. On y diftingue deux bords, un antérieur & gauche, lequel eft le plus épais, & qui fert de foutien à l'une des extrémités de la grande valvule d'Euftache ; l'autre poftérieur & droit, qui eft plus mince. Ces bords font unis fupérieurement en manière d'arcade, & féparés inférieurement. Leur épaiffeur diminue de haut en bas, à un point tel, qu'ils s'effacent enfin tout-à-fait. Le fond de cette foffe paroît membraneux ; elle eft plus profonde fupérieurement que par-tout ailleurs, & l'on y trouve conftamment un trou plus ou moins grand par où les deux oreillettes communiquent enfemble, ou plutôt par lequel une petite partie du fang contenu dans la droite, peut paffer dans la gauche.

Dans le fœtus, au lieu de la foffe ovale, on rencontre une large ouverture de même forme, dont on attribue la découverte à Léonard Botal, qui écrivoit en 1562, quoiqu'elle fût connue avant lui, & que Galien & Véfale en euffent parlé. Carcanus, difciple de Fallope, en a depuis donné une excellente defcription. Cette ouverture eft bouchée du côté de l'oreillette gauche par une large valvule, à-peu-près femi-lunaire, dont le bord convexe & fixe eft en bas, & le bord concave & flottant eft en haut, & qui permet aifément au fang de paffer de droite à gauche, pendant qu'elle s'oppoferoit à fon paffage dans un fens contraire. Dans les fœtus de vache, cette valvule tient à des cordages tendineux, fixés à la partie antérieure de l'oreillette gauche, & femblables à ceux qui retiennent les valvules tricuſpides & mitrales. Mais ces cordages, qui ont été apperçus pour la première fois par Ridley, & enſuite par Morgagni, ne ſe trouvent ni dans les fœtus humains, ni dans ceux des chiennes. On diroit que le trou ovale eſt l'effet d'une cauſe mécanique, qui auroit enfoncé de bas en haut, de droite à gauche, & de devant en arrière la partie poſtérieure & droite de la veine cave inférieure, à l'endroit où cette veine va s'aboucher avec la ſupérieure, & qui y auroit formé une ouverture à-peu-près ovale, en détachant un lambeau de ſes parois, lequel tiendroit encore au bord inférieur & aux côtés de cette même ouverture.

Tous les Anatomiſtes ont cru que le trou ovale laiſſoit paſſer une partie du ſang de l'oreillette droite dans la gauche ; mais ſa ſituation à la partie inférieure de la cloiſon qui ſépare ces deux ſacs membraneux, celle de cette cloiſon qui eſt moins interpoſée entre les oreillettes qu'entre l'union des deux veines caves & l'oreillette gauche, la valvule d'Euſtache dont la partie poſtérieure a plus de largeur que l'antérieure, l'épaiſſeur du bord ſupérieur du trou ovale qui doit repouſſer le ſang de la veine cave ſupérieure, & l'empêcher de ſe porter vers cette ouverture, enfin la direction des deux veines caves qui ſont toutes deux inclinées de droite à gauche, & dont la ſupérieure deſcend de derrière en devant, pendant que l'inférieure monte de devant en arrière, tout prouve que l'uſage du trou ovale eſt de tranſmettre à l'oreillette gauche tout le ſang qui arrive par la veine cave inférieure, pendant que celui qui vient par la ſupérieure eſt verſé en entier dans l'oreillette droite.

Cette oreillette préſente deux valvules, dont une

une plus confidérable répond à l'ouverture de la veine cave inférieure , & l'autre répond à celle du finus des veines coronaires : toutes deux ont été découvertes par Euftache , & méritoient de porter fon nom ; mais on ne le donne qu'à la première , pendant que l'autre porte fimplement celui de valvule de la veine coronaire. La valvule d'Euftache , quoique décrite avec exactitude dans la differtation que cet auteur nous a laiffée fur la veine azygos , eft reftée dans un oubli prefque général , & elle y feroit peut - être encore , fi Lancify & Winflow ne l'en euffent tirée. Sa figure eft affez femblable à celle d'un croiffant. On y diftingue un bord convexe & fixe , qui tient à l'union de la veine cave inférieure & de l'oreillette droite ; un bord concave & flottant , qui eft tourné en haut , & deux extrémités , une poftérieure affez large , qui eft attachée à la partie antérieure & gauche de la foffe ovale , & une antérieure plus étroite , qui tient à la partie antérieure & gauche de la veine cave , & qui eft plus à droite que l'autre. Cette valvule n'eft pas entièrement membraneufe dans tous les fujets; il y en a chez qui fon bord fupérieur forme une efpèce de réfeau. Elle a quelquefois une étendue fi confidérable , qu'elle peut couvrir une partie de l'ouverture de la veine cave inférieure. On a dit qu'elle étoit plus grande dans le fœtus que dans l'adulte , & que fa largeur étoit proportionnée à celle du trou ovale. On a dit auffi qu'elle difparoiffoit dans l'âge avancé. Néanmoins elle ne manque jamais , & on la trouve fouvent fort grande fur des perfonnes plus qu'adultes, ce qui donneroit lieu de penfer que ces obfervations ne font pas fondées.

Quel eft l'ufage de la valvule d'Euftache ? Seroit-il relatif au fœtus feulement ? Winflow l'a penfé ;

il a dit qu'elle servoit à empêcher que le sang mêlé dans les deux oreillettes refluât dans les veines caves, tant pour prévenir l'affoiblissement de ce mélange, que pour s'opposer au reflux du sang ombilical vers le placenta. Mais il paroît que sa fonction est d'empêcher que le sang qui est contenu dans la veine cave inférieure entre dans l'oreillette droite, & de le diriger vers le trou ovale, qui le transmet dans l'oreillette & dans le ventricule gauche.

Après la naissance, l'usage de cette valvule est tout-à-fait différent ; elle s'oppose au retour du sang de l'oreillette droite dans la veine cave inférieure ; ce qui pourroit avoir lieu lors de la contraction des ventricules. La veine cave supérieure a moins besoin d'un pareil obstacle, parce que le sang ne peut y retourner qu'en remontant contre son propre poids. Cependant on trouve dans cette veine, à l'embouchure des jugulaires internes & des axillaires, des valvules qui doivent avoir le même effet, puisqu'elles sont disposées de manière à permettre au sang de couler vers le cœur, & à l'empêcher de se porter en sens contraire, comme il pourroit arriver sans les valvules dont il s'agit, non-seulement dans quelques attitudes, mais encore lors du reflux qui se fait dans l'oreillette droite, & dans toutes les branches de la veine cave supérieure, chaque fois que le ventricule du même côté entre en contraction. Cet usage a lieu dans tous les sujets & dans tous les temps de la vie. Il est même vraisemblable que, lorsque la valvule d'Eustache vient à manquer, ou qu'elle est fort petite, ainsi qu'il arrive souvent, les diverses inclinaisons qu'on observe dans la veine cave inférieure, opposent une barrière au reflux du sang, & suppléent au defaut de la valvule.

Celle qui couvre l'embouchure de la veine coronaire, se trouve à la partie postérieure & inférieure de l'oreillette droite, vers le bas de la
cloison qui sépare cette oreillette d'avec la gauche,
& un peu au-dessus de l'extrémité postérieure de
la valvule d'Eustache. Elle a, comme toutes les
autres, la forme d'un croissant dont le bord convexe & fixe est en bas, & le bord concave & flottant
est en haut. On trouve souvent cette valvule percée
à jour & formant une espèce de réseau à son bord
supérieur. Elle est assez large, & paroît avoir
plus d'étendue qu'il ne lui en faut pour couvrir
l'orifice de la veine coronaire. On a dit qu'elle
soutenoit le choc du sang qui est versé par cette
veine, & qu'elle en brisoit la direction, pour
l'empêcher de se porter trop tôt dans le ventricule voisin : mais il n'y a pas de valvule dans
les veines, qui s'oppose au cours du sang qui les
traverse ; toutes le favorisent, & celle-ci n'est pas
une exception à la règle générale. Elle paroît n'a-
voir que l'usage que nous avons attribué à la valvule d'Eustache, c'est-à-dire, d'empêcher que le
sang ne rentre dans la veine coronaire par un
mouvement rétrograde, lors de la contraction des
ventricules, & du reflux du sang vers les oreillettes.

L'oreillette droite communique avec son ventricule par une large ouverture bordée d'une espèce
de zone blanchâtre, que l'on a regardée comme un
des tendons du cœur, parce que ses fibres, quoique charnues, y paroissent plus rapprochées que
par-tout ailleurs. Cette ouverture est le lieu où
on rencontre quelquefois des concrétions osseuses
& pierreuses, assez étendues, non-seulement chez
les animaux, mais encore chez l'homme. Elle est

garnie d'une valvule circulaire, qui y est attachée par un de ses bords, & qui par l'autre est fixée d'une maniere fort lâche à la face interne du ventricule. Cette valvule est découpée par en bas en plusieurs languettes, parmi lesquelles il y en a trois plus considérables que les autres, qui ont été prises pour trois valvules, auxquelles on a donné le nom de valvules triglochines ou tricuspides : néanmoins les Anatomistes exacts, avertis de sa forme par Vésale, savoient bien que ce n'étoit qu'une seule & unique valvule. On a remarqué que des trois grandes languettes qu'elle présente, celle qui regarde l'ouverture de l'artère pulmonaire est plus large & plus alongée que chacune des deux autres, pour empêcher que le sang se porte du côté de cette artère & la remplisse. La valvule triglochine est attachée par son bord inférieur aux parois des ventricules, par des filets comme tendineux, lesquels naissent de tous côtés des bords de la valvule, & vont ensuite se perdre dans les colonnes charnues qui se trouvent au dedans du ventricule droit.

L'étendue de ce ventricule est proportionnée à celle de l'oreillette ; il est fort large, & s'étend depuis la base du cœur jusques fort près de sa pointe ; il est séparé d'avec le ventricule gauche par une cloison épaisse, qui n'est percée d'aucune ouverture ; le lieu de cette séparation paroît au dehors du cœur, par deux sillons qui se voient, l'un sur sa face supérieure & convexe, & l'autre sur sa face inférieure & plate. Ces sillons renferment & logent de grosses branches d'artères & de veines coronaires. Quelquefois ils s'étendent jusqu'à la pointe du cœur, qu'ils divisent sensiblement en deux pointes, une formée par le ventricule droit, & l'autre par le gauche ; celle-ci est la plus alongée. L'épais-

feur du ventricule droit eſt la moins conſidérable ;
elle paroît proportionnée à la force avec laquelle le
ſang doit être pouſſé à travers les poumons. Les
parois de ce ventricule ſont compoſées des fibres
charnues, qui font ſaillie à ſa ſurface interne, &
dont le plus grand nombre ſe raſſemble pour faire
des eſpèces de colonnes charnues plus groſſes &
plus petites, dont la plus grande partie eſt diſpoſée
ſelon la longueur du cœur, & va de ſa baſe à ſa pointe.
Quelques-unes ſont inclinées diverſement ; mais il
y en a bien peu qui ſoient abſolument tranſverſales.

La direction des filets tendineux par leſquels la
valvule tricuſpide s'unit aux colonnes charnues du
ventricule droit, & celle de ces colonnes, ont
fourni à Baſſuel, Profeſſeur - Démonſtrateur royal
en Chirurgie à Paris, une ſolution très - ingé-
nieuſe d'une difficulté qui occupoit l'Académie
des Sciences en 1731. Il étoit queſtion de ſavoir
ſi le cœur s'accourcit ou s'il s'alonge lors de ſa
contraction. A ne conſulter que les premieres
apparences, il ſemble qu'il s'alonge ; car c'eſt
préciſément dans le temps auquel le cœur ſe contracte, qu'il vient frapper contre la partie antérieure & gauche de la poitrine, & qu'il fait ſentir
ſes battemens entre la ſixième & la ſeptième des
vraies côtes. Les auteurs ſont trop partagés ſur
le ſujet de cette conteſtation, pour que l'on
puiſſe tirer quelques lumières de ce qu'ils ont écrit.
Les expériences faites ſur les animaux vivans, ne
paroiſſoient point déciſives ; car les uns voyoient
le cœur s'alonger, & les autres le voyoient s'accourcir au moment de ſa contraction. Baſſuel
vint aſſurer à l'Académie que cet organe devoit
s'accourcir, eu égard aux fonctions de la valvule
tricuſpide. Il eſt certain que cette valvule ſe ſoulève

quand le cœur se contracte, pour s'appliquer à l'ouverture de l'oreillette droite, & déterminer le sang à passer dans l'artère pulmonaire. Mais comment le pourra-t-elle faire, si le cœur s'alonge, si les colonne charnues deviennent plus tendues, & qu'elles entraînent vers la pointe de cet organe les bords de la valvule auxquels elles tiennent par les cordages tendineux ? Ce raisonnement seul eût été decisif : mais Bassuel y joignit une expérience de Lower, qui le confirme. Cette expérience consiste à emplir d'eau un cœur dont on ait ôté les oreillettes, & à le comprimer d'une main sur sa longueur, pendant qu'avec l'autre on rapproche sa pointe de sa base. On voit alors la valvule tricuspide s'élever vers l'ouverture de l'oreillette, de sorte que l'eau s'écoule par les deux artères aorte & pulmonaire ; au lieu que si on tire la pointe du cœur avec un fil dont elle aura été traversée, pendant qu'on comprime le reste de sa masse de la même manière, la valvule tricuspide ne peut s'élever, & l'eau s'écoule en même temps par les ouvertures des oreillettes & par celles des artères.

Quelle est donc la force par laquelle le cœur frappe le devant de la poitrine en se contractant ? Ce phénomène tient en grande partie à l'action de la valvule tricuspide, & de celle qui est placée à l'ouverture du ventricule gauche, & que l'on connoît sous le nom de mitrale. Ces valvules empêchent bien que la plus grande partie du sang qui est tombé des oreillettes dans les ventricules, ne repasse dans les premières, lorsque les derniers viennent à se contracter ; mais elle ne peut s'opposer à ce qu'il y en ait une partie qui reflue dans les oreillettes. Elles descendent profondément dans les ventricules, aux parois desquels elles sont fixées

par les cordes tendineuſes. On peut donc concevoir qu'elles forment une eſpèce de cône étendu
de la baſe à la pointe des ventricules, & qui ſe
remplit de ſang lors de la contraction des oreillettes.
Ainſi, quand les ventricules ſe contractent à leur
tour, les valvules repouſſent dans les oreillettes le
ſang contenu dans l'eſpace conique dont on vient
de parler, & il ſe fait un véritable reflux des ventricules dans les oreillettes. Cela poſé, les oreillettes
ſituées à la baſe du cœur & appuyées ſur les vertèbres
du dos, ſe rempliſſent ſubitement, tant par le reflux
en queſtion, que par le ſang que les deux veines
caves & les quatre veines pulmonaires y amènent.
Il eſt vraiſemblable qu'elles forcent le cœur à s'a-
vancer vers le devant de la poitrine & à frapper
les côtes, parce qu'elles - mêmes occupent plus
d'eſpace.

On peut joindre à ces cauſes l'alongement ſubit de
l'artère pulmonaire & de l'aorte, au moment de la
contraction du cœur. Ces artères ſont fort courbées
à leur ſortie des ventricules. Or, on ſait que des
tuyaux flexibles & courbés que l'on remplit, tendent à s'alonger ; c'eſt ce qui arrive lorſqu'on croiſe
les deux jambes l'une ſur l'autre. Le ſang pouſſé
dans l'artère poplitée, l'alonge un peu, & la jambe
qui eſt en l'air eſt agitée de mouvemens qui la ſou-
lèvent, & qui ſont iſochrones à ceux du pouls. Il
peut donc ſe faire que l'artère aorte & l'artère pulmonaire ſe redreſſent, & par ce moyen qu'elles
pouſſent la maſſe du cœur en avant.

Les colonnes charnues du ventricule droit laiſſent entre elles des ſillons ou des aréoles plus
ou moins profondes, entre leſquels Vieuſſens a
cru qu'une partie des rameaux des artères coronaires venoit s'ouvrir immédiatement dans les

ventricules & dans les oreillettes. L'expérience lui a paru confirmer cette opinion ; car ayant injecté une teinture de safran dans les artères coronaires, il dit l'avoir vue suinter de tous les côtés dans le ventricule & dans l'oreillette droite. Ce fut en 1706 qu'il publia cette prétendue découverte, qu'il avoit faite en cherchant dans le cœur la source du ferment auquel Descartes avoit attribué les mouvemens de cet organe. Christophe Adam Thébésius, Médecin Allemand, publia peu après une dissertation latine sur la manière dont le sang circule dans le cœur, & dont le but est presque le même que celui que Vieussens s'étoit proposé. Il cherche à prouver que le cœur a des veines qui s'ouvrent dans ses cavités, & qui y versent une partie du sang que les artères coronaires ont reçu de l'aorte ; & quoique Vieussens eût décrit des conduits étroits à leur origine & larges à leurs extrémités, & par conséquent de nature veineuse, auxquels il attribue les mêmes fonctions qu'aux artères coronaires, & qu'il eût dit, en plusieurs endroits, que le sang est aussi porté dans les ventricules par des rameaux de veines coronaires, les Anatomistes ont donné à ces vaisseaux le nom de veines de Thébésius. Plusieurs se sont empressés de partager l'honneur de leur découverte. Ruysch a prétendu avoir démontré le premier que les veines du cœur s'ouvrent dans les oreillettes par plusieurs rameaux, de sorte qu'une portion du sang y est versée directement. Lancisy a cru aussi pouvoir assurer qu'il avoit connu la communication des vaisseaux du cœur avec ses cavités, avant que personne en eût parlé ; & plusieurs Anatomistes de réputation, tels que Palfyn, Heister, Winslow, Lieutaud & de Haller, les ont admises.

Il s'en est pourtant trouvé qui ne les ont pas adoptées. Verrheyen, quoique très-difposé à croire qu'il y avoit des vaiffeaux de cette efpèce dans le cœur, avoue qu'il ne les a bien vus que du côté droit. Les injections qu'il a pouffées dans les veines qui regardent le ventricule de ce côté, font forties par les deux veines caves, après avoir rempli ce ventricule & fon oreillette ; au lieu que celles qu'il a faites dans les veines qui appartiennent au ventricule gauche, n'y ont pénétré que par trois ou quatre ouvertures fort étroites. Sans doute il avoit conçu combien il répugnoit à la marche connue du fang, que ce fluide fe rendît dans les cavités gauches du cœur, fans avoir parcouru les routes pulmonaires ; & quoique trompé par des expériences illufoires, s'il n'a pu fe refufer à embraffer une opinion qui étoit en vogue, du moins il ne l'a reçue qu'avec des reftrictions conformes aux loix de l'économie animale. Boerhaave a penfé de même, & a dit que les veines de Thébéfius ne s'ouvroient que dans les cavités droites du cœur.

Les expériences de Duverney, confignées dans le fecond volume des Mémoires de l'Académie de Pétersbourg, ont enfuite répandu du doute fur ces veines ; elles ont été faites fur le cœur d'un éléphant, dont les parties, plus développées & plus grandes que celles des autres animaux, devoient laiffer mieux appercevoir la difpofition de ces vaiffeaux. Ce cœur ayant été vidé & lavé, Duverney a effayé de le comprimer dans tous les fens, afin de voir fi le fang paffroit des veines dans les ventricules ; mais, quoiqu'elles fuffent fort groffes & fort pleines, il n'en eft rien forti. Cela fait, il a pouffé, à plufieurs reprifes, de l'eau teinte en jaune, & tiède, dans les artères & dans les veines fans ligature, puis, après en avoir pratiqué une, fans doute fur le tronc des veines coronaires. Dans le premier cas, l'injection eft revenue en entier par l'embouchure de ce tronc ; & dans le fecond, la furface interne du ventricule a paru couverte de vaiffeaux qui font devenus très-apparens, mais il ne s'eft fait aucune effufion de la liqueur que ces vaif-feaux contenoient. Enfuite on a fubftitué de l'efprit-de-vin, du mercure paffé au chamois, & de l'air à la liqueur dont on vient de parler, fans que l'évènement ait été différent. Surpris de ce que les fubf-tances dont les vaiffeaux du cœur étoient remplis, n'en fortoient point, pendant qu'elles s'échappent quelquefois affez aifément de ceux du cœur d'ani-maux moins gros, Duvernoy y a encore pouffé du mercure en affez grande quantité pour qu'ils fuffent très-diftendus, & les a comprimés douce-ment avec les mains. Ce n'eft qu'alors qu'il a vu quelques gouttes d'humeur & quelques globules de mercure fe faire jour dans les ventricules.

Il eût pu conclure de ces faits, que les veines de Thébéfius font un être de raifon ; mais, crai-gnant que les diverfes fubftances qu'il avoit pouffées dans les vaiffeaux du cœur n'y euffent été retenues par des circonftances particulières, il a mieux aimé fufpendre fon jugement. Senac n'a point héfité à les rejeter. Convaincu, par la connoiffance profonde qu'il avoit de l'organifation des corps animés, qu'elles ne pouvoient avoir lieu fans que le cours ordinaire du fang fût interverti, les expé-riences alléguées en leur faveur ne l'ont point re-tenu. La force avec laquelle les injections font pouffées dans les artères & dans les veines coro-naires, la pefanteur du mercure dont on s'eft fervi pour faire ces expériences, & la difpofition naturelle du cœur dont les vaisseaux ont quelquefois très-peu de solidité, lui ont paru en avoir préparé les évènemens. D'ailleurs, il observe que de l'encre poussée dans les vaisseaux du cœur en teint profondément la subtance, tant en dedans qu'en dehors, ce qui n'arriveroit certainement pas s'il y en avoit qui versassent directement le sang dans ces cavités, & par où une partie de cette liqueur pût s'échapper. Enfin, il remarque, avec raison, que les injections fines pénètrent souvent dans le canal des intestins, ou à travers les porosités de diverses autres parties membraneuses, quoique les vaisseaux qui rampent dans leur tissu ne s'y ouvrent pas d'une manière directe.

Les raisons alléguées par ce savant Médecin, sont de la plus grande force ; elles sont confirmées par le nombre & la grosseur des veines répandues dans toutes les parties du cœur ; car, si une portion du sang que les artères coronaires reçoivent de l'aorte, devoit entrer dans la cavité de ce viscère par des vaisseaux de la nature de ceux qui ont été supposés, on ne verroit pas quelle pourroit être la fonction de ces veines. Mais ce qui achève de prouver que les vaisseaux dont il s'agit n'existent pas, c'est que des injections de toute espèce, poussées dans les artères & dans les veines coronaires, ne pénètrent pas dans les ventricules & dans les oreillettes du cœur, quand elles sont faites avec les précautions convenables. Lower l'assure de la manière la plus positive. La membrane intérieure du cœur est, dit-il, d'un tissu si serré, qu'elle ne laisse rien passer, ainsi qu'il paroît manifestement lorsqu'on pousse une injection de quelque espèce que ce soit dans les artères de ce viscère. Senac a très-souvent éprouvé la même chose ; j'en ai fait aussi l'expérience bien des fois.

Quelles circonſtances ont donc pu en impoſer aux Anatomiſtes , & les engager à adopter les veines de Thébéſius ? Outre celles que je viens d'indiquer , il me ſemble qu'ils ont preſque tous été déterminés à penſer que les vaiſſeaux du cœur s'ouvrent dans ſes différentes cavités , parce qu'ils ont remarqué dans l'oreillette droite des embouchures qui ſont manifeſtement veineuſes , & qui ont tous les caractères de celles que Vieuſſens , Thébéſius & Lanciſy ont cru appercevoir dans les ventricules ; elles ſont larges & aboutiſſent à des vaiſſeaux qui ſe retréciſſent de plus en plus , à meſure qu'ils s'en éloignent , & qui , après avoir rampé quelque temps dans la ſubſtance de l'oreillette , vont communiquer avec les veines qui ſe diſtribuent aux ventricules , ainſi que l'on peut s'en aſſurer , en y pouſſant de l'air avec un tube ; mais le ſang qu'elles verſent dans l'oreillette droite , paſſe par les poumons avant d'être rapporté dans l'aorte. On trouve à la vérité dans la gauche , des lacunes qui leur reſſemblent ; cependant , comme je n'ai pu y faire entrer l'air , & qu'il n'en ſort pas lorſqu'on en pouſſe dans les artères & dans les veines coronaires , je ne puis aſſurer qu'elles répondent auſſi à des veines. D'ailleurs , quand cela ſeroit , il pourroit ſe faire que ces veines vinſſent de la ſubſtance des poumons , ou de l'épaiſſeur des parois de celles qui ſe remarquent dans ce viſcère ; alors le ſang qu'elles contiendroient ne ſeroit rendu au ventricule gauche qu'après avoir parcouru les routes ordinaires de la circulation , & elles ne féroient rien en faveur des veines imaginées par Vieuſſens & par Thébéſius.

L'artère pulmonaire s'élève de la partie antérieure , ſupérieure & gauche du ventricule droit ;

elle monte obliquement de droite à gauche & de devant en arrière, & ne tarde pas à se partager en deux grosses branches, dont l'une se porte presque transversalement de gauche à droite, derrière l'aorte, & va gagner le poumon de son côté. Sa grosseur est plus considérable que celle de la branche qui va au poumon gauche. Celle-ci monte un peu plus. Elle est en quelque sorte parallèle à l'aorte, sous la crosse de laquelle elle est située. Le tronc de l'artère pulmonaire est plus petit que celui de l'aorte. Il a aussi bien moins d'épaisseur, de sorte qu'au lieu de se soutenir quand il est coupé en travers, il se plisse & se chiffonne. On y voit intérieurement, près le ventricule droit, trois valvules, connues sous le nom de sigmoïdes. Elles ont la figure d'un panier de pigeon, ou plutôt d'un croissant, dont le bord convexe est attaché à l'ouverture du ventricule, & le bord concave & flottant est tourné en haut. Ce dernier bord est partagé en deux parties égales, par un tubercule qui se rencontre à son milieu. Les tubercules dont il s'agit manquent souvent. C'est peut-être la raison pour laquelle, après avoir été décrits par Jules-César Arantius, Professeur en Anatomie & en Chirurgie à Boulogne, mort en 1589, ils sont tombés dans l'oubli d'où Morgagni les a tirés. Les valvules sigmoïdes sont fort minces; on y découvre pourtant sans peine des fibres musculeuses, placées entre deux membranes. Leur usage est évidemment d'empêcher le sang qui est entré dans l'artère pulmonaire, de retourner dans le ventricule droit.

Dans le fœtus, l'artère pulmonaire, au lieu de se diviser en deux grosses branches à son extrémité, continue de se porter dans la direction qui vient de lui être assignée, jusqu'à la partie inférieure de la croſſe de l'aorte, au-deſſous & un peu au-delà de l'artère ſous-clavière gauche, & elle s'y ouvre en formant avec elle un angle aigu, dont la partie ſaillante eſt à gauche & en bas. Les branches qui partent de ce tronc pour l'un & pour l'autre poumons, ſont très-petites. Celle qui appartient au poumon droit, s'en ſépare la première; elle eſt beaucoup plus groſſe que l'autre. La portion de l'artère pulmonaire qui s'étend depuis la naiſſance de la branche qui va au poumon gauche juſqu'à l'aorte, eſt ce que l'on nomme le canal artériel. Les Anatomiſtes en ont fait une troiſième branche de cette artère, comme ſi les deux premières pouvoient lui être comparées. Sans doute ils n'ont examiné ces parties qu'après la naiſſance, & dans un temps où les enfans ayant commencé à reſpirer, les branches qui vont aux poumons ont acquis plus de groſſeur, & où le tronc qui leur donne naiſſance & qui forme le canal artériel, a déjà commencé à ſe retrécir. Car, dans les enfans mort-nés, & dans les fœtus qui ne ſont point à terme, ce canal eſt viſiblement formé par l'artère pulmonaire qui s'étend juſqu'à l'aorte, à laquelle il tranſmet la plus grande partie du ſang qui, de la veine cave ſupérieure, étoit paſſé dans l'oreillette & le ventricule droit, de manière que les poumons ne reçoivent pas tout le ſang qui devroit s'y porter. On ſent combien cette précaution de la nature eſt utile pour empêcher que les viſcères en queſtion, affaiſſés ſur eux-mêmes, reçoivent une quantité de ſang dont ils ſeroient ſurchargés; mais lorſque le fœtus eſt né & qu'il commence à reſpirer, les vaiſſeaux des poumons, déployés & étendus par l'abord de l'air dans les cellules bronchiques, préſentent au ſang un eſpace plus grand & plus ample; ce fluide s'y engage en grande abondance, & par conféquent le canal artériel en tranfmet moins dans l'aorte ; les veines pulmonaires, plus pleines qu'elles n'ont coutume de l'être, verfent plus de fang dans l'oreillette gauche ; la valvule du trou ovale eft appliquée par ce fang même à l'ouverture dont il s'agit, & la ferme ; il ne paffe plus rien de l'oreillette droite dans la gauche ; la valvule fe colle au bord du trou ovale ; le canal artériel fe retrécit, parce qu'il ne fert plus à rien, & les chofes fe mettent dans l'état où elles doivent être pendant la vie. Ce canal a encore un ufage important dans le fœtus: il augmente, par fa réunion avec l'aorte inférieure, la force avec laquelle le fang coule dans cette artère, où il eft chaffé par la réunion des deux ventricules ; ce qui, fans doute, étoit néceffaire pour qu'il pût parcourir les routes anfractueufes du placenta.

Les branches de l'artère pulmonaire forment chacune, après la naiffance & pendant toute la vie, une arcade qui embraffe la bronche de fon côté, & qui eft couverte antérieurement par les veines pulmonaires. Elles fe ramifient à l'infini au dedans des poumons, & s'y anaftomofent à leurs dernières extrémités avec celles des veines pulmonaires. Celles-ci fe réuniffent les unes aux autres, & forment de cette manière quatre gros troncs veineux, dont deux fortent du poumon gauche, & deux du poumon droit; ce font les veines pulmonaires, lefquelles viennent s'ouvrir dans l'oreillette gauche. Celles qui appartiennent au poumon gauche, font un peu plus élevées que celles qui appartiennent au poumon droit; ce font auffi les feules que l'on apperçoive aifément au dedans du péricarde. La fupérieure eft la plus groffe; elle monte au devant de l'artère pulmonaire dont elle couvre une partie. L'inférieure defcend & va gagner la partie inférieure du poumon. Les veines pulmonaires du côté droit font cachées par la réunion des deux veines caves. On ne peut les mettre à découvert que par une diffection difficile ; il faut détacher les veines caves de droite à gauche. La fupérieure des veines pulmonaires, plus groffe, couvre auffi une partie de l'artère correfpondante ; elle monte de bas en haut, & l'inférieure defcend. Leurs embouchures font moins diftinctes que celles des veines gauches, qui font féparées par un affez grand intervalle, au lieu que celles - ci paroiffent fe confondre. Les quatre veines pulmonaires font moins groffes que les deux artères auxquelles elles répondent.

L'oreillette gauche a auffi bien moins de capacité que la droite ; elle fe termine de même antérieurement par une efpece d'appendice fituée à la partie gauche de la naiffance de l'artère aorte, & figurée comme une oreille de chien. La fubftance de cette oreillette eft membraneufe & charnue ; néanmoins on n'y voit point de fibres qui faffent faillie à fa face interne, comme il y en a dans l'oreillette droite. Les reftes du trou ovale font difficiles à appercevoir fur la cloifon qui les fépare. Enfin, l'oreillette gauche s'ouvre dans le ventricule de ce côté, par un large orifice bordé auffi d'une zone dont l'apparence eft tendineufe, & d'une valvule dont le bord fixe eft à l'ouverture même, & le bord flottant dans le ventricule.

Cette valvule eft découpée, du côté du ventricule, en plufieurs languettes, parmi lefquelles il y en a deux plus grandes que les autres, ce qui leur a fait donner le nom de mitrales, & les a fait regarder comme deux valvules diftinctes. Celle de ces deux appendices qui regarde l'embouchure

de

de l'aorte, a plus d'étendue que l'autre. La valvule mitrale eſt attachée aux colonnes charnues du ventricule gauche, par des cordages tendineux dont la diſpoſition eſt la même qu'à la valvule tricuſpide.

Le ventricule gauche a une étendue proportionnée à celle de ſon oreillette. Il eſt moins large que le ventricule droit, mais il eſt plus long & s'approche davantage de la pointe du cœur. Ses parois préſentent intérieurement un grand nombre de colonnes charnues qui ſont preſque toutes diſpoſées en long. Son épaiſſeur eſt plus conſidérable que celle du ventricule droit; & répond à la force avec laquelle le ſang doit être pouſſé par l'artère aorte, pour parvenir juſqu'aux extrémités les plus reculées de la machine animale. Cette épaiſſeur eſt plus grande au milieu de la longueur du ventricule, que vers ſa baſe & vers ſa pointe, où elle diminue d'une manière ſenſible.

La capacité du ventricule gauche eſt moindre que celle du ventricule droit. On a vu précédemment la même inégalité entre les deux oreillettes & les vaiſſeaux pulmonaires, de ſorte que l'oreillette droite & l'artère pulmonaire ſont plus grandes que l'oreillette gauche & que les veines qui viennent s'y rendre. Les anciens avoient apperçu la différence qui ſe trouve à cet égard entre les ventricules & les oreillettes; mais celle qui ſe rencontre entre les vaiſſeaux du poumon leur avoit échappé. Helvétius eſt le premier qui l'ait fait connoître en 1718. Quoiqu'elle ſoit fort ſenſible & qu'elle s'obſerve même dans le fœtus, tout le monde n'en convient pas. Santorini, Boerhaave & Lieutaud penſent que les ventricules ſont abſolument égaux. D'où vient cette diſſenſion qui devroit, ce ſemble, être terminée par les faits à

C'eft que les faits varient eux-mêmes. D'ailleurs, il n'eft pas facile de déterminer la grandeur refpective des ventricules par des expériences. Si l'on y pouffe une liqueur fluide, ou une fubftance qui foit fufceptible de fe congeler & de fe durcir après y avoir été injectée, le ventricule droit fe dilate plus que le gauche, parce qu'il eft le plus foible. Si on les remplit feulement comme un vafe, comment mettre le cœur dans une fituation telle que les deux ventricules puiffent recevoir une fuffifante quantité de liqueur ?

L'inégalité qui fe remarque entre les cavités du cœur, ne vient pas de la première conformation. Il paroît au contraire qu'elle n'a pas même lieu pendant la vie. Lorfqu'on eft prêt à mourir, le cœur bat avec moins de force qu'à l'ordinaire. Le fang contenu dans les cavités droites du cœur, trouve de la réfiftance à paffer à travers les poumons déjà affoiblis, & privés en grande partie de l'exercice de leurs fonctions : ce fluide augmente cependant en quantité par l'abord de celui que les veines viennent y dépofer. Il doit donc les diftendre plus ou moins, & leur donner des dimenfions apparentes plus grandes que celles qui leur appartiennent, pendant que les cavités gauches du cœur, qui n'éprouvent aucun obftacle de cette efpèce, fe vident peu à peu, & perdent leur capacité par le refferrement qu'elles éprouvent. C'eft ce que confirme l'infpection des animaux qu'on tue dans les boucheries pour l'ufage de nos tables, & qui, comme on fait, périffent par la fection de tous les vaiffeaux du cou, & par l'hémorragie qui en eft la fuite. L'oreillette & le ventricule droit n'ont pas plus de capacité que l'oreillette & le ventricule gauche. Les artères & les veines pulmonaires paroiffent avoir des dimensions égales, & le resserrement des deux ventricules est à-peu-près le même, quoique dans le cœur humain le droit paroisse toujours fort lâche, pendant que les parois du gauche sont constamment plus fermes & plus rapprochées. La même chose arrive aux personnes qui meurent sur le champ de coups d'épée qui intéressent l'une des deux veines caves ou l'artère pulmonaire. La partie droite du cœur est plus ou moins vide, suivant la grandeur de la plaie & la facilité que le sang a eue d'en sortir; & la différence que l'on y rencontre ordinairement, lorsqu'on les compare avec la partie gauche, est à peine sensible. Cette observation est due à Veiss, Professeur public d'Anatomie & de Chirurgie à Altorf. Il dit dans le programme par lequel il invitoit les Savans à ses démonstrations d'Anatomie, en 1745, avoir trouvé les cavités droites & gauches du cœur parfaitement égales sur un homme qui venoit d'être décapité.

J'ai fait d'ailleurs un grand nombre d'expériences qui ne laissent rien à desirer à ce sujet.

Les premières n'ont eu d'autre but que d'examiner l'état où se trouvent les cavités & les gros vaisseaux du cœur, sur des chiens où j'avois fait périr d'une manière lente & sans effusion de sang. J'ai trouvé dans ces parties les mêmes dispositions que l'on rencontre ordinairement sur les hommes. Les deux veines caves, l'oreillette droite & le ventricule voisin étoient pleins de sang & fort dilatés, les veines plus que l'oreillette, & celle-ci plus que le ventricule. La capacité de l'artère pulmonaire étoit fort grande, relativement à celle des veines du même nom. Cette artère contenoit quelques caillots, mais les veines étoient vides. L'oreillette gauche étoit assez resserrée; on y voyoit une médiocre quantité de fang. La contraction du ventricule gauche étoit plus forte, à raifon de l'épaiffeur de fes parois & de la multiplicité des fibres charnues qui les compofent. Enfin, l'aorte renfermoit quelques caillots, mais beaucoup moins remarquables que ceux de l'artère pulmonaire. Ces premières recherches ont été pour moi un terme de comparaifon, auquel je puffe rapporter celles que je méditois. J'ai continué l'infpection des mêmes parties fur des chiens égorgés & morts par la perte fubite de leur fang. Ceux-ci fe font trouvés avoir une difpofition femblable à celle que l'on rencontre fur le cœur des perfonnes qui ont eu quelques-uns des gros vaiffeaux de cet organe ouverts par des coups d'épée, & fur celui des animaux qu'on tue dans les boucheries. Quoique les cavités droites du cœur continffent plus de fang que celles du côté oppofé, ce fluide y étoit en beaucoup moins grande quantité qu'à l'ordinaire. La dilatation des deux veines caves étoit même affez grande, & l'oreillette droite fe trouvoit plus ample que la gauche, fans doute parce que, malgré la facilité que le fang avoit eue à s'écouler par les vaiffeaux du cou, celui qui étoit revenu des parties inférieures du corps avoit été retenu en partie, foit par l'action des valvules placées au bas des veines jugulaires & autres, foit par l'extinction prompte & totale des mouvemens vitaux. L'inégalité des ventricules du cœur & celle des vaiffeaux pulmonaires, fi frappante dans les premiers chiens, ne pouvoit être apperçue dans ceux-ci : au contraire, ces parties n'avoient pas plus de capacité les unes que les autres, du moins autant qu'il étoit poffible d'en juger à la vue. Ces expériences prouvent inconteftablement que fi les cavités droites du cœur

& l'artère pulmonaire préfentent plus de capacité que le ventricule, l'oreillette gauche & les veines pulmonaires, cela vient de ce que le fang afflue dans les unes aux approches de la mort, & qu'il s'échappe aifément des autres, d'où il eft chaffé par la contraction de leurs fibres, qui font plus fortes & plus nombreufes.

Le ventricule gauche donne naiffance à l'aorte. Cette artère s'élève de fa partie fupérieure & droite, & fe porte d'abord obliquement de gauche à droite & de bas en haut. Elle fort du péricarde & va enfuite de devant en arrière, & de droite à gauche, en formant une courbure confidérable qui l'approche de la partie gauche de la troifième vertèbre du dos, puis elle defcend directement, de haut en bas, le long de la partie gauche des vertèbres des lombes, jufqu'à la dernière, vis-à-vis laquelle elle fe termine, en fe partageant en deux groffes branches connues fous le nom d'artères iliaques. L'aorte, à fa fortie du ventricule gauche, préfente trois élévations qui la font paroître comme boffelée. Ces élévations répondent à un pareil nombre d'enfoncemens particuliers qui fe voient au-dedans de cette artère, & que l'on appelle les petits finus de l'aorte, pour les diftinguer d'un autre finus qui fe rencontre à l'endroit où elle fe courbe de droite à gauche, & que l'on nomme le grand finus de l'aorte. On ne fait trop à quoi fervent ces finus, qui ont été décrits pour la première fois par Valfalva. Le grand paroît être formé accidentellement par l'effort que fait le fang pouffé par le ventricule gauche. Pour les petits, on a dit qu'ils fervoient à loger les valvules fygmoïdes, lors de la contraction du cœur, & à déterminer le fang à entrer dans les artères coronaires; mais on ne peut admettre cet ufage, puifqu'il n'y a point de finus à l'entrée de l'artère pulmonaire qui eft garnie de valvules fygmoïdes toutes femblables à celles de l'aorte, & qu'il n'y a prefque jamais que deux artères coronaires, pendant que le nombre des petits finus eft de trois.

L'aorte préfente intérieurement, à la fortie du ventricule gauche trois valvules fygmoïdes, qui ne different en rien de celles qui fe trouvent au-dedans de l'artère pulmonaire : ces valvules font quelquefois au nombre de quatre, trois grandes & une petite figurée comme les autres. On voit auffi vers le commencement de l'aorte, & tout près des valvules en queftion, les embouchures de deux artères qui vont fe diftribuer au cœur, & qui font connues fous le nom d'artères coronaires, parce qu'elles embraffent la bafe de ce vifcère en manière de couronne. Elles fortent toutes deux du tiers antérieur de l'aorte, l'une à droite & l'autre à gauche. La première eft fituée plus inférieurement, & eft plus groffe que la feconde. Elle fe gliffe de gauche à droite, & de devant en arrière entre le ventricule & l'oreillette de ce côté jufqu'à la face plate du cœur. Quand elle y eft parvenue, elle s'enfonce dans le fillon qui s'y remarque, & fe porte de la bafe à la pointe de cet organe.

L'artère coronaire gauche eft plus petite ; & fituée plus haut que la droite. Cette artère fe partage bientôt après fa naiffance en deux ou trois groffes branches. La première eft antérieure ; elle defcend fur le champ, rameufe & flexueufe, le long du fillon de la face antérieure & convexe du cœur jufqu'à fa pointe, qu'elle paffe quelquefois pour fe réfléchir fur fa face plate, & s'aller anaftomofer avec l'artère coronaire droite. La feconde branche fuit l'intervalle du ventricule & de l'oreillette, jufqu'au bord obtus du cœur, & enfuite au-delà de ce bord fur fa face plate. La troifième s'enfonce profondément dans la fubftance de la cloifon qui fépare les ventricules du cœur, jufqu'à fa pointe. J'ai pour le plus fouvent obfervé que les artères coronaires ne fourniffoient des ramifications qu'à la partie du cœur à laquelle elles répondent.

L'embouchure de ces artères eft très-près des valvules fygmoïdes. On a cru long-temps que cette difpofition les empêchoit de fe remplir en même temps que les autres, & qu'au lieu de recevoir le fang du ventricule gauche, elles le recevoient de l'aorte, dans le temps où cette artère venant à fe contracter, les valvules fygmoïdes s'abaiffent pour l'empêcher de retourner dans le ventricule. Cette opinion a paru d'autant plus vraifemblable, qu'on a penfé que fi les artères coronaires fe fuffent remplies lors de la contraction du cœur, le fang y feroit entré avec trop d'impétuofité, & dans le temps même où les fibres de cet organe, fortement contractées, font approchées & ferrées les unes contre les autres, ce qui l'auroit peut-être empêché de parvenir jufqu'à leurs dernières ramifications ; mais le contraire eft prouvé par un grand nombre d'expériences & de raifons : 1°. on trouve toujours l'orifice des artères coronaires au-deffus des valvules fygmoïdes ; 2°. leur éloignement d'avec ces valvules doit être plus grand encore dans les perfonnes vivantes que dans les cadavres, parce qu'il eft certain que l'aorte s'alonge pendant la diaftole, & que tous les points de fon étendue s'écartent du cœur proportionnellement ; 3°. on trouve affez communément dans l'aorte des vieillards une ligne calleufe & circulaire entre les parties fixes des valvules fygmoïdes & l'ouverture des artères coronaires , laquelle paroît être l'effet de l'action que le bord flottant de ces valvules exerce fur cette artère , à chaque fyftole du cœur. Or, cette ligne feroit certainement fituée au-deffus des artères coronaires , fi celles-ci étoient couvertes par les valvules fygmoïdes ; 4°. enfin, les artères coronaires fe rempliffent & fe dilatent en même temps que toutes les autres artères , fuivant les obfervations de Haller & des autres Anatomiftes modernes ; car , lorfqu'on ouvre quelques - unes de leurs ramifications avec la pointe d'une lancette fur un animal vivant, on voit le fang en fortir avec plus d'impétuofité lors de la fyftole du cœur, que pendant fa diaftole. D'ailleurs, fi l'on injecte du fuif par la veine ombilicale d'un fœtus, il va remplir les artères coronaires, ce qui n'arriveroit certainement pas fi les valvules fygmoïdes en bouchoient l'ouverture. Ce qui a pu induire en erreur , c'eft que le cœur pâlit à chaque fyftole dans les animaux froids; mais la même chofe a lieu dans la diaftole. Le cœur ne paroît rouge que par la préfence du fang contenu dans fes cavités , & non par celui qui s'introduit dans fes propres artères. On peut s'en affurer en examinant les mouvemens du cœur fur un animal à fang chaud ; car il paroît conftamment rouge dans la fyftole & dans la diaftole , parce qu'il l'eft en lui-même, & que nul mufcle ne pâlit dans fa contraction.

Le cœur a des veines qui répondent à fes artères. La principale eft celle que l'on nomme coronaire, parce qu'elle fe contourne fur la bafe du cœur ; elle eft très-grande, fi on la compare aux autres. Son embouchure fe trouve à la partie poftérieure inférieure de l'oreillette droite , au côté gauche

de la fosse ovale & de la valvule d'Euſtache. Elle
eſt garnie en cet endroit d'une valvule qui a été
décrite précédemment , & n'en contient point
d'autres dans ſon intérieur, ſi ce n'eſt peut-être à
l'entrée de celle de ces branches qui forme la
veine poſtérieure du cœur, quoique ces valvules
aient été admiſes par d'habiles gens, & même par
Morgagni.

Outre les veines coronaires, le cœur en a d'autres
qui ont été nommées par Vieuſſens veines inno-
minées, quoiqu'elles méritaſſent mieux le nom de
veines antérieures. Elles occupent ſa face antérieure
entre ſon bord tranchant & l'aorte. Le nombre en eſt
incertain. Les unes montent vers l'oreillette droite ,
les autres deſcendent vers le ventricule du même
côté. La plus inférieure, celle qui avoiſine le plus
le bord tranchant du cœur, eſt toujours la plus
groſſe.

Il y a encore d'autres veines plus petites &
plus longues , dont les ramifications ſont répandues
dans la chair du cœur : ce ſont celles dont les embouchures s'ouvrent dans le ſinus & dans l'oreillette
droite.

Les nerfs du cœur lui ſont fournis par la huitième paire ou la paire vague , & par les grands
nerfs intercoſtaux. La portion du tronc de la paire
vague qui deſcend le long du cou , après avoir
donné un rameau conſidérable qui ſe porte au
larynx, & un filet très-fin qui fait une arcade
renverſée, & qui va communiquer avec une groſſe
branche du grand nerf hypogloſſe, donne toujours
de ſa partie antérieure, plus haut dans les uns,
& plus bas dans les autres , un ou deux filets
minces , qui deſcendent juſques dans la poitrine.
Ces filets ſervent à la formation des plexus cardiaques. Ils s'uniſſent d'abord enſemble , puis ils

communiquent avec un autre filet qui vient de l'intercoſtal & qui va au même plexus, en paſſant derrière l'aorte, & deſcendent au-devant de cette groſſe artère. Là ils ſe joignent avec d'autres filets qui viennent de la partie inférieure du même tronc de la huitième paire du côté gauche, du nerf récurrent droit, & des ganglions cervical inférieur & thorachique ſupérieur du grand nerf intercoſtal; & il réſulte de l'entrelacement de tous ces nerfs, des cordons nerveux, dont les uns ſon minces, & les autres plus forts. Les premiers deſcendent ſur la face antérieure du péricarde, où ils ſe diſtribuent. Ils appartiennent principalement à la paire vague, & le plexus qu'ils forment peut être nommé plexus cardiaque ſupérieur. Les ſeconds pénètrent au-dedans de ce ſac membraneux, & s'y perdent en deux faiſceaux, dont l'un ſe gliſſe en devant, entre l'aorte & l'artère pulmonaire, & l'autre paſſe en arrière, entre l'aorte & la partie antérieure de la trachée-artère, puis entre l'aorte & la branche droite de l'artère pulmonaire. Les plexus qui en réſultent peuvent être nommés cardiaques inférieurs. Ils donnent beaucoup de filets aux deux groſſes artères du cœur, à la baſe de ſes ventricules, à ſes oreillettes, aux vaiſſeaux qui ſe portent dans ſon épaiſſeur, & ſans doute auſſi quelques-uns aux veines caves & pulmonaires, quoique je n'aie pu les ſuivre juſques-là. Ils envoient peut-être encore des cordons qui paſſent entre la partie poſtérieure de l'aorte & la trachée-artère, leſquels deſcendent dans les poumons, pour contribu r à la formation des plexus pulmonaires; mais je n'ai pu les appercevoir.

Le nerf intercoſtal donne au cou, entre les deux ganglions cervicaux, un très-grand nombre de filets dont la ténuité eſt extrême, & que leur couleur rougeâtre & semblable à celle du tissu cellulaire voisin, dérobe quelquefois aux recherches les plus attentives. Ils vont pour la plupart aux graisses & à l'œsophage, mais, pour l'ordinaire, il y en a deux, & souvent trois, qui descendent le long du cou, & qui, après s'être unis ensemble & à ceux que le tronc de la paire vague fournit au même endroit, pénètrent dans la poitrine, & se glissent entre l'artère pulmonaire & l'aorte, pour contribuer à la formation des plexus cardiaques inférieurs. Le ganglion cervical inférieur donne aussi des filets qui se portent intérieurement. Quelques-uns vont aux nerfs récurrens ; d'autres se joignent au diaphragmatique. Les plus considérables se réunissent avec ceux qui naissent du premier ganglion thorachique, & vont derrière l'artère sous-clavière, sous laquelle ils se ramifient en manière de plexus. Ces derniers nerfs sont plus remarquables du côté gauche que du côté droit. Ils vont de l'artère sous – clavière à l'aorte, & après l'avoir entouré de plusieurs anses nerveuses, en manière d'anneaux distincts les uns des autres, ils forment de gros cordons qui passent devant & derrière cette artère, & qui, se joignant à ceux dont il a été parlé précédemment, & à ceux du côté opposé, se terminent enfin dans les plexus cardiaques inférieurs.

Le cœur est composé de fibres musculeuses, dont les unes appartiennent à ses oreillettes, & les autres à ses ventricules, & qui sont renfermées entre ses membranes, l'une externe, qui n'est que la continuation de la membrane intérieure ou capsulaire du péricarde, & l'autre interne, qui tapisse ses cavités, & qui est la même que celle qui se trouve au-dedans des artères & des veines. On y trouve aussi de la graisse, dont la quantité varie dans les différens fujets , & qui eft plus abondante à fa bafe que par-tout ailleurs. Les fibres mufculeufes des oreillettes font différentes de celles qui appartiennent aux ventricules. Le plus grand nombre eft commun à ces deux cavités. A l'égard de celles qui forment les ventricules, Winflow a découvert que chacun a fes fibres particulières, dont le plus grand nombre eft obliquement circulaire. On peut donc confidérer les ventricules comme deux mufcles creux , dont l'adoffement produit la cloifon qui les fépare , & qui font eux-mêmes renfermés dans un troifième.

Chaque partie du cœur a deux mouvemens ; l'un que l'on nomme fyftole , & l'autre diaftole. Dans le premier , elles fe refferrent & fe contractent ; dans le fecond , elles fe relâchent & fe dilatent. Les oreillettes & les ventricules n'éprouvent pas ces mouvemens en même temps. Lorfque les unes font dans la contraction, les autres fe trouvent dans le relâchement , & *vice verfâ*. La même chofe arrive aux artères qui partent du cœur. Elles fe dilatent dans le temps où les ventricules fe contractent. Enfin les veines , & fur-tout les veines caves que leur pofition rend plus faciles à obferver fur les animaux vivans, offrent les mêmes alternatives. Leur dilatation arrive lors de la fyftole des oreillettes, d'où il réfulte que les veines fe dilatent & fe contractent en même temps que les ventricules , & les oreillettes , au contraire , en même temps que les artères.

L'ufage de tous ces mouvemens eft de faire paffer le fang à travers les cavités du cœur, & de l'envoyer à toutes les parties du corps par les artères, d'où il revient au cœur par les veines , pour être pouffé de nouveau par les artères, ce qui conftitue la circulation du fang. Pour bien

concevoir cette importante fonction, fuppofons
que toutes les parties du cœur font abfolument
vides , & que les deux veines caves feules font
pleines du fang qui leur arrive. Ces deux veines ,
agacées par la préfence du fluide qu'elles contiennent, fe refferrent & le verfent dans l'oreillette
droite. Celle-ci fe contracte à fon tour, & comme
les veines caves fe rempliffent fur le champ, il
faut que le fang paffe dans le ventricule droit. Ce
ventricule entre bientôt en contraction, & pouffe
le fang dans l'artère pulmonaire feulement, parce
que la valvule tricufpide, placée à l'orifice par
lequel il communique avec l'oreillette, l'empêche
d'y retourner. L'artère pulmonaire dilatée fe ref-
ferre ; mais le fang qu'elle contient ne peut rentrer
dans le ventricule droit, à caufe des valvules
fygmoïdes. Il enfile les diverfes ramifications de
cette artère, & parvient jufqu'aux veines pulmonaires, qui le verfent dans l'oreillette gauche,
d'où il paffe dans le ventricule voifin. La contraction de ce ventricule ne peut le forcer à rentrer dans l'oreillette dont l'orifice fe trouve alors
bouché par la valvule mitrale. Le fang paffe dans
l'aorte. Les valvules fygmoïdes s'oppofant à fa
rentrée dans le ventricule gauche, il eft forcé de
parcourir toutes les branches de cette artère, qui
font répandues dans les diverfes parties du corps.
Il en revient par les veines qui leur répondent.
Ces veines le verfent dans les deux veines caves,
& celles-ci dans l'oreillette droite, comme ci-
deffus.

Dans le fœtus, les chofes fe paffent tout autrement. Le fang contenu dans la veine cave inférieure, eft tranfmis à l'oreillette gauche, à travers
le trou ovale. Cette oreillette le verfe dans le ventricule de fon côté, d'où il eft chaffé dans l'aorte.

Les groffes branches qui s'élèvent de la croffe de cette artère, en reçoivent la plus grande partie, & le conduifent à la tête & aux extrémités fupérieures. Il en revient par la veine cave fupérieure. Cette veine le tranfmet à l'oreillette droite. Le ventricule du même côté le reçoit à fon tour, puis il le pouffe dans l'artère pulmonaire. Ce fluide eft conduit à l'aorte au moyen du canal artériel; il s'y mêle avec une partie de celui qui vient du ventricule gauche, & après avoir rempli les branches qui naiffent de cette artère, il s'engage en grande partie dans celles que l'on nomme ombilicales, & va gagner le placenta, d'où il revient par une veine du même nom, qui fera décrite à l'article du fœtus, & qui le verfe de nouveau dans la veine cave inférieure. Il décrit par conféquent une efpèce de 8 de chiffre. Ce genre de circulation, particulière au fœtus, eft peu connu. On croyoit que le fang, amené par les deux veines caves à l'oreillette droite, s'y mêloit, & qu'une partie de ce mélange paffoit dans l'oreillette gauche. La ftructure que le cœur préfente dans ce temps de la vie, ne paroiffoit avoir d'autre ufage que de prévenir l'entrée du fang dans les poumons qui ne font point encore développés, & qu'il ne pourroit parcourir, faute de refpiration; mais elle en a un autre, &, j'ofe le dire, au moins auffi important: c'eft de ne permettre au fang qui vient du placenta d'y retourner, qu'après qu'il a parcouru, &, pour ainfi dire, vivifié toutes les parties de la machine animale; au lieu qu'en fuppofant le mélange dont on vient de parler, une partie de ce fluide feroit rendue au placenta, prefque auffi-tôt après être entrée dans le corps du fœtus.

Le mouvement circulaire du fang eft non-feulement prouvé par la difpofition du cœur, des artères & des veines, mais encore par des expériences incontestables. Il est étonnant que les anciens, qui connoissoient ces expériences aussi bien que nous, & qui les avoient journellement sous les yeux, n'y aient pas fait attention. Le premier qui ait entrevu la manière dont le sang parcourt les différentes cavités du cœur, est Michel Servet, Médecin Espagnol, homme d'un rare génie, mais qui en fit un mauvais usage en s'élevant contre le mystere de la Trinité, dans un livre imprimé à Bâle en 1531. Ce n'est point dans cet ouvrage, comme tout le monde le dit, mais dans un autre qui a pour titre : *Christianismi Restitutio*, &c. *Viennæ Allobrogum*, 1553, *in-8°*. que Servet s'explique sur le passage du sang à travers le cœur. Personne n'ignore que Calvin le fit brûler à Genève cette même année 1553, parce qu'il y prêchoit une doctrine contraire à la sienne. Colombus, élève & successeur de Vésale, & Césalpin, l'un en 1559, & l'autre en 1593, parlèrent aussi du cours du sang à travers les poumons ; mais c'est Guillaume Harvée qui a le premier décrit la circulation telle que nous la connoissons ; il en a rassemblé les preuves les plus fortes & les plus convaincantes, dans une dissertation imprimée à Francfort en 1628. Primerose, disciple de Riolan, s'éleva contre cette découverte en 1630 & fut suivi de *Fortunius Licetus*, & de plusieurs autres ; mais ses attaques & les leurs ne l'empêchèrent pas de s'accréditer, & d'être embrassée par tout le monde, au point que dès l'année 1660 il n'y avoit plus personne qui osât paroître en douter.

La circulation du sang une fois admise, on a cherché quelle en étoit la cause, & ce qui produisoit le mouvement alternatif des différentes parties du cœur. On a proposé diverses hypothèfes à ce fujet ; mais il n'y en a aucune qui puiffe foutenir un examen attentif. L'Anatomie humaine & comparée ne permettent pas de les admettre. L'expérience prouve au contraire, que ces mouvemens dépendent du *ſtimulus* qu'excite le fang fur les différentes parties du cœur. On fait que le ventricule & l'oreillette du côté droit confervent plus long - temps leurs mouvemens, que le ventricule & l'oreillette du côté gauche, & que par cette raifon, ces parties ont été généralement regardées comme celles qui ceſſent de vivre les dernières, l'*ultimum moriens.* Galien, Harvée & Boerhaave ont mis cette vérité hors de doute. Il y a long-temps que Haller a penſé que cette prérogative venoit de ce que les veines caves, agitées par les dernières palpitations des muſcles voifins affaiſſées fous le poids des viſcères, & reſſerrées par le froid qui s'empare du fujet après la mort, verſoient dans l'oreillette & dans le ventricule droit, plus de fang que les poumons ne peuvent en tranſmettre dans l'oreillette & dans le ventricule gauche ; de forte que ces dernières parties n'éprouvent dejà plus de ſtimulus, pendant que les autres y font encore fujettes.

Pour s'en aſſurer, il a fait une ligature à chacune des deux veines caves ; mais cette expérience lui a été inutile, parce que le fang contenu dans l'oreillette & le ventricule droit, continuoit à les ſtimuler & à y exciter des mouvemens. C'eſt pourquoi il s'eſt déterminé à faire une inciſion aux deux veines caves, & à vider l'oreillette & le ventricule droit par expreſſion, de peur que, s'il y faifoit une ouverture, & que les parties vinſſent à reſter fans mouvement comme il le prévoyoit, on ne pût attribuer leur repos à la diviſion de leurs fibres mufculaires. Les deux veines

avoient

avoient été liées au-delà des incisions qu'il y avoit pratiquées ; pour prévenir un nouvel abord du sang.

Ce procédé a été suivi du succès le plus complet. L'oreillette droite est restée immobile, comme si elle eût été frappée de la foudre. Pour le ventricule du même côté, il a continué à se mouvoir encore pendant quelque temps, parce qu'il n'avoit pu être entièrement évacué, & que le ventricule gauche l'entraînoit dans ses mouvemens.

Mais il restoit une autre chose à éprouver. Il falloit voir si l'oreillette droite & le ventricule droit, ayant été vidés, & restant sans mouvemens, parce qu'ils cessoient d'être stimulés, l'oreillette & le ventricule gauches continueroient à se mouvoir plus long-temps qu'à l'ordinaire, dans le cas où l'on auroit fait une ligature à l'artère aorte pour empêcher le sang d'en sortir. Après plusieurs tentatives, que les difficultés de cette opération rendoient infructueuses, Haller a parfaitement réussi. L'oreillette & le ventricule gauches ont continué à se mouvoir alternativement pendant deux heures entières. On y voyoit le sang aller de la base à la pointe du cœur, & l'oreillette ainsi que le ventricule gauche étoient devenus l'*ultimum moriens*, parce qu'ils étoient plus long-temps stimulés que l'oreillette & le ventricule droits.

DES POUMONS.

LES poumons, au nombre de deux, sont des viscères spongieux contenus dans les parties droite & gauche de la poitrine, & séparés par le médiastin

& par le cœur. La figure en est semblable à celle des cavités dans lesquelles ils sont renfermés ; elle approche d'un cône dont la pointe obtuse surmonte un peu le niveau de la première côte, & dont la base est non-seulement légèrement concave, pour s'accommoder à la convexité supérieure du diaphragme, mais même coupée obliquement de haut en bas & de devant en arrière. La partie par laquelle les poumons se regardent, est moins plane que concave, pour répondre à la convexité du cœur. Celle qui est tournée vers les côtes, est assez applanie en devant, un peu convexe sur les côtés, & beaucoup plus en arrière, où les côtes sont très-enfoncées.

La couleur des poumons varie suivant les différens âges : dans la première jeunesse elle est d'un rouge tirant sur le vermeil ; vers l'âge adulte, elle devient d'un blanc sale, tacheté de bleu ; dans un temps plus avancé, ces taches deviennent d'autant plus nombreuses, & d'une teinte d'autant plus foncée, que l'on approche davantage de la vieillesse. Le poumon droit est pour l'ordinaire divisé en trois lobes, deux grands & un petit, & le poumon gauche en deux seulement, & quelquefois aussi en trois. Le premier est pour l'ordinaire plus grand que le second, relativement à l'obliquité du médiastin, laquelle n'est pas suffisamment compensée par l'élévation du diaphragme, plus considérable à droite qu'à gauche. Le poumon gauche a en outre une échancrure à la partie inférieure & antérieure, du côté de la pointe du cœur ; de sorte qu'il ne peut gêner ce viscère par sa présence, & qu'il n'éprouve de sa part aucune espèce de compression.

Les poumons sont libres dans la cavité de la poitrine ; ils ne sont retenus que par les gros vaiſſeaux qui s'y introduiſent, un peu au-deſſus du milieu de leur hauteur, & par une eſpèce de repli ligamenteux, qui tient à toute la longueur de leur bord poſtérieur, depuis l'entrée de leurs vaiſ-ſeaux juſqu'au diaphragme, & qui ſe fixe de chaque côté aux parties latérales des vertèbres. Leur ſurface eſt continuellement humectée d'une ſéroſité qui ſuinte des pores de la membrane dont ils ſont re-couverts. Cette membrane leur eſt fournie par chacune des deux plèvres qui ſe réfléchit comme pour accompagner l'artère, la veine pulmonaire & les bronches, & pour former leur ligament poſtérieur. Elle a peu d'épaiſſeur, & leur eſt extrê-mement adhérente, au moyen du tiſſu cellulaire qui eſt auſſi un prolongement de celui par lequel les plèvres tiennent à toutes les parties qui circonſ-crivent les cavités de la poitrine.

La ſubſtance des poumons eſt caverneuſe & vaſculaire ; elle eſt partagée en un grand nombre de lobules, qui ne communiquent point enſemble. Ces lobules ſont faciles à diſtinguer dans le fœtus & dans les ſujets peu avancés en âge ; on les trouve ſéparés les uns des autres par le tiſſu cellulaire dont il vient d'être parlé, lequel s'introduit dans les poumons en même temps que les gros vaiſſeaux qui s'y diſtribuent, & qui ſe gliſſe dans leurs in-tervalles. Ils deviennent plus ſenſibles, lorſqu'après avoir fait une ouverture à la membrane externe des poumons, on vient à pouſſer de l'air dans ce tiſſu. Leur forme approche de celle d'un hexaèdre. Chacun d'eux eſt eſſentiellement compoſé de l'épanouiſſe-ment des dernières extrémités des bronches, & des dernières ramifications des artères & des veines pulmonaires.

On donne le nom de bronches aux deux parties qui réſultent de la diviſion de la trachée-artère.

Ce canal est un tuyau presque cylindrique & un peu applati de devant en arrière, qui de la partie inférieure du larynx se porte dans les poumons. Il descend le long de la partie antérieure des vertèbres du cou & de l'œsophage, au devant duquel il est situé. Lorsqu'il est parvenu à la partie supérieure de la poitrine, il se glisse entre les deux lames du médiastin & à la droite de l'aorte, jusques vis-à-vis la seconde ou la troisième vertèbre du dos. Là il se partage en deux branches ; une droite, plus courte, plus large, dont la direction s'éloigne moins de celle de la trachée-artère, & qui entre dans le poumon de son côté, au-dessous de l'artère pulmonaire, vis-à-vis la quatrième vertebre du dos ; & une gauche plus longue, plus étroite, plus inclinée, laquelle entre aussi dans le poumon de son côté, au-dessous de l'artère pulmonaire, vis-à-vis la cinquième vertèbre seulement.

La trachée-artère est cartilagineuse en devant & membraneuse en arrière. Sa partie cartilagineuse est faite de cerceaux planes, convexes en devant, concaves en arrière, épais à leur partie moyenne, minces & arrondis à leurs extrémités, & posés de champ les uns au-dessus des autres. La largeur de ces cerceaux cartilagineux est à-peu-près la même ; cependant les supérieurs, & particulièrement celui qui tient au bord inférieur du cartilage cricoïde, sont plus larges que ceux qui les suivent ; souvent on en voit deux unis à leur partie moyenne & séparés à leurs extrémités, & d'autres qui sont unis à leurs extrémités & séparés à leur partie moyenne ; ce qui fait qu'il est difficile d'en assigner le nombre d'une manière bien positive : cependant on en compte ordinairement depuis seize jusqu'à vingt ; ils tiennent ensemble par une mem-

brane forte, élastique, rougeâtre & en quelque
forte fibreuse, qui leur sert de périchondre, & qui
descend du premier au dernier. Quelques-uns regardent cette membrane comme musculeuse &
propre à opérer le rapprochement des cerceaux de
la trachée-artère, & le raccourcissement de ce
conduit; mais elle ne me paroît différer en rien des
autres.

La partie membraneuse de la trachée-artère a
peu de largeur; elle est faite de fibres musculeuses
situées en travers, qui tiennent aux extrémités des
cartilages dont la partie antérieure de ce canal
est composée. Plusieurs Anatomistes de réputation
disent y avoir vu des fibres longitudinales, qui
descendent de la partie inférieure du cartilage cricoïde, & qui sont plus sensibles sur les bronches qu'ailleurs; mais, outre que je ne les ai
jamais vues, elles ne sont point nécessaires pour
produire le raccourcissement dont on vient de
parler; il suffit du ressort de la membrane qui
sépare les cartilages, & de l'abaissement du larynx
par l'action de ses muscles. Si la trachée-artère
est membraneuse en arrière, ce n'est pas, comme
on l'a cru long-temps, pour éviter qu'elle comprime l'œsophage au devant duquel on la trouve
située; car, au lieu de descendre directement, on
remarque qu'elle est légèrement inclinée à droite,
& la même disposition a lieu sur les bronches,
qui n'ont aucun rapport avec ce canal membraneux; la structure dont il s'agit, la rend propre
à se dilater ou à se retrécir, suivant que ses fibres
transversales sont dans la contraction ou dans le
relâchement.

La trachée-artère est couverte extérieurement
d'une couche épaisse de tissu cellulaire, qui l'unit
aux parties voisines, sans la gêner en rien dans

ſes mouvemens. Sa partie interne eſt tapiſſée d'une membrane qui eſt continue à celle qui ſe voit au-dedans de la bouche & du larynx , & qui ſe prolonge dans l'intérieur des poumons. Cette membrane eſt mince , rougeâtre, pliſſée ſur ſa longueur, ſur-tout en arrière , & percée d'un grand nombre de pores qui laiſſent ſuinter l'humeur muqueuſe dont elle eſt continuellement humectée , & qui la maintient dans l'état de ſoupleſſe qui eſt néceſſaire à l'exercice de ſes fonctions. Ceux de ces pores qui répondent à la partie poſtérieure & membraneuſe de la trachée-artère ſont plus grands que les autres. Ce ſont les ouvertures des tuyaux excréteurs de beaucoup de glandes obrondes , mais applaties , pour le plus ſouvent iſolées , & quelquefois raſſemblées en grappe , dont le volume diffère depuis celui d'un grain de millet juſqu'à celui de la tête de l'épingle la plus fine , ſituées au - dela des fibres muſculeuſes , leſquels tuyaux paſſent à travers les intervalles de ces fibres , pour venir s'ouvrir dans l'intérieur du canal.

La ſtructure des bronches eſt la même que celle de la trachée-artère ; elles ſont pareillement cartilagineuſes en devant & ſur les côtés, & membraneuſes ou plutôt muſculeuſes en arrière : elles deſcendent chacune dans le poumon de ſon côté ; mais avant de s'y introduire , & long-temps après qu'elles y ſont engagées, elles ſont entourées de corps glanduleux, dont les premiers ſe trouvent au lieu de la diviſion de la trachée - artère , & que l'on nomme glandes bronchiques. Le volume de ces glandes varie beaucoup ; il y en a d'auſſi groſſes que des fèves de haricot, & d'autres qui égalent à peine un grain de millet ; elles ſont quelquefois ſimples & quelquefois lobuleuſes &

compofées ; leur confiftance eft molle , & leur couleur rougeâtre dans les enfans , & brune dans les adultes ; enfin on en exprime aifément , après les avoir ouvertes , une liqueur dont la teinte reffemble à la leur. Ces glandes font-elles purement lymphatiques , & communiquent-elles avec les vaiffeaux de ce genre qui s'élèvent des poumons & qui vont au canal thorachique , ou bien ont-elles un canal excréteur qui s'ouvre dans les bronches ? Quelques-uns l'ont penfé ; mais l'exiftence de ce canal n'eft pas encore bien conftatée. Verrheyen croyoit être le premier qui eût apperçu les glandes bronchiques ; cependant elles étoient connues des anciens.

Quand les bronches font arrivées aux poumons , elles fe gliffent de derrière en devant , fous l'arcade formée par les artères pulmonaires , & fe divifent & fubdivifent bientôt , de manière qu'il n'y a aucune partie de ce vifcère qui n'en reçoive quelques ramifications. Ces canaux font encore cartilagineux , tant qu'ils confervent quelque groffeur ; feulement les anneaux qui les forment , ont une figure peu régulière & font compofés de plufieurs pièces ; à la fin , ces anneaux difparoiffent tout-à-fait , & les dernières extrémités des bronches font purement membraneufes. Malpighy a cru que ces extrémités fe terminoient par des véficules rondes , fur lefquelles les dernières ramifications pulmonaires venoient fe terminer. Willis a ajouté que ces véficules tenoient aux bronches , comme des grains de raifin à leur pédicule ; d'autres ont cru qu'au lieu d'avoir une forme ronde , elles formoient des polyèdres extrêmement petits. Helvétius enfin a avancé que les poumons n'étoient compofés que de tiffu cellulaire jeté autour des vaiffeaux , & que l'air que les bronches portent dans ce viscère, est déposé dans les cellules dont il s'agit. Selon lui, ces cellules sont de figure incertaine, de grandeur différente, à-peu-près semblables à celles qui renferment la graisse, & communiquent toutes ensemble, sans pourtant que l'air puisse passer d'un lobule à l'autre : cette structure paroît la plus vraisemblable.

Les bronches sont par-tout accompagnées par les artères & par les veines pulmonaires, dont les dernières ramifications forment un réseau très-fin sur les cellules, ou plutôt sur la substance caverneuse qui les termine. Les artères pulmonaires viennent du ventricule droit, par un tronc qui s'élève de sa partie supérieure & gauche, & qui vient non-seulement de droite à gauche, mais encore de devant en arrière. La droite, plus grosse que la gauche, en sort plus bas ; elle se porte derrière l'aorte, & va gagner le poumon de son côté. La gauche, moins grosse & plus alongée, se porte dans la direction du tronc qui leur est commun, au-devant & au-dessous de la crosse de l'aorte, & va de même au poumon gauche. Toutes deux font une arcade dont la convexité regarde en haut & dont la concavité est en bas, & de laquelle partent une infinité de branches qui se répandent dans toutes les parties des poumons où elles se ramifient à l'infini, jusqu'à devenir entièrement capillaires. Dans cet état, elles donnent naissance, ou communiquent avec les premières branches des veines pulmonaires, lesquelles se réunissent les unes aux autres, & ne forment plus que deux troncs de chaque côté. Ces troncs s'ouvrent dans l'oreillette gauche. Les supérieurs, plus gros, descendent, & les inférieurs montent ; ils sont situés au devant des artères auxquelles ils répondent. On a déjà re-

marqué, d'après Helvétius, que leur capacité est
moindre que celle de ces artères. Le même Auteur
a vu dans les unes & dans les autres des rides
transverfales, dont l'ufage est de leur permettre
de fe déployer & de s'alonger dans le temps de
l'infpiration.

On voit encore fe répandre fur les bronches des
veines & des artères dont il a été parlé précédemment, fous le nom de bronchiales, & dont les ramifications fort nombreufes fuivent les leurs dans
toutes leurs divifions. Ces vaiffeaux communiquent
avec les veines & les artères pulmonaires en beaucoup d'endroits, & d'une manière telle, que de
l'eau pouffée dans les unes revient dans les autres;
ils communiquent auffi avec les artères & les veines
de l'œfophage, ainfi qu'avec les veines & les
artères coronaires. L'infertion de l'une des veines
bronchiales dans la veine azygos, obfervée par
Winflow en 1720 & 1721, eft une obfervation
rare, qui, quoique donnée par un très-grand maître,
auroit befoin de confirmation pour être généralement admife. Kerkringius a avancé que les artères & les veines bronchiales ne fervent qu'à
nourrir la trachée-artère, & qu'elles n'ont pas
d'autre ufage par rapport aux poumons. Mais on
vient de trouver dans ces derniers temps qu'elles
vont auffi aux membranes qui couvrent les lobules
de ce vifcère, & à celles des artères & des veines
pulmonaires; ce qui permet de croire que leurs
fonctions s'étendent plus loin.

Outre les vaiffeaux dont il vient d'être parlé,
chaque poumon reçoit des nerfs qui viennent du
tronc de la paire vague & du premier des ganglions
que l'intercoftal forme au-dedans du thorax. Les
poumons ont auffi des vaiffeaux lymphatiques, répandus fur leur furface, & qui vont fe rendre

dans le canal thorachique ; mais il ne faut pas prendre pour des vaiſſeaux de cette eſpèce, les intervalles qui en ſéparent les lobules.

Le tiſſu qui ſe trouve dans ces intervalles, eſt véritablement celluleux. Il ne communique point avec la ſubſtance des poumons. L'air que l'on y pouſſe, le diſtend ſans augmenter bien ſenſiblement le volume de ces viſcères. Il ſoulève leur membrane extérieure, & la rend comme emphyſémateuſe ; au lieu que celui que l'on fait entrer dans les bronches par la trachée-artère, en remplit les lobules, les gonfle beaucoup, & ne leur donne point cette apparence ; à moins qu'il n'ait été pouſſé avec trop de force, & que la ſubſtance des lobules ne ſoit rompue. Cet accident peut arriver pendant la vie, dans le cas où le paſſage de l'air à travers la trachée-artère eſt intercepté par quelque corps étranger arrêté dans ce canal, & où ce fluide eſt, pour ainſi dire, refoulé vers les poumons. L'emphyſème ſe communique de proche en proche au médiaſtin, & montant de bas en haut juſqu'à la partie ſupérieure de la poitrine, il ſe laiſſe enfin appercevoir au bas du cou, au-deſſus des clavicules. Peut-être ſeroit-il encore temps de ſauver le malade, en pratiquant une ouverture à la trachée-artère pour en tirer le corps étranger dont la préſence va le ſuffoquer ; mais on n'a point encore d'exemple de la réuſſite de cette opération.

Dans le fœtus, les poumons ſont compactes, livides & d'une peſanteur telle, que ſi on les coupe par morceaux, & qu'on plonge ces morceaux dans l'eau, ils vont au fond, pendant que ceux d'un enfant qui a reſpiré, ſont amples, dilatés, d'une couleur rouge claire, & ſurnagent à l'eau. On a cru long-temps que cette dernière circonftance pouvoit faire connoître fi un enfant trouvé mort, a refpiré ou non, ou, ce qui revient au même, s'il eft né vivant ou mort, mais il eft facile de prouver qu'elle ne fuffit pas pour abfoudre les perfonnes accufées d'infanticide; car, d'une part, il n'eft pas toujours vrai que les enfans dont les poumons furnagent, aient vécu; & de l'autre, il n'eft pas certain que ceux dont les poumons vont au fond de l'eau, foient nés morts. Ce qui rend le premier point douteux, c'eft que les poumons d'un enfant mort avant que de naître, peuvent aifément être difpofés à furnager; il fuffit de lui fouffler de l'air dans la trachée-artère. Or, il arrive fouvent que les nourrices & les mères elles-mêmes emploient ce procédé pour rappeler leurs enfans à la vie, lorfqu'elles les trouvent foibles ou languiffans, & qu'elles ne font point convaincues de leur mort. D'ailleurs, il peut bien fe faire qu'après la rupture des membranes & l'écoulement des eaux, un enfant, encore contenu dans la matrice, reçoive affez d'air pour que fes poumons foient diftendus, & qu'il meure enfuite avant que de naître. Overkamp dit avoir vu quatre enfans, nés en différens temps de la même mère, dont les poumons furnageoient, quoique ces enfans fuffent morts avant que de naître; & il prouve que cela même peut être arrivé, parce qu'ils avoient refpiré dans la matrice, après la rupture de leurs membranes. On peut ajouter que la pourriture feule peut difpofer les poumons à furnager, en raréfiant le peu d'air qu'ils contiennent. Il faut pourtant avouer qu'elle ne produit pas toujours cet effet, & que les poumons du fœtus, déjà putréfiés & répandant une odeur infecte, enfoncent néanmoins quelquefois, lorfqu'on les plonge dans l'eau.

S'il n'est pas sûr qu'un enfant dont les poumons surnagent, ait vécu, il ne l'est pas davantage que ceux dont les poumons vont au fond de l'eau soient morts avant que de naître. Ce qui peut avoir donné lieu à l'opinion contraire, c'est qu'on a toujours cru qu'il étoit nécessaire qu'un enfant respirât pour qu'il vécût; mais combien en voit-on qui sont si foibles au moment de leur naissance, qu'ils restent sans mouvement & sans respiration ! Quelques-uns d'entre eux reviennent pourtant de cet état, après avoir été réchauffés, fomentés avec des liqueurs spiritueuses, & après qu'on leur a instillé quelques gouttes de ces liqueurs dans la bouche. De même un enfant qui naît enfermé dans ses membranes, peut y rester pendant quelque temps sans respirer ; & si une mère cruelle vient à le tuer dans une pareille circonstance, comme il n'aura pas encore respiré, ses poumons seront compactes, rouges, pesans, & tomberont au fond de l'eau.

L'expérience prouve bien qu'un enfant nouveau-né peut vivre quelque temps sans respirer. Lorsqu'on veut étrangler & suffoquer des petits chiens & d'autres animaux, avant qu'ils aient commencé à respirer, il est plus difficile d'y réussir que lorsqu'ils ont déjà fait usage de la respiration.

Bien plus, on a vu des enfans vivre long-temps, quoiqu'on les empêchât de respirer. En 1719, une femme accoucha d'une fille, qu'elle enterra au moment de la naissance. Son crime ayant été découvert, on retira son enfant de la terre, quelques heures après, & il fut retrouvé vivant. En 1764, des parens barbares enveloppèrent dans du linge leur fille, au moment où elle venoit de naître, & ils l'enfoncèrent dans un tas de paille

d'où elle ne fut retirée que sept heures après , &
cependant elle vivoit encore. On voit bien qu'un
enfant de cette constitution peut naître vivant , &
périr ensuite , sans que ses poumons cessent d'être
complettes & d'enfoncer dans l'eau , & que par
conséquent les poumons d'un enfant qui a respiré,
ne surnagent pas toujours. Ajoutons que le cordon
ombilical peut précéder la sortie du fœtus : or, si
au lieu de le repousser convenablement, la Sage-
femme ou la mère le laissent méchamment en dehors , si elles le compriment ou le maltraitent de
quelque manière que ce soit , l'enfant mourra avant
que de naître. Peut-on assurer alors qu'il est mort
naturellement , parce que ses poumons enfoncent
dans l'eau , & absoudre la mère du crime d'infanticide ?

Une autre circonstance qui rend l'induction
tirée de l'immersion des poumons dans l'eau fort
douteuse , c'est que lorsqu'on coupe ce viscère
par morceaux , les uns surnagent & les autres enfoncent , suivant les remarques & observations de
Cramen , qui pense que cela doit arriver , parce que
toutes les parties du poumon ne se dilatent pas également dans les premières inspirations. En conséquence , il croit qu'on ne peut rien inférer de l'expérience dont il s'agit , à moins qu'on n'ait coupé les
poumons par morceaux , & qu'on ne les ait tous
essayés.

Enfin, il y a bien des faits qui prouvent que
les poumons d'enfans morts après leur naissance ,
peuvent aller au fond de l'eau. Bohn rapporte
qu'une femme de Leipsick , accusée d'avoir tué son
enfant, nia le fait avec persévérance ; on en vint
à l'expérience des poumons , qui enfoncèrent. Néanmoins cette femme avoua quelques jours après
que son enfant étoit venu vivant , & qu'elle l'avoit

tué, ce qu'elle continua d'affirmer jufqu'au dernier moment de fa vie. Zeller, Profeffeur de Tubinge, dit qu'un enfant enterré d'une manière clandeftine, ayant été exhumé pour être foumis à l'examen des Médecins, fes poumons allèrent au fond de l'eau. Sa mère & fa grand-mère, qui avoient affifté à fa naiffance, nioient qu'il eût vécu ; mais lorfqu'on eut examiné les circonftances de cette affaire, elles furent obligées de convenir que cet enfant avoit vécu, & qu'elles l'avoient enterré vivant.

Il fuit de ce qui vient d'être dit, que l'expérience par laquelle on pourroit connoître fi un enfant a vecu ou non, en plongeant fes poumons dans l'eau, ne peut en donner de connoiffance pofitive, à moins qu'on n'y joigne d'autres indices qui lui donnent une nouvelle force. Tel a été le jugement du Collège de Médecine de Wirtemberg, dans une caufe de cette nature ; & Bohn affure que la Faculté de Leipfick a toujours répondu fur ce principe, lorfqu'elle a été confultée fur ces fortes de cas. Quels font donc ces indices ? les voici. Il faut examiner, 1°. fi l'enfant eft à terme ou non, & s'il eft mince ou charnu ; car, quoiqu'on en voie vivre beaucoup qui font nés à fix, fept ou huit mois, ou dont la conftitution paroît fort délicate à l'inftant de leur naiffance, il eft bien plus vraifemblable que ceux qui font dans des circonftances différentes, viennent à bien ; 2°. fi le cordon ombilical eft fain, non flétri, lié convenablement ; 3°. fi la mère n'a pas éprouvé quelque accident, tel qu'une peur, une fecouffe violente, un effort confidérable avant d'accoucher ; fi en conféquence fon ventre s'eft affaiffé, fi elle a moins fenti remuer fon enfant qu'à l'ordinaire, ou même fi elle a ceffé tout-à-fait de le fentir ;

fi elle ne s'eft pas apperçue d'une efpèce de boule dans fon ventre, qui changeoit de place lorfqu'elle changeoit elle-même de fituation; fi elle eft accouchée lentement; fi elle a eu quelque hémorragie en accouchant, &c. car toutes ces circonftances indiquent que l'enfant eft mort avant de naître, ou que du moins il eft forti fi foible, qu'il n'a pu réfifter à la longueur du travail, & qu'il eft mort au moment de fa naiffance; 4°. l'état de l'enfant mérite auffi un examen férieux. Il faut voir s'il commence déjà à être attaqué de pourriture, & prendre garde en même temps à l'efpace de temps qui s'eft écoulé depuis l'accouchement de la perfonne accufée d'infanticide. S'il a déjà contracté une putréfaction confidérable, quoiqu'il foit né depuis peu de temps, il étoit mort avant que de naître; 5°. il faut faire attention s'il n'y a pas quelques marques autour du cou qui indiquent qu'il a été étranglé, ou quelques contufions à l'extérieur du corps; car ces fortes de marques ou de contufions ne peuvent arriver après la mort, où toute circulation eft interrompue. La couleur exceffivement rouge ou violette du vifage, pourroit être auffi un indice que l'enfant aura été fuffoqué, parce qu'on lui aura ferré la bouche & le nez avec un linge ou autre chofe femblable; 6°. s'il y avoit quelque ordure, comme de la terre ou de la cendre dans la bouche, il faudroit pouffer les recherches plus loin; & même, lorfqu'on eft chargé de cette efpèce d'examen, comme il feroit auffi dangereux de donner lieu à l'impunité du crime qu'à la punition d'un crime fuppofé, il ne faut jamais négliger d'examiner avec foin l'état de la bouche, du gofier, de l'œfophage & de la trachée-artère, pour voir s'ils ne contiendroient pas quelques corps étrangers.

Tels font les moyens qu'on peut employer pour juger de l'infanticide. Il y en a quelques - uns qui ne donnent que des inductions ; mais ces inductions fe changent en certitude , lorfqu'il y en a plufieurs, & qu'elles concourent avec les circonf- tances qui ont précédé, accompagné ou fuivi le délit.

Les poumons font les principaux organes de la refpiration. Cette fonction comprend deux mou- vemens ; l'un par lequel l'air entre dans la poi- trine, & que l'on nomme mouvement d'infpiration ; & l'autre par lequel il en fort , & que l'on nomme mouvement d'expiration. Le premier dépend prin- palement de l'action du diaphragme , que fa con- traction applatit & fait defcendre vers la cavité du bas - ventre. Il eft auffi produit en partie par l'action des côtes, lefquelles font en même temps élevées & pouffées en dehors , & par celle du fternum qui s'élève & qui fe porte en devant ; mais cela n'arrive que dans le cas où la refpira- tion eft gênée , comme dans quelques affections de la poitrine , & dans l'état de groffeffe. Dans toute autre circonftance, l'élévation des côtes & celle du fternum font très-bornées. Comme les pou- mons touchent par-tout à la plèvre , l'air s'y préci- pite à proportion que les cavités de la poitrine acquièrent une capacité plus grande. La préfence de ce fluide les rend plus légers ; il diminue l'intenfité de leur couleur ; les plus petites parties de ces vifcères en font diftendues ; il ouvre les angles que les vaiffeaux y forment , & rend le paffage du fang à travers leur fubftance plus libre & plus facile. C'eft fans doute la raifon pour laquelle le pouls bat avec plus de force pendant l'infpiration que pendant l'expiration.

Le fuccès de l'expérience par laquelle on réta-
blit

blit les mouvemens du cœur, & on soutient la
vie d’un animal dont on a ouvert les cavités de
la poitrine & qui ne peut plus respirer, en soufflant
de l’air dans ses poumons, dépend de la même
cause. Cette expérience, attribuée à Hook, qui
l’a faite en 1664, est beaucoup plus ancienne. Elle
n’a pas été inconnue à Vésale, qui dit avoir ré-
tabli un animal moribond par ce procédé. On peut
la tenter sur les personnes submergées, sur celles
qui ont été exposées à une vapeur suffocante,
ou qui ont éprouvé la suspension pendant quelque
temps. Le sang, qui dans tous ces cas ne peut parcourir les vaisseaux pulmonaires, s’arrête dans ces
vaisseaux, dans les cavités droites du cœur & dans
les deux veines caves, ainsi que dans les sous-cla-
vières, les jugulaires & les veines du cerveau. Le
principe vital est prêt à s’éteindre. Il peut être ra-
nimé si le sang est rendu à l’oreillette & au ventricule gauche du cœur, &, par le moyen de l’artère
qui s’en élève, à toutes les parties du corps; &
la distension des bronches par l’air que l’on fait
entrer dans la trachée-artère, peut en rétablir le
cours. Néanmoins il ne faut pas négliger d’employer
en même temps tous les autres moyens qui peuvent
concourir à cet effet, tels que la chaleur, l’agitation que l’on donne au malade, les frictions sur
les membres, l’irritation des narines & de l’arrière-
bouche, & celles qui sont faites sur les entrailles
avec des lavemens âcres, les saignées, & sur-tout
celle des jugulaires, &c. On ne peut assez applau-
dir au zèle des Officiers municipaux qui ont rendu
l’usage de ces moyens très-familiers sur nos ports,
pour rappeler à la vie les personnes submergées,
& qui ont pourvu les corps-de-garde établis dans
les différens quartiers de la ville, de tout ce qui
peut être nécessaire.

Tome II. S

Quelle que foit l'utilité de l'infpiration, il ne faut cependant pas qu'elle dure trop long-temps. Elle facilite bien l'entrée du fang dans les vaiffeaux des poumons, mais elle ne permet pas à ces vaiffeaux de fe défemplir, de forte que ceux en qu'elle continueroit beaucoup au-delà du terme ordinaire, pourroient périr en un temps fort court. C'eft ainfi, dit-on, que les Nègres dont nous nous fervons dans nos îles en qualité d'efclaves, favent fe fouftraire à la rigueur de leur fort. On ajoute qu'ils ont le fecret d'avaler leur langue, ou plutôt de la renverfer en arrière, & de l'engager dans le détroit du gofier, au point d'intercepter le paffage de l'air. Ce qui arrive dans l'infpiration, ainfi que les foupirs & les fanglots auxquels ils s'abandonnent quelquefois, montrent bien que la colère eft fort pernicieufe aux enfans.

L'expiration fuit l'infpiration. Ce fecond mouvement eft opéré par les mufcles du bas-ventre, dont la contraction force le diaphragme à remonter vers les cavités de la poitrine, ramène les côtes de haut en bas, & en même temps abaiffe la partie inférieure du fternum. Le reffort des cartilages des côtes y contribue auffi pour quelque chofe. Les effets qui réfultent de l'expiration font la compreffion des poumons, la fortie de l'air par la trachée-artère & par la glotte, le retréciffement des vaiffeaux pulmonaires, & l'accélération du fang qu'ils contiennent & qui eft tranfmis à l'oreillette gauche du cœur. Mais fi l'expiration dure trop long-temps, le fang ne peut traverfer l'artère pulmonaire, les parties gauches du cœur en manquent, la circulation languit, ce qui fait qu'on eft obligé d'infpirer de nouveau.

Ce qui vient d'être dit, montre qu'un des ufages de la refpiration eft de faciliter le cours du fang à travers les poumons. Mais pour quelle raison ce fluide ne peut-il être transmis de la partie droite du cœur à la partie gauche, que lorsqu'il a traversé les vaisseaux de ce viscère? Les anciens ont cru qu'il s'y chargeoit d'un sel nitreux qu'ils suppofoient répandu dans l'air, & auquel ils attribuoient fa couleur rouge; d'autres ont dit depuis, qu'il étoit vivifié par l'air qui vient s'y mêler. Enfuite Helvétius a penfé que le fang qui traverfe les poumons étoit réduit à un plus petit volume. Selon lui, ce fluide ne peut parcourir les diverfes parties de l'économie animale, fans être expofé à des frottemens multipliés qui l'échauffent, le raréfient, & lui font occuper un plus grand efpace. Lorfqu'il eft ramené dans les poumons, il y eft rafraîchi & condenfé par l'action de l'air contenu dans les cellules bronchiques, & devient propre à paffer à travers les veines pulmonaires plus étroites que les artères du même nom, & à recommencer fon cours. Ce fentiment avoit été admis par quelques Phyfiologiftes; mais on a vu qu'en fuppofant que le fang fût effectivement condenfé dans les poumons, ce qu'il perdroit de fon volume ne répondroit point à la différente capacité que préfentent les vaiffeaux pulmonaires; & des expériences & obfervations bien faites ont appris qu'on peut vivre & fe bien porter dans un air dont la chaleur égale & même furpaffe celle du fang. Après avoir long-temps cherché la manière dont l'air agit fur le fang dans la refpiration, & ce qui rend cette fonction fi néceffaire à la vie, les Phyficiens font depuis peu parvenus à des réfultats intéreffans fur cet objet. Nous allons les préfenter ici en peu de mots.

La combuftion & la refpiration font des phénomènes femblables à beaucoup d'égards. L'une &

l'autre exigent le concours d'un air particulier connu sous les noms d'air *déphlogistiqué*, d'air *vital*, de *gaz oxigène*. Il entre pour un quart à-peu-près dans la composition de l'atmosphère, dont les trois autres quarts sont d'une espèce d'air nommé air *phlogistiqué* ou *gaz azot*, & qui paroît inutile à la combustion & à la respiration.

Dans la combustion du charbon, des huiles, de l'esprit-de-vin, &c. le gaz oxigène se dénature, en se combinant avec la substance même de charbon, qui est un principe de ces différens corps, & forme un nouveau gaz appelé *air fixe*, ou *gaz acide carbonique*; en se combinant avec le gaz inflammable ou hydrogène, ou avec la base de ce gaz, l'oxigène forme de l'eau, qui, d'après plusieurs expériences exactes, est composée d'environ $\frac{17}{20}$ d'oxigène & de $\frac{3}{20}$ d'hydrogène.

La respiration des animaux produit dans le gaz oxigène, les mêmes altérations que la combustion du charbon & des huiles. Une partie de ce gaz que l'inspiration introduit dans les poumons, est rendue par l'expiration, sous la forme *de gaz acide carbonique*; ainsi les humeurs dont les vaisseaux de ces organes sont lubrifiées, & que le sang leur apporte sans cesse par la circulation, contiennent un principe charbonneux qui se combine avec l'oxigène que l'on respire. Elles paroissent contenir encore, comme la cire & les huiles, de l'hydrogène, qui forme de l'eau, en se combinant avec une partie du gaz oxigène respiré.

L'un des principaux usages de l'air dans la respiration, est donc d'enlever au sang le charbon & l'hydrogène qu'il contient, & dont la surabondance seroit très-nuisible à l'économie animale. Il en résulte une différence sensible, sur-tout pour la couleur, entre le sang veineux & le sang artériel;

celui-ci, en traverfant les poumons, acquiert une couleur rouge vermeille, comme le fang que l'on met dans le gaz oxigène.

Un fecond ufage de l'air dans la refpiration, auffi important que le premier, eft la confervation de la chaleur animale, qui, felon toute apparence, entretient les mouvemens intérieurs des corps animés. On fait que dans un grand nombre de combinaifons chymiques il fe dégage de la chaleur; celles de l'oxigène avec le charbon ou avec l'hydrogène, en développent une quantité confidérable; les combinaifons de ce genre, qui fe forment dans les poumons, dégagent par conféquent une grande quantité de chaleur que le fang abforbe, & qu'il répand enfuite par la circulation, dans toutes les parties du fyftême animal. Cette chaleur renouvelée fans ceffe, répare ainfi la perte continuelle que les animaux en font, par le contaét des corps qui les environnent.

Pour mettre hors de doute cette explication déjà fort vraifemblable de la confervation de la chaleur animale, il falloit mefurer la quantité de chaleur perdue dans un temps donné par les animaux, & celle de la chaleur fournie dans le même temps, par les combinaifons du gaz oxigène dans les poumons; car fi ces deux quantités de chaleur font égales entre elles, il n'eft pas douteux que la feconde répare fans ceffe la perte de la première. MM. Lavoifier & Laplace ont imaginé pour cela un moyen fort exaét, par lequel ils font parvenus à s'affurer de cette égalité, & à établir ainfi, par des expériences direétes, que la chaleur des animaux eft entretenue fans ceffe par celle que développent les combinaifons de l'oxigène dans les poumons. Il fuit de-là que fi, par des caufes quelconques, cette chaleur vient à augmenter, la

quantité d'oxigène qui fe combine dans la refpiration, doit croître femblablement. C'eft ce qu'on a
trouvé d'ailleurs, par des expériences qui, de plus,
ont fait connoître que les pulfations des artères deviennent alors plus fréquentes.

La refpiration eft donc une vraie combuftion,
& l'on peut dire avec exactitude qu'un animal
commence à brûler, à l'inftant de fa naiffance,
pour ne ceffer qu'à la mort. Il échauffe, ainfi que
les corps en combuftion, tout ce qui l'environne,
& fe maintient lui-même dans un degré de chaleur
à-peu-près conftant.

L'uniformité de la chaleur répandue dans toutes
les parties du corps humain, & la conftance de
degré de cette chaleur à des températures extrêmement différentes, font deux phénomènes remarquables de l'économie animale. Il femble que les
poumons étant le foyer de la chaleur du corps,
leur température doit être beaucoup plus élevée
que celle des autres parties : cependant la différence
de ces températures n'eft pas confidérable. Ce peu
de différence tient à un phénomène très-fingulier de
la chaleur que l'on obferve dans un grand nombre
de cas, où les corps changent de nature.

Pour rendre ce phénomène fenfible par un exemple, imaginons un vafe rempli de glace pilée,
dont la température foit à zéro du thermomètre
de Réaumur : fi l'on place le fond de ce vafe
au-deffus d'une lampe allumée, la chaleur communiquée par la lampe au vafe, fera fondre la
glace, mais elle n'élèvera pas d'abord la température de l'eau & de la glace contenue dans le vafe ;
l'une & l'autre refteront conftamment à la température de zéro, jufqu'à ce que toute la glace foit
fondue. Les parties contiguës au fond du vafe,
quoique voifines du foyer de la chaleur, ne feront

pas fenfiblement plus échauffées que les parties de
la furface ; mais toute la chaleur communiquée
par la lampe au vafe, fera abforbée par la glace,
à mefure qu'elle deviendra fluide, & le feul effet
fenfible de la chaleur, fera le changement de la
glace en eau.

Si, par le refroidiffement, cette eau redevient
folide, alors elle rend toute la chaleur qu'elle avoit
abforbée en prenant l'état fluide. Ainfi de l'eau
contenue dans un vafe tranquille, peut fe refroidir
de plufieurs degrés au-deffous de zéro fans fe geler ;
mais fi l'on vient à agiter le vafe, l'eau fe gèle,
& fa température remonte à zéro, par la chaleur
qu'elle développe en devenant folide.

Lorfque toute la glace renfermée dans le vafe
fera entièrement fondue, la chaleur qu'il reçoit de
la lampe augmentera continuellement la température de l'eau, jufqu'à ce que la force expanfive que
cette température lui communique, devienne fupérieure à la preffion de l'atmofphère. A cet inftant,
l'eau entrera en ébullition & fe réduira en vapeurs ;
fa température deviendra conftante, & les parties
contiguës au fond du vafe, quoique voifines du
foyer de la chaleur, ne feront pas fenfiblement
plus échauffées que les parties de la furface, fi le
vafe a peu de profondeur. La chaleur que le vafe
reçoit de la lampe fera uniquement employée à
réduire l'eau en vapeurs, comme elle étoit dans
le commencement employée à transformer la glace
en eau. La température des vapeurs fera la même
que celle de l'eau bouillante ; mais la chaleur
qu'elles abforbent deviendra fenfible au thermomètre, lorfque ces vapeurs reprendront l'état liquide, de même que la chaleur abforbée par la
glace en fe liquéfiant, reparoît lorfque l'eau redevient folide. Le phénomène que nous venons de

S 4

décrire relativement à la glace, dans ſes changemens ſucceſſifs en eau & en vapeurs, a également lieu dans le changement du ſang veineux en ſang artériel. La chaleur que produiſent les combinaiſons de l'oxigène dans les poumons, eſt abſorbée par le ſang, dont la capacité, pour contenir la chaleur, augmente à meſure qu'il ſe dépouille de ſes principes charbonneux & hydrogène; mais quand dans la circulation il reprend de nouveau ces principes, la chaleur abſorbée ſe dégage, & entretient ainſi les parties éloignées du corps, à-peu-près à la même température que les poumons.

La conſtance de la chaleur du corps humain, quoique placé dans des températures extrêmement différentes, dépend de pluſieurs cauſes. La quantité d'oxigène attiré par la reſpiration, dans un temps déterminé, eſt probablement plus conſidérable dans un temps froid que dans un temps chaud, & la quantité de chaleur eſt plus grande. Dans un temps froid, les extrémités du corps ſe refroidiſſent, & par-là diminuent la perte de chaleur animale. Il s'établit, dans les temps chauds, une tranſpiration abondante, dont l'effet commun à toutes les évaporations eſt de rafraîchir le corps.

Enfin, il eſt vraiſemblable que dans des températures très-élevées, telles que 90 degrés ou 100 degrés, dans leſquelles on a reconnu encore que la chaleur du corps humain reſtoit toujours la même, les humeurs s'altèrent & abſorbent la chaleur qui leur eſt communiquée, à-peu-près comme le ſang veineux lorſqu'il ſe change en ſang artériel. On peut penſer que la chaleur de 32 degrés étant néceſſaire au maintien de l'économie animale, les forces vitales tendent à la conſerver à ce degré, par les moyens que nous venons d'indiquer, quand les caufes étrangères tendent à la diminuer ou à l'augmenter.

En confidérant qu'un grand nombre d'efpèces d'animaux vivent dans des climats où elles ne peuvent multiplier, tandis que l'homme peut vivre & multiplier fur toute la terre, on eft porté à reconnoître dans la chaleur animale deux degrés différens de température, l'un néceffaire à l'exiftence des animaux, l'autre néceffaire à leur multiplication. Ces deux degrés font à très-peu près les mêmes dans l'homme, puifque dans toutes les températures fa chaleur fe conferve toujours la même. C'eft la raifon pour laquelle il peut multiplier par-tout où il peut vivre.

Les autres ufages de la refpiration font, 1°. que le fang fe décharge par fon moyen d'une certaine quantité de férofités qui s'échappent de la trachée-artère dans l'expiration. C'eft ce qu'on nomme vulgairement haleine, & plus convenablement tranfpiration pulmonaire. 2°. La refpiration eft néceffaire pour l'expulfion des crachats & de la mucofité qui s'amaffe dans les cavités anfractueufes du nez. 3°. Elle fert à conduire dans les narines une quantité fuffifante de particules odorantes, pour y exciter la fenfation de l'odorat. Tout le monde fait en effet que cette fenfation eft beaucoup moins vive lorfqu'on retient fa refpiration, & que ce moyen nous eft indiqué par la nature même, pour diminuer ou affoiblir, autant qu'il eft en nous, l'impreffion fâcheufe que des odeurs défagréables exciteroient fur notre organe. 4°. La refpiration augmente beaucoup la force des mufcles, lorfqu'on la fufpend pour quelques momens; c'eft même par cette fufpenfion de la refpiration, en retenant autant d'air qu'il eft poffible dans les poumons, & par l'extrême tenfion où fe trouvent alors toutes les parties, que l'on explique comment un homme couché fur une planche appuyée feulement par les deux bouts, & ayant fur fa poitrine une enclume du poids de fix cents livres, fouffre que l'on caffe fur cette enclume une barre de fer à grands coups de marteau, comme on l'a vu, il y a quelque temps, à Paris. Il faut enfin ajouter à ces ufages, que la refpiration fert à la formation de la voix.

DU BAS-VENTRE.

Le bas-ventre eft la troifième & la plus confidérable des grandes cavités du corps. Il s'étend depuis le cartilage xyphoïde jufqu'au bas du petit baffin. Cette cavité eft bornée fupérieurement par le diaphragme, inférieurement par l'efpèce de cloifon que forment les deux mufcles releveurs de l'anus, en arrière par les vertebres des lombes & par l'os facrum, en devant par les mufcles épigaftriques, & fur les côtés par la voûte que forment les fauffes côtes, & par les os des iles en bas. Sa figure à l'extérieur eft oblongue, convexe en devant & fur-tout en bas, concave en arrière & enfoncée fur les côtés. Cette figure change beaucoup, fuivant les différentes attitudes que l'on prend. Par exemple, lorfqu'on eft couché à la renverfe, la concavité poftérieure & la convexité antérieure du bas-ventre diminuent beaucoup ; mais les parties latérales & moyennes deviennent plus élevées. Lorfqu'au contraire on eft affis fans fe renverfer en arrière, & plutôt encore lorfqu'on eft à genoux, la convexité augmente vers le bas, & la concavité de la partie poftérieure eft beaucoup plus grande,

parce que le baffin defcend en devant & en bas
par la preffion qu'exercent fur lui les vifcères du
bas-ventre en vertu de leur pefanteur, ou par l'ex-
tenfion des mufcles droits antérieurs de la cuiffe,
qui font fort tendus. Comme alors les mufcles du
ventre éprouvent une tenfion plus ou moins confidérable, & que les vifcères abdominaux defcendent
plus bas, l'action des côtes & celle du diaphragme
font gênées, la refpiration & les mouvemens du
cœur font moins libres qu'à l'ordinaire, & les perfonnes qui ne font pas accoutumées à ces fortes
de pofitions, tombent dans un mal-aife qui les empêche d'y refter long-temps.

On divife ordinairement le bas-ventre en deux
régions, une antérieure & l'autre poftérieure. La
première fe fubdivife en trois autres, une fupérieure que l'on nomme la région épigaftrique, une
moyenne que l'on appelle la région ombilicale, &
une inférieure qui eft la région hypogaftrique.
La région épigaftrique commence au cartilage xyphoïde, & s'étend jufqu'à quelques travers de doigt
au-deffus de l'ombilic. La partie moyenne retient
le nom d'épigaftre, & les latérales prennent ceux
d'hypocondres droit & gauche. La région ombilicale s'étend depuis la partie inférieure de la région
épigaftrique, jufqu'à quelques travers de doigt au-
deffous du nombril. La partie moyenne eft l'ombilic, & les parties latérales font les flancs ou les
côtés. La région hypogaftrique occupe le refte de
la partie antérieure du ventre. On la fubdivife
quelquefois en région hypogaftrique fupérieure &
région hypogaftrique inférieure, lefquelles com-
prennent auffi chacune trois autres régions. Le
milieu de l'hypogaftrique fupérieure fe nomme
l'hypogaftre; les parties latérales font les iles. Le
milieu de l'hypogaftrique inférieure porte le nom

de pubis, & les parties latérales sont appelées les aines. La région postérieure du ventre est ce que l'on nomme la région lombaire, à laquelle on distingue une partie supérieure, une partie moyenne, & une partie inférieure. On aura une idée satisfaisante des diverses régions du bas-ventre, si l'on pose dessus quatre rubans, deux en travers, dont l'un soit parallèle au bord inférieur des côtes, & l'autre au bord supérieur des os des iles, & deux en long qui s'élèvent chacun de l'épine antérieure & supérieure des mêmes os des iles, jusqu'au bas de la poitrine. Par ce moyen, la partie antérieure de l'abdomen se trouvera divisée en neuf parties, trois supérieures, trois moyennes & trois inférieures, lesquelles répondront aux régions épigastrique, ombilicale & hypogastrique, & aux trois parties de chacune de ces régions.

La cavité du bas-ventre représente un ovale dont la grosse extrémité est en haut & la pointe en bas, & qui est enfoncée en arrière dans toute sa longueur, par la saillie qu'y forment les vertèbres lombaires. Elle est tapissée par une membrane semblable à la plèvre, blanche, peu vasculeuse, & qui tient aux parties circonvoisines par une toile celluleuse, courte & robuste ; c'est ce que l'on nomme le péritoine. Cette membrane, quoique ferme, est cependant susceptible d'une grande extension, comme on le voit dans les grossesses & dans les hydropisies. Celle de ses faces qui regarde les intestins, est lisse & polie, & continuellement humectée d'une sérosité visqueuse, grasse & assez odorante, qui sort des pores dont elle est percée, ainsi que de la surface de tous les viscères contenus dans le bas-ventre. On a dit autrefois qu'elle étoit fournie par des glandes dont l'existence n'a jamais été prouvée. Les vaisseaux lymphatiques la pompent & la reportent dans le fang; elle s'épaiffit quelquefois dans les maladies, & prend une confiftance glutineufe, qui produit des adhérences contre nature entre le péritoine & les parties qu'il touche, & entre ces parties elles-mêmes.

La face externe du péritoine eft lâche, & couverte d'un tiffu cellulaire qui eft très-abondant en arrière, au voifinage des reins ; il l'eft auffi autour de l'ombilic. Par-tout ailleurs il a moins d'épaiffeur. Il forme des efpèces de prolongemens où la veffie & l'inteftin rectum font logés, & qui fe portent au dehors du ventre avec les vaiffeaux cruraux & fpermatiques.

L'étendue du péritoine eft fort confidérable. Après avoir couvert la face inférieure du diapragme, on le voit defcendre en arrière fur les appendices de ce mufcle, fur le pfoas, fur le quarré des lombes & fur les vertèbres voifines, jufques dans le petit baffin. Là il fe réfléchit de deffus la face antérieure de l'inteftin rectum, pour couvrir la face poftérieure de la veffie dans les hommes & celle de la matrice dans les femmes. Lorfqu'il eft arrivé à la partie la plus élevée de ce vifcère, il redefcend fur fa face antérieure, jufqu'au bas de la veffie, après quoi il monte fur cette poche, dont il embraffe la partie poftérieure & les latérales. Enfin, il fe porte de bas en haut fur la face poftérieure & interne des mufcles du bas-ventre, & fe termine au diaphragme. Outre cela, il a des appendices qui vont au-dedans de cette cavité, & qui ne font autre chofe que des replis membraneux, entre les lames defquels s'interpofe le tiffu cellulaire. Les appendices, ou prolongemens de la lame membraneufe du péritoine, logent & foutiennent les vifcères du bas-ventre & les vaisseaux qui s'y distribuent, de sorte qu'à proprement parler, il n'y a aucune de ces parties qui ne soit hors du sac que forme cette membrane.

Le péritoine a des vaisseaux sanguins & des nerfs. Les artères lui sont fournies par les mammaires internes, les intercostales inférieures, les lombaires, l'artère sacrée antérieure, les sacrées latérales, les ilio-lombaires, les épigastriques, les petites iliaques antérieures, les diaphragmatiques inférieures, les capsulaires, les adipeuses, & par presque toutes les artères qui se distribuent aux viscères du bas-ventre.

Les veines qui correspondent aux artères dont on vient de parler, ont la même marche & portent les mêmes noms. Les nerfs qui les accompagnent, tirent leur origine des grands nerfs intercostaux, des nerfs lombaires & des sacrés : ils doivent être fort petits & fort peu nombreux, car l'expérience a montré que le péritoine étoit une partie presque insensible.

Les usages du péritoine ne sont point obscurs. Lorsque cette membrane vient à être blessée, les viscères enfermés dans la cavité du bas-ventre se déplacent, & par conséquent sa première utilité est de les contenir. En second lieu, la sérosité qui s'exhale de cette membrane, prévient les adhérences vicieuses qu'ils pourroient contracter entre eux & avec elle. Troisièmement enfin, les replis que forment les appendices intérieures, ou les replis de sa lame membraneuse, empêchent que les viscères ne puissent changer de lieu & de situation respective. Assurément, s'ils n'étoient retenus que par leurs propres vaisseaux, il seroit à craindre que ces liens foibles se rompissent dans les efforts que les besoins ordinaires de la vie exigent perpétuellement de nous.

Les viſcères contenus dans le ventre peuvent être rangés ſous trois claſſes ; les uns ſervent à la digeſtion , les autres à la ſecrétion & à l'excrétion des urines , & les derniers à la génération. Les premiers ſont les plus nombreux : ce ſont l'eſtomac, les inteſtins , le foie , la véſicule du fiel , la rate , le pancréas, l'épiploon, &c. Les ſeconds ſont les reins, auxquels on peut ajouter les glandes ſurrénales, les uretères & la veſſie. Les troiſièmes diffèrent dans les deux ſexes : dans l'homme, il n'y a que le cordon des vaiſſeaux ſpermatiques & les véſicules ſéminales : dans les femmes, on y voit la matrice avec ſes ligamens larges & ronds, les trompes de Fallope & les ovaires. Tous ces viſcères ont une ſituation qui leur eſt particulière, & qui répond aux diverſes régions dont il a été parlé précédemment.

De l'Estomac.

Le ventricule, que l'on appelle communément l'eſtomac, eſt le plus grand des viſcères deſtinés à la digeſtion. C'eſt une poche membraneuſe & muſculeuſe, qui eſt ſituée dans la région épigaſtrique, & dans laquelle les alimens ſont conduits par l'œſophage. Sa figure eſt celle d'une corne-muſe ; elle eſt oblongue, recourbée, groſſe par un bout, & étroite par l'autre. On y diſtingue deux faces, deux bords & deux extrémités. De ſes deux faces, l'une eſt antérieure & ſupérieure, & l'autre poſtérieure & inférieure. Des deux bords, l'un eſt ſupérieur & poſtérieur, concave & de peu d'étendue ; & l'autre eſt inférieur & anté-rieur, convexe & beaucoup plus grand : c'eſt ce qu'on appelle la petite & la grande courbure de l'eſtomac. Enfin, des deux extrémités, l'une eſt à gauche & fort groſſe, l'autre à droite & beaucoup plus petite. L'eſtomac a auſſi deux ouvertures, une ſupérieure & un peu antérieure, à laquelle aboutit l'œſophage, & que l'on nomme le cardia ; & l'autre inférieure & poſtérieure, qui communique avec l'inteſtin duodénum, & que l'on appelle le pylore. Dans le fœtus, ſes deux extrémités ſont plus rapprochées, & ſa forme eſt en quelque ſorte ſphérique. Cette forme varie quelquefois accidentellement dans les différens individus. La ſituation particulière de l'eſtomac eſt telle, que ſa groſſe extrémité & ſa partie moyenne occupent l'hypocondre gauche, & que ſa petite extrémité eſt logée dans l'épigaſtre, en s'avançant un peu vers l'hypocondre droit. Il y eſt couché tranſverſalement, de manière cependant que ſa groſſe extrémité eſt un peu plus élevée que l'autre. Cette ſituation n'eſt pas la même dans le cadavre & dans l'homme vivant. Dans le cadavre, l'œſophage deſcend & le pylore remonte ; la groſſe courbure de l'eſtomac eſt en bas, la petite en haut, ſa face antérieure touche le péritoine, & l'une de ſes extrémités eſt en haut & l'autre en bas. Dans l'homme vivant, la réſiſtance des inteſtins repouſſe ce viſcère, dont la face antérieure eſt un peu ſupérieure, la poſtérieure un peu inférieure, la petite courbure un peu en arrière, & la grande un peu en devant. Tout cela change, quand on a mangé. L'eſtomac s'élève au point que la grande courbure touche le péritoine, & que la petite eſt totalement en arrière. L'une des deux faces devient viſiblement ſupérieure, & l'autre inférieure.

Le foie couvre preſque par-tout la face ſupérieure de l'eſtomac, excepté en arrière & à gauche, où où ce viscère touche au diaphragme, & en devant vers sa partie moyenne, où il touche au péritoine. La rate est appuyée sur sa grosse extrémité, & paroît s'avancer jusqu'au voisinage de la vésicule du fiel. Sa face postérieure & inférieure porte sur le mésocolon & sur une portion de l'intestin colon. Chacun de ses orifices est en arrière. Le grand & le petit épiploon naissent de sa grande & de sa petite courbure. L'appendice xyphoïde répond à sa partie moyenne. Enfin, l'intervalle de ses deux orifices est occupé par le petit lobe de Spigellius, & plus en arrière par le tronc de l'aorte.

L'œsophage, qui aboutit à l'orifice supérieur de l'estomac, est un conduit membraneux & musculeux, qui commence à la partie inférieure du pharynx ou de l'arrière-bouche. Sa forme est cylindrique, & néanmoins un peu applatie de devant en arrière. Il descend le long du cou & de la partie postérieure de la poitrine, jusques dans la cavité du bas-ventre. Sa situation au cou est telle, qu'il est placé entre la partie moyenne & la partie gauche du corps des vertèbres cervicales, derrière la partie gauche de la trachée-artère. Lorsqu'il est parvenu dans la poitrine, il se loge dans l'écartement postérieur du médiastin, & descend jusqu'à la quatrième ou cinquième vertèbre du dos, dans la même direction qu'il avoit à sa partie supérieure. Là, il s'incline de gauche à droite jusqu'à la neuvième vertèbre, pour faire place à l'artère aorte. Ensuite il s'incline de droite à gauche & de derrière en devant jusqu'à l'ouverture du diaphragme, qui le transmet dans le ventre.

L'œsophage est couvert dans toute son étendue par un tissu cellulaire assez dense, que lui fournissent les parties voisines ; il est composé de trois tuniques ou membranes, & de vaisseaux tant fanguins que nerveux & lymphatiques. On y rencontre auffi des grains glanduleux. La première de fes tuniques eft mufculeufe ou charnue. Les fibres qui la forment, font rangées fur deux plans différens. Les plus extérieures defcendent parallèlement à fa longueur, & peuvent être nommées fibres longitudinales. Celles qui font intérieures, font en quelque forte difpofées en travers, & font nommées circulaires. Elles font féparées les unes des autres par un tiffu cellulaire, & viennent toutes de la partie poftérieure & inférieure du cartilage cricoïde, d'où elles tirent leur origine. Les fibres longitudinales font nombreufes, & leur quantité furpaffe de beaucoup celle des fibres de même efpèce, qui fe voient fur les autres parties du conduit alimentaire. La feconde tunique de l'œfophage eft appelée nerveufe ; mais ce n'eft autre chofe que le tiffu cellulaire qui unit la première tunique avec la troifième, qu'on nomme veloutée. Celle-ci eft molle & fongueufe ; & vue à la loupe, elle prefente un tiffu fpongieux, que Fallope a mal-à-propos comparé avec celui du velours, d'où lui vient le nom de tunique veloutée ; elle eft fort poreufe, & toujours enduite d'une mucofité que fourniffent les grains glanduleux qui font fitués derrière. La tunique veloutée forme, conjointement avec celle que l'on appelle la tunique nerveufe, plufieurs plis qui fuivent la longueur de l'œfophage, & qui permettent à ce canal de fe dilater convenablement au befoin.

L'œfophage a des artères nombreufes. Les fupérieures font celles que produit la thyroïdienne inférieure. Celles qui fuivent, viennent des péricardines fupérieures & poftérieures, & quelquefois, mais rarement, de l'intercoftale fupérieure. Les artères de l'œfophage partent enfuite des bronchiales, puis elles naiffent de l'aorte. Ces dernières ne font que fix ou fept, & par conféquent le nombre en eft moins grand que celui des intercoftales. Il y a beaucoup d'inconftance dans ces artères. Les deux ou trois fupérieures font purement œfophagiennes. Les inférieures, plus longues & plus groffes, ne donnent pas feulement à l'œfophage, mais au médiaftin, à la plèvre, à la partie poftérieure du péricarde & à la furface des poumons. Il y en a qui vont jufqu'au diaphragme. Outre cela, dans le court efpace que l'œfophage parcourt au-deffous de ce mufcle, la diaphragmatique inférieure & la coronaire ftomachique lui donnent de petites artères, dont quelques-unes remontent dans la poitrine pour s'anaftomofer avec les œfophagiennes pectorales. Ces artérioles nombreufes donnent des ramifications à la membrane mufculeufe de l'œfophage, & font un réfeau remarquable fur celle que l'on nomme nerveufe.

Les veines qui leur répondent, ne font pas en moindre quantité. Les premières viennent de la thyroïdienne inférieure. Les fuivantes, du côté droit, tirent leur origine de la veine cave, à l'endroit de fa divifion, de la mammaire interne & de l'azygos. Du côté gauche, elles naiffent de la bronchiale & des vertébrales. L'azygos en fournit auffi beaucoup du côté droit, & la demi-azygos du côté gauche. Ces veines vont en même temps au médiaftin, au péricarde, & à la furface des poumons. Elles fe répandent en grand nombre fur l'œfophage ; quelques-unes defcendent jufqu'au diaphragme, où elles s'anaftomofent avec les phréniques. Dans le bas-ventre, les phréniques & la coronaire ftomachique donnent auffi à l'œfophage.

Les nerfs qui fe répandent fur ce conduit, font en très-grand nombre ; ils viennent en grande partie du tronc de la paire vague de chaque côté. Ces nerfs, après avoir fourni les filets qui forment les plexus pulmonaires, descendent sur sa partie antérieure & sur sa partie postérieure, & lui donnent des ramifications qui s'entre-croisent les unes avec les autres, & avec celles du côté opposé. Il s'y joint aussi quelques filets qui naissent des grands nerfs intercostaux.

On a vu des sujets en qui l'œsophage se partageoit en deux parties égales, depuis la première des vraies côtes jusqu'à la sixième, où elles se réunissoient, pour ne former qu'un seul canal, qui se perdoit à l'ordinaire dans l'estomac. Il s'en est trouvé aussi dont l'œsophage étoit considérablement dilaté au-dessus du diaphragme, où il formoit une poche, laquelle alloit s'ouvrir par un conduit fort étroit dans l'estomac, dont l'état étoit ordinaire. Cette disposition avoit pour cause une contraction spasmodique dans les uns, & dans les autres une compression occasionnée par les glandes du voisinage. En effet, l'œsophage est entouré par-tout, & sur-tout dans la poitrine, de glandes lymphatiques ou conglobées, dont quelques-unes, plus grosses que les autres, sont situées près la cinquième vertèbre du dos, vers l'endroit où ce canal se détourne de gauche à droite, pour faire place à l'aorte. Ces dernières lui sont intimement attachées. Leur forme approche de celle d'une féve de haricot, dont la convexité seroit en dedans & la concavité en dehors, de sorte qu'on les a comparées à un rein coupé par le milieu. Plusieurs ont cru que ces glandes appartenoient à l'œsophage, & qu'elles versoient dans ce canal une humeur propre à le lubrifier, & à favoriser la déglutition des alimens; & comme on y trouve souvent des vers en quelques animaux, & sur-tout

chez les chiens, on a cru que l'ufage de ces g'andes
étoit de fervir de foyer à ces vers, qui doivent
être portés dans l'œfophage, & de-là dans l'eftomac ; mais leur ftructure, qui eft entièrement
femblable à celle des autres glandes conglobées,
prouve qu'elles ne font pas d'une efpèce différen-
rente, & qu'elles n'ont d'autre rapport avec l'eftomac, que celui qu'elles ont avec toutes les autres
parties qui les avoifinent. On obferve qu'elles font
très-fujettes à s'engorger & à fe tuméfier ; ce qui
ne peut arriver fans qu'elles compriment l'œfophage, & fans qu'elles gênent le paffage des alimens,
qui, s'arrêtant dans cet endroit, doivent le dilater
plus ou moins. Heifter rapporte un cas de cette
efpèce, dans lequel elles avoient acquis la groffeur
d'un œuf de poule. Le malade ne pouvoit avaler ;
on n'appercevoit aucun embarras dans le gofier ;
mais il en fentoit un vers le milieu de l'œfophage,
qui n'étoit occafionné que par l'engorgement dont
il s'agit.

L'eftomac, ainfi que l'œfophage, eft compofé
de plufieurs membranes ou tuniques. On en compte
quatre, une membraneufe, une charnue, une nerveufe, & une veloutée. La tunique membraneufe
eft auffi appelée tunique commune, parce qu'elle
vient du péritoine qui en fournit une femblable à
la plupart des autres vifcères contenus dans le bas-
ventre ; elle couvre l'eftomac dans toute fon étendue,
à l'exception cependant de la petite & de la grande
courbure, où elle eft fuppléée par le tiffu cellulaire du grand & du petit épiploon. Cette tunique
eft fort mince, & s'unit à celle qui la fuit, par un
tiffu qui devient fort ferré vers le milieu des deux
faces de l'eftomac ; de forte qu'elle n'en peut être
détachée en cet endroit qu'avec beaucoup de difficulté, au lieu que vers la petite & la grande

courbure , elle s'enlève aſſez facilement. On la trouve humeétée par une férofité femblable à celle qui fuinte de la face interne du péritoine. Elle ne peut être altérée fans que l'eftomac perde fa forme. Il eft vraifemblable que dans le cas où ce vifcère acquiert des dimenfions beaucoup plus grandes qu'à l'ordinaire, il écarte les deux lames , dont le petit épiploon & le feuillet antérieur du grand font formés , pour fe loger entre elles , & que fa tunique membraneufe n'eft pas expofée à une diftenfion trop confidérable. Le même mécanifme a lieu pour les autres parties du canal alimentaire, & pour la matrice.

La tunique charnue ou mufculeufe eft faite de plufieurs plans, que l'on peut diftinguer en trois. Le premier eft prefque entièrement compofé des fibres qui defcendent de l'œfophage , lefquelles fe répandent avec plus ou moins d'obliquité fur les parties antérieure , poftérieure & latérales de l'eftomac. On les nomme fibres longitudinales , parce qu'il y en beaucoup qui s'étendent d'un orifice à l'autre. Le fecond plan eft formé de fibres perpendiculaires à la longueur de ce vifcère. Elles reffemblent à des anneaux rangés parallèlement les uns aux autres , & qui communiquent enfemble par quelques fibres obliques ; ces fibres font moins nombreufes vers le cul-de-fac de l'eftomac que par-tout ailleurs , mais elles y font remplacées par celles du troifième plan. Celui-ci eft fitué au-deffous des deux autres. Il confifte en deux larges bandes charnues , jetées obliquement , en forme d'écharpe , fur la partie gauche & fur la partie droite de l'orifiee fupérieur. La première va de gauche à droite , & fes fibres , ou defcendent obliquement fur les deux faces de l'eftomac, en allant gagner fa grande courbure, ou fe portent prefque transversalement, de gauche à droite, le long de la petite courbure dont elles approchent sans la recouvrir ; elles sont très-fortes & très-marquées. La bande charnue qui va de droite à gauche, a des fibres qui se répandent sur les deux faces du cul-de-sac de l'estomac. Ces fibres cessent bientôt de s'avancer en ligne droite, pour prendre une direction presque semblable à celles du second plan, & suppléent à leur défaut qui y est très-sensible. On trouve encore, vers le milieu des deux faces de la petite extrémité de l'estomac, une bandelette large de deux à trois lignes, longue de douze ou quinze, qui va se terminer au pylore, & qui est située entre la tunique membraneuse & le plan externe de la tunique musculeuse. Ces bandelettes sont fort faciles à sentir sur un estomac soufflé ; mais il n'est pas aussi aisé de les découvrir, parce qu'elles sont intimement adhérentes à la tunique membraneuse.

La tunique nerveuse est blanche, ferme, épaisse, & paroît comme si elle étoit formée par un entrelacement de nerfs. Sa face externe, égale & lisse, s'unit au plan interne de la tunique musculeuse. L'interne s'élève pour former des monticules qui sont la base & le fondement des replis ou rides qui se voient au dedans de l'estomac. On trouve une semblable tunique à l'œsophage & dans toute l'étendue du canal intestinal. Mais on peut douter qu'elle doive être mise au nombre des autres ; car elle ne semble pas différer du tissu cellulaire qui sépare la tunique musculeuse d'avec la veloutée. En effet, si on prend une portion d'intestin, & qu'on la souffle, après l'avoir renversée comme un doigt de gant, & après l'avoir liée à ses deux extrémités, on verra bientôt cette tunique nerveuse se soulever, devenir emphysémateuse, dégénérer en une ſubſtance véritablement cellulaire, & les rugoſités & valvules de l'inteſtin diſparoître entièrement. La même choſe arrive, mais d'une manière moins ſenſible, à l'eſtomac, lorſqu'après avoir fait une ouverture à ſa tunique muſculeuſe, on pouſſe avec un chalumeau de l'air dans celle que l'on appelle la tunique nerveuſe.

La tunique veloutée a été ainſi appelée par Fallope, parce qu'il a cru y appercevoir des fibres diſpoſées comme celles du velours. On lui donne quelquefois le nom de tunique fongueuſe, & avec raiſon, car elle préſente un tiſſu mollaſſe, qui reſſemble aſſez à celui d'une éponge. Elle paroît être continue à l'épiderme, & ſe répare comme cette membrane, lorſqu'il y en a eu quelque portion d'enlevée. Le grand nombre de vaiſſeaux qui s'y diſtribuent, lui donne ſouvent une couleur pourpre obſcur. Cette remarque, faite il y a long-temps par Habicot, célèbre Chirurgien de Paris, mérite la plus grande attention, lorſqu'on eſt chargé de l'examen des corps de perſonnes qu'on ſoupçonne mortes de poiſon, & doit engager à ſuſpendre ſon jugement ſur cette cauſe de mort, très-difficile à bien conſtater en quelques circonſtances. On voit à la face interne de la tunique veloutée un grand nombre de trous qu'on dit répondre à autant de petites glandes placées derrière, qui verſent la lymphe ſtomacale ou le ſuc gaſtrique. Mais rien n'eſt plus douteux que l'exiſtence de ces glandes, qu'on dit être de forme lenticulaire, applaties & percées dans leur milieu. Les Anatomiſtes ſur l'exactitude deſquels on peut le plus compter, Morgagni & Haller, ne les ont rencontrées qu'une ou deux fois chacun. Ils n'ont rien vu qui en approchât ſur les autres ſujets qu'ils ont examinés ; ce qui feroit croire que les tubercules auxquels ils ont donné le nom de glandes, n'étoient que l'effet de quelque maladie.

La tunique nerveuse & la veloutée ont plus d'étendue que les deux autres. Elles forment au dedans de l'estomac un grand nombre de rides ou de replis, qui sont plus ou moins saillans, suivant que ce viscère est plus ou moins contracté sur lui-même. La plupart de ces replis ont une direction longitudinale. Quelques-uns cependant en ont une transversale, & coupent les premières sous divers angles. Au voisinage du cardia & du pylore, on en voit d'autres qui sont disposées en manière de rayons, & qui vont aboutir à ces ouvertures comme à un centre commun. L'intervalle de ces replis est ordinairement rempli par une mucosité de couleur obscure & de consistance épaisse. C'est la liqueur stomacale ou le suc gastrique dont il vient d'être parlé, & qui suinte sans doute des porosités de la tunique veloutée.

Parmi les replis de la tunique nerveuse & de la veloutée, il n'en est point de plus considérable que celui qui se trouve à l'endroit du pylore, & que l'on nomme la valvule du pylore. Sa forme est en quelque sorte circulaire, ou plutôt approchante de celle d'un entonnoir dont la partie la plus large seroit tournée vers l'estomac, & la partie la plus étroite vers l'intestin duodénum. Cette dernière partie est froncée, & présente dans son milieu une ouverture pour la sortie des alimens & des autres substances contenues dans l'estomac. Peut-être y a-t-il quelques trousseaux musculeux renfermés dans l'épaisseur de la valvule dont il s'agit Cette valvule empêche certainement que les alimens ne puissent s'écouler dans le duodénum, jusqu'à ce qu'ils aient été suffisamment exposés à l'action des premiers agens de la digestion, & qu'ils aient acquis la fluidité convenable pour qu'ils puissent passer sans effort à travers le pylore.

Les tuniques de l'estomac sont séparées par deux couches de tissu cellulaire. La première se trouve entre la tunique membraneuse & la musculeuse. Elle est épaisse à l'endroit de la petite courbure, & un peu moins vers la grande. Elle diminue insensiblement sur les deux faces, & devient si serrée vers leur partie moyenne, qu'on ne peut séparer qu'avec peine la tunique membraneuse d'avec la musculeuse, & que les fibres de cette dernière peuvent être apperçues à travers. C'est dans cette première couche celluleuse que se répandent les gros troncs des artères & des veines. On y trouve aussi, le long de la petite courbure, des glandes conglobées, semblables à celles du mésentère, nombreuses, ovales, applaties, presque réunies en grappe, & qui paroissent autant appartenir au petit épiploon qu'à l'estomac. Il y a de pareilles glandes, mais moins grosses & moins nombreuses, sur la grande courbure, près de la naissance du grand épiploon. La seconde couche de tissu cellulaire est entre la tunique celluleuse & la veloutée : elle est plus épaisse que la première. Ceux qui admettent la tunique nerveuse, disent qu'elle est séparée de la veloutée par une autre couche celluleuse qui est lâche, & qui reçoit un réseau de vaisseaux très-fins.

L'estomac a beaucoup de vaisseaux sanguins & de nerfs. Ses artères principales, au nombre de trois, sont la coronaire stomachique & les grandes gastriques droite & gauche, qui toutes trois viennent du tronc cœliaque.

Les veines qui répondent à ces artères, prennent le même nom. Elles vont se rendre dans le tronc de la veine porte ventrale, ou dans quelqu'une de ses branches principales.

Les principaux nerfs de l'eſtomac naiſſent de la huitième paire, autrement appelée la paire vague, dont le tronc, après avoir formé le plexus pulmonaire, ſe jette ſur l'œſophage. Celui du côté droit deſcend ſur la partie antérieure de ce conduit, & celui du côté gauche ſur ſa face poſtérieure. On leur donne le nom de cordons ſtomachiques. Ils deſcendent tous deux dans le bas-ventre avec l'œſophage, auquel ils ſont collés. L'antérieur, aidé de quelques filets que lui fournit le poſtérieur, va gagner la partie droite de l'eſtomac, ſur laquelle il ſe répand le long de la face antérieure juſqu'au pylore. Le bord ſupérieur de cette poche membraneuſe, le petit épiploon & la partie concave du foie en reçoivent des rameaux. Il en part auſſi un aſſez long, qui va ſe jeter ſur le plexus ſolaire, formé par le ganglion ſémi-lunaire de l'intercoſtal. Le cordon ſtomachique poſtérieur, collé à la partie droite & inférieure de l'œſophage, envoie autour de l'orifice ſupérieur de l'eſtomac de nombreux rameaux qui l'environnent en manière de couronne, & font un plexus conſidérable. Il en fournit encore beaucoup d'autres ſur toutes les parties de ce viſcère, & principalement ſur ſa face poſtérieure ; quelques-uns vont gagner l'artère coronaire ſtomachique, & remontent avec elle juſqu'au tronc cœliaque. Ils ſuivent les deux autres branches, & concourent à la formation des plexus hépatique & ſplénique.

L'eſtomac reçoit encore des nerfs de ceux que l'on nomme grands nerfs intercoſtaux, par le moyen du plexus ſolaire.

Puiſque l'on trouve des glandes conglobées au voiſinage de la petite & de la grande courbure de l'eſtomac, ce viſcère doit auſſi avoir des vaiſſeaux lymphatiques. Ils ont été vus ſur divers animaux par Peyer, Nuck & Rudbeck. Rau les démontroit,

fur prefque toute l'étendue de l'eftomac humain.
M. Monro le fils dit les avoir remplis auffi fur
l'homme, en pouffant dans les artères une matière glutineufe, teinte en rouge avec du cinabre:
ils faifoient une efpèce de lacis fur la face antérieure de l'eftomac, entre la tunique membraneufe & la mufculeufe; & après s'être réunis en
de gros troncs, ils s'élevoient au-deffus de la petite courbure; mais cet habile Anatomifte n'a pu
les fuivre plus loin, par rapport à la grande quantité
d'injection qui s'étoit extravafée. Haller a vu les
mêmes vaiffeaux au voifinage de la petite courbure. Ils étoient fort gros, & tendoient vers le
canal thorachique. Sans doute ils font en même
temps fonction de vaiffeaux lactés, & conduifent
au réfervoir du chyle la partie la plus fpiritueufe
& la plus légère des fubftances nutritives, ou
même un véritable chyle. Veflingius n'a pas feulement vu des vaiffeaux lymphatiques, mais encore des vaiffeaux lactés fur l'eftomac. Gliffon dit,
dans fon Traité des vifcères du bas-ventre, que
Warthon, Anatomifte célèbre par une bonne Adénographie, lui a fait voir fur un chien difféqué
à ce fujet, des vaiffeaux lactés peu nombreux, qui
tiroient leur origine du fond de l'eftomac, ram-
poient dans l'épaiffeur du feuillet antérieur de l'épiploon, fe portoient vers la groffe extrémité du pancréas, & alloient au réfervoir du chyle. Depuis
ce temps, un Médecin Italien nommé Paul Jérôme
Biumi, a vu de femblables vaiffeaux en 1708 fur
plufieurs efpèces d'animaux. Haller en a auffi rencontré fur des chiens. Ils venoient de l'épiploon,
& fe réuniffoient vers le fond de l'eftomac. Mais
perfonne n'en a jamais trouvé fur des cadavres.
humains. J'ai cependant vu en 1758, fur celui d'un
homme mort depuis trois jours, des lignes blan-

châtres qui avoient l'apparence de vaisseaux lactés, & qui étoient disposées le long de la petite & de la grande courbure de l'estomac. Les premières alloient se ramifier d'une manière fort distincte sur le petit épiploon, & se perdoient sous la concavité du foie ; les autres marchoient vers le grand épiploon, & s'y perdoient aussi. J'ai tâché d'en exprimer du chyle, après les avoir coupés avec le scalpel, sans pouvoir y réussir, ce que j'attribue à la longueur du temps qui s'étoit écoulé depuis la mort du sujet, & au desséchement qu'ils avoient contracté. Cette observation me paroît mériter l'attention des Anatomistes, & devoir les exciter à rechercher s'il y a effectivement des vaisseaux lactés qui tirent leur origine de l'estomac.

Les alimens reçus dans ce viscère y subissent des changemens considérables. Ils y sont macérés, comme ramollis, & par conséquent disposés à une dissolution complète. Quelques-uns, & même le plus grand nombre, sans en excepter les chairs des animaux, tendent à l'aigre. Ils éprouvent un commencement de fermentation qui est assez prouvée par l'air qui s'en dégage. La putridité s'en empare jusqu'à un certain point. Ceux qui sont huileux ou gras deviennent rances. Enfin ils sont changés en une masse uniforme, de couleur cendrée ou jaune, pulpeuse, mucide, dans laquelle on ne reconnoît plus les caractères qu'ils avoient avant. Ces effets sont le produit d'un grand nombre de causes, telles que la chaleur, l'action de la salive, celle de la bile, & peut-être aussi des esprits animaux, le dégagement de l'air que ces substances contenoient, ou de celui qui les a précédées dans leur chûte le long de l'œsophage, les mouvemens qu'impriment à l'estomac les contractions alternatives & constantes du diaphragme & des muscles du bas-ventre, & celui qui eſt propre à ce viſcère & qui dépend des trois plans de fibres muſculeuſes qui entrent dans ſa compoſition. Mais celle de ces cauſes qui paroît avoir le plus d'efficacité chez les animaux qui n'ont qu'un ſeul eſtomac, & ſans doute auſſi chez l'homme, eſt l'action du ſuc gaſtrique ; humeur dont la quotité doit être fort grande, ſi on l'eſtime par le nombre & la groſſeur des vaiſſeaux ſanguins dont l'eſtomac eſt arroſé, & qui ſans doute a des propriétés qui ne ſont pas encore bien connues. Les expériences de Réaumur, conſignées dans les Mémoires de l'Académie royale des Sciences pour l'année 1752, ne permettent pas de douter qu'elle n'opère la diſſolution des alimens, à la manière des menſtrues chimiques.

Du Canal inteſtinal.

On donne le nom de canal inteſtinal à un conduit tortueux & replié ſur lui-même, dont les circonvolutions occupent la plus grande partie du bas-ventre, & qui s'étend depuis le pylore juſqu'à l'anus. Ce conduit préſente deux courbures, une concave par laquelle il tient aux liens qui ſervent à l'aſſujettir, l'autre convexe, plus étendue, & qui ne tient à rien. La longueur en eſt conſidérable. On dit qu'elle égale ſix à ſept fois celle du corps dont il eſt tiré. Cependant il arrive quelquefois qu'elle ſoit moindre. Habicot, faiſant des démonſtrations publiques d'Anatomie aux Ecoles de Médecine de Paris, a trouvé qu'elle ne ſurpaſſoit pas plus de quatre fois la hauteur du ſujet. Le canal inteſtinal eſt aſſez étroit ſupérieurement & beaucoup plus large inférieurement, ce qui a donné lieu de le diviſer en deux portions qu'on nomme inteſtins grêles & les gros inteſtins. Chacun d'eux ſe ſubdiviſe

en trois autres que l'on défigne fous des noms
particuliers. Les inteftins grêles portent ceux de
duodénum, de jéjunum & d'iléon; & les gros,
ceux de cœcum, de colon & de rectum.

Les inteftins font compofés d'un pareil nombre
de tuniques que l'eftomac. La première, ou la membraneufe, eft encore connue fous le nom de tunique
commune, parce qu'elle eft une expanfion de la
partie du péritoine qui forme le méfentère, le méfo-
colon & le méfo-rectum. On peut concevoir que ces
liens membraneux fe terminent à leurs extrémités
par une efpèce de tuyau dans lequel le canal inteftinal eft reçu. Ce tuyau n'enveloppe pas le canal
en entier; il en laiffe une partie à nu, du côté
de la petite courbure, ce qui vient de ce que les
deux lames dont il eft formé font écartées l'une
de l'autre en cet endroit, pour loger la graiffe &
les vaiffeaux qui fe portent aux inteftins. On a
remarqué plus haut la même difpofition à la tunique
membraneufe de l'eftomac, & on en a indiqué
l'ufage.

La tunique mufculeufe eft compofée de deux plans
de fibres. Les extérieures font longitudinales, en
petit nombre, minces, répandues fur toute la furface des inteftins, plus abondantes vers leur grande
courbure, & fermement attachées à la tunique membraneufe. Helvétius & Monro les croyoient en plus
grande quantité du côté qui tient au méfentère. Elles
font interrompues dans leur longueur, & comme
compofées de fibres courtes, dont les extrémités fe
logent dans les intervalles de celles qui font voifines, ou entre celles qui font circulaires. Celles-ci,
plus nombreufes, forment plufieurs couches. Elles
ne décrivent pas des cercles entiers; mais elles font
interrompues comme les longitudinales, & paroiffent

faites de plufieurs fegmens. Leur adhérence à la couche des fibres longitudinales eft affez forte.

La tunique appelée nerveufe reffemble à celle de l'œfophage & de l'eftomac ; elle préfente un grand nombre de fibres blanchâtres, qui s'entre-croifent les unes les autres : ce n'eft autre chofe qu'une couche de tiffu cellulaire qui fe condenfe, & dont les feuillets fe rapprochent lorfqu'on remplit d'air une portion d'inteftin pour le difféquer avec plus de facilité. L'expérience rapportée à l'occafion de la tunique prétendue nerveufe de l'eftomac, en eft une preuve. Cette expérience eft d'Albinus ; mais je l'avois faite, & j'en avois tiré la même induction long-temps avant que je connuffe la differtation de cet illuftre Anatomifte fur les tuniques des inteftins.

La tunique veloutée paroît être la continuation de celle qui tapiffe le dedans de l'eftomac, & par conféquent de l'épiderme. On la voit auffi quelquefois fe détacher par lambeaux qui repréfentent des portions d'inteftin entier, & fe réparer avec le temps. Elle eft plus épaiffe dans les inteftins grêles que dans les gros. L'efpèce de fongofité qui s'y remarque, s'élève de tous les points de fa furface interne, fous la forme de franges membraneufes, de peu de largeur, flexibles & flottantes dans la cavité des inteftins, parmi lefquelles il y en a de fimples & de compofées. Ces franges ont des vaiffeaux fanguins qui leur donnent de la rougeur ; elles expriment en quelque forte le tiffu du velours ; examinées au microfcope, chacune d'elles paroît principalement faite d'une efpèce d'ampoule logée dans un tiffu cellulaire. Liebercunh, qui s'eft plus occupé que perfonne de la ftructure des inteftins, & qu'une mort prématurée a enlevé depuis peu de temps, penfoit que

cette

cette ampoule étoit l'embouchure des vaiffeaux lactés. Les liqueurs que l'on injecte dans les artères & dans les veines s'y introduifent avec affez de facilité, & tombent dans la cavité des inteftins ; mais il eft impoffible d'en exprimer du chyle. Les intervalles qui féparent ces franges membraneufes ou ces villofités, font garnis d'un grand nombre de follicules remplis de mucofités, dans lefquels beaucoup de vaiffeaux vont s'ouvrir.

La tunique villeufe, & ce qu'on nomme la tunique nerveufe, ont plus de longueur que les deux autres. Elles forment au-dedans des deux premiers inteftins grêles, une grande quantité de replis ou valvules, qu'on appelle conniventes, parce qu'elles rentrent les unes dans les autres. Ces valvules commencent au duodénum, à un pouce du pylore, & fe terminent à la fin du jéjunum. On n'en voit point dans l'iléon. Leur bafe eft appuyée fur la tunique nerveufe, & leur bord tranchant flotte au-dedans des inteftins. Elles repréfentent des arcs de cercle plus ou moins étendus, & jamais de cercles entiers. Leur fituation eft tranfverfale. Souvent les plus longues jointes enfemble forment un cercle, & les plus courtes font logées dans leurs intervalles. Quelquefois les valvules courtes defcendent d'une longue à l'autre fans les croifer. Toutes font larges à leur milieu & étroites à leurs extrémités. Leur bord flottant n'eft pas droit, mais flexueux. Quelques-uns en attribuent la découverte à Kerkring, Anatomifte Hollandais, mais mal-à-propos ; car elles étoient connues à Fallope, qui non-feulement les a décrites dans fes obfervations anatomiques, mais qui a développé la manière dont elles font formées & leur ufage, lequel confifte à retarder le cours des matières qui paffent à travers les inteftins, afin qu'elles reftent plus long-temps expofées à l'action des forces digeftives.

Tome II. V

Les tuniques des inteſtins ſont ſéparées les unes des autres par pluſieurs couches de tiſſu cellulaire. La première ſe trouve entre la tunique membraneuſe & celle que l'on nomme charnue ; elle eſt aſſez épaiſſe & lâche du côté du méſentère ; mais, à meſure qu'elle s'avance vers le bord oppoſé des inteſtins, elle devient plus mince & plus ſerrée, de ſorte que ces deux membranes ne peuvent plus être ſéparées l'une de l'autre. On y trouve un grand nombre de vaiſſeaux de toute eſpèce, dont les ramifications font un réſeau fort remarquable. La ſeconde couche celluleuſe eſt ſituée entre la tunique muſculeuſe & la veloutée ; elle eſt plus épaiſſe & plus denſe que la première. On y voit auſſi beaucoup de vaiſſeaux qui paſſent à travers les intervalles de la tunique muſculeuſe. Quelques-uns en font une tunique particulière, qu'ils nomment vaſculeuſe. Enfin, ceux qui regardent la tunique nerveuſe comme une ſubſtance différente du tiſſu cellulaire, en admettent une troiſième, qu'ils diſent ſe trouver entre cette nerveuſe & la veloutée, mais qui eſt fort mince, & qui ne reçoit que les dernières extrémités des vaiſſeaux, tant ſanguins que lymphatiques & chyleux.

Du Duodénum.

On a donné le nom de duodénum au premier des inteſtins grêles, parce qu'on a cru que ſa longueur étoit de douze pouces. Il commence au pylore qu'il embraſſe, de manière que l'on voit entre l'eſtomac & lui un enfoncement circulaire qui répond à cette valvule, & il finit au-deſſous du méſocolon, vis-à-vis la partie gauche du corps de la ſeconde vertèbre des lombes. La première portion de cet inteſtin ſe porte de gauche à droite, de devant en arrière & de haut en bas, dans l'étendue d'un pouce & demi à deux pouces, jusques vis-à-vis le col de la véficule du fiel ; elle eft prefque entièrement recouverte par le péritoine. Celle qui fuit, defcend plus directement au-devant du rein droit, en fe portant de gauche à droite. Sa longueur eft plus ou moins confidérable. Je l'ai vue s'étendre jufqu'à la partie inférieure du rein. Le péritoine n'en couvre que la partie antérieure ; le refte de fon étendue eft entouré par le tiffu cellulaire. La troifième portion remonte de bas en haut & de droite à gauche, & fe porte prefque tranfverfalement au-devant de la veine cave & de l'aorte, & derrière le principal tronc de la veine-porte ventrale & de l'artère méfentérique fupérieure. Elle fort de deffous le méfo-colon, à l'endroit où le méfentère commence, pour fe continuer fous le nom de jéjunum. Elle eft logée dans l'intervalle triangulaire qui fe trouve en arrière, entre les deux lames du méfo-colon, & le plus fouvent dans le tiffu cellulaire de la portion poftérieure du péritoine, derrière l'inférieure de ces deux lames. Ainfi le duodénum, au lieu d'être libre & flottant, comme les deux autres inteftins grêles, fe trouve fortement retenu à la place qu'il occupe. Cette difpofition empêche qu'il n'entraîne l'eftomac hors de la fituation qui lui eft naturelle, & qu'il ne tiraille les canaux biliaire & pancréatique.

Le duodénum n'étant point enveloppé par la tunique membraneufe ou commune que le péritoine fournit aux autres inteftins, il n'en eft pas fortifié comme eux ; il doit par conféquent prêter davantage, & être fufceptible d'une plus grande dilatation. C'eft ce qui fait qu'on le trouve quelquefois fi ample, qu'il a paru devoir être regardé comme un fecond eftomac, & mériter le nom de *ventriculus fuccenturiatus*. Ses différentes courbures, & fur-tout celles qu'il fait au-devant du rein droit, retardent le paſſage des matières alimentaires qui y coulent, ſans doute afin que la bile & le ſuc pancréatique qui ſont verſés au-dedans de ſa cavité, agiſſent plus long-temps ſur elles.

La tunique charnue du duodénum eſt plus épaiſſe que celle des deux inteſtins qui ſuivent. Quant à celles qu'on nomme nerveuſe & veloutée, elles n'ont rien de particulier, ſi ce n'eſt qu'elles y forment un plus grand nombre de valvules conniventes que par-tout ailleurs, & que la dernière renferme dans ſon épaiſſeur beaucoup de corps glanduleux que l'on appelle les glandes de Brunner. Ces glandes ſont ſéparées les unes des autres; leur forme eſt applatie & comme lenticulaire; elles ſont percées à leur milieu d'une ouverture par laquelle l'humeur muqueuſe qu'elles ſéparent du ſang eſt verſée dans la cavité de l'inteſtin, & ſont plus nombreuſes au pylore qu'à ſon autre extrémité. Il eſt vraiſemblable que l'humeur qu'elles fourniſſent ſert à lubrifier la membrane interne ou veloutée du duodénum, & à le défendre de l'impreſſion des ſubſtances qui le traverſent, & de l'âcreté de la bile qu'y porte le canal cholédoque.

Ce canal s'ouvre à quatre ou cinq travers de doigt du pylore, vers le bas de la concavité de la courbure que le duodénum forme au-devant du rein droit. Son orifice eſt voiſin de celui du canal pancréatique; quelquefois même il n'y en a qu'un ſeul pour tous deux; & le lieu où ils viennent ſe rendre, eſt toujours facile à diſtinguer par un tubercule aſſez conſidérable, dont la forme eſt alongée, & qui deſcend ſuivant la longueur de l'inteſtin.

Du Jéjunum.

Le ſecond des inteſtins grêles eſt nommé jéjunum, parce qu'il ſe trouve ordinairement vide.

Il occupe la région ombilicale. On y remarque intérieurement beaucoup de valvules conniventes. On dit aussi qu'il se trouve au-dedans de cet inteftin un grand nombre de glandes, dont la forme est ronde, le volume aflez femblable à celui d'un grain de millet, & qui font raffemblés en manière de grappe. Ces glandes portent le nom de Peyer, qui les a décrites le premier. On prétend qu'elles ne fe rencontrent pas feulement dans le jéjunum, mais encore dans l'iléon qui lui eft continu, & qu'elles occupent le bord convexe de cet inteftin. La quantité en eft, dit-on, fort confidérable dans les quadrupèdes, & fur-tout dans les chiens & dans les chats; mais on ne les apperçoit pas auffi bien dans l'homme, dont les inteftins font d'une contexture plus molle & plus lâche. Leur ufage, fi elles exiftent, doit être le même que celui que nous avons attribué aux glandes duodénales de Brunner : c'eft au moins celui que leur inventeur leur a affigné. Un Anatomifte de fon temps, nommé Jean de Muralt, croyoit qu'elles étoient deftinées à pomper le chyle & à le tranfmettre aux vaiffeaux laftés ; mais l'abfence de ces glandes dans le duodénum & dans la première partie du jéjunum, & leur nombre plus grand dans la fuite de cet inteftin & fur-tout vers la dernière extrémité de l'iléon, prouvent qu'elles n'ont aucun rapport avec les vaiffeaux chylifères, dont la quantité diminue à mefure qu'on s'approche des gros inteftins.

De l'Iléon.

L'iléon eft le troifième des inteftins grêles. Il tire fon nom de fes nombreufes circonvolutions. En effet, comme il a beaucoup de longueur, il fe replie fur lui-même un grand nombre de fois.

Il occupe les régions iliaques & une partie de la cavité du bassin. Peut-être y a-t-il encore quelques valvules conniventes au commencement de cet intestin, mais elles y font peu fréquentes. Vers la fin il ne s'en rencontre aucune; on n'y voit que des plis ou des rides longitudinales. Les Anatomistes font fort partagés fur l'endroit où ils doivent en fixer le commencement. Quelques-uns n'ayant égard qu'à la couleur du jéjunum, qui est plus rouge que celle de l'iléon, pensent que celui-ci commence à l'endroit où le canal intestinal prend une couleur moins foncée. D'autres se déterminent d'après la situation de cet intestin, & donnent le nom de jéjunum à la portion qui occupe la région ombilicale, & celui d'iléon à la portion restante qui est logée dans les régions iliaques. Il paroît plus sûr de diviser avec Winflow la longueur du canal formée par le jéjunum & par l'iléon, en cinq parties égales, & de prendre les deux premieres pour le jéjunum, & les trois autres pour l'iléon. Les tuniques de cet intestin & de celui qui le précède n'ont rien qui s'éloigne de la structure générale des intestins.

Le jéjunum & l'iléon font ceux dont la mobilité est la plus grande. Ils font comme flottans dans la cavité du bas-ventre; cependant ils font suspendus à un lien membraneux que l'on appelle le méfentère. La forme de ce lien est irrégulière. On y distingue deux bords, un supérieur & fixe, & l'autre inférieur & mobile, auquel les intestins font attachés. Le premier descend obliquement le long de la partie postérieure du bas-ventre, depuis la seconde vertèbre des lombes, jusqu'à la région iliaque droite. Le second est fort alongé. Ce bord est étroit au commencement, mais il s'élargit bientôt de plus en plus, jusqu'à fa partie moyenne, après quoi il fe retrécit de nouveau. On pourroit, avec affez de raifon, le comparer à la partie languettée d'une manchette, dont l'étendue eft toujours fort grande, par rapport à celle de la partie qui eft pliffée au poignet, ou mieux encore à un morceau de chamois, de forme demicirculaire, dont le grand bord ou le bord convexe auroit été tiraillé en fens contraire, & fort alongé. Le méfentère eft formé de deux lames membraneufes qui naiffent du péritoine. La portion de cette membrane, qui a tapiffé la partie poftérieure & droite de la cavité du bas-ventre, au lieu de paffer au-devant des vertèbres lombaires & de fe continuer à gauche, fe réfléchit de derrière en devant. Celle qui a tapiffé la partie poftérieure & gauche de cette cavité, au lieu de paffer au-devant des mêmes vertèbres & de fe continuer à droite, fe réfléchit de la même manière, & fait avec la précédente une duplicature membraneufe, dont les lames font unies par une couche de tiffu cellulaire que Warthon a regardé comme une membrane propre au méfentère. Ces mêmes lames s'écartent enfuite, forment une efpèce de tuyau cylindrique, dans lequel les inteftins font reçus. Le méfentère non-feulement les foutient, mais leur fournit une enveloppe extérieure, ainfi qu'on l'a déjà dit, & leur tranfmet leurs vaiffeaux & leurs nerfs. On trouve dans fon épaiffeur des glandes ovales, applaties, molles, tendres, recouvertes d'une membrane celluleufe & rougeâtre. Ces glandes font du genre des conglobées; elles reffemblent au thymus, en ce qu'elles font abreuvées, dans le fœtus & dans les enfans très-jeunes, d'un fuc laiteux, & en ce qu'elles ont alors beaucoup de vaiffeaux fanguins qui difparoiffent avec l'âge.

V 4

On trouve quelquefois, quoique très-rarement, des prolongemens qui naissent du jéjunum ou de l'iléon, & dont la structure paroît être la même que celle de ces intestins. Leur forme, semblable à celle d'un doigt de gant, pourroit les faire nommer appendices digitales. Il y a des sujets sur qui ces prolongemens sont fort nombreux. On en voit d'autres chez qui ils se déplacent & forment de véritables hernies. M. Walther a dit, dans sa Dissertation sur l'Anévrisme, avoir vu une hernie inguinable qui en contenoit une de l'iléon, dont la longueur égaloit celle du doigt du milieu. Il fait remarquer que Ruysch en a fait graver de cette espèce dans son *Catalogus rarior*. Littre a aussi parlé des appendices digitales des intestins, dans les Mémoires de l'Académie royale des Sciences.

Du Cæcum.

Le cæcum est le premier des gros intestins. Il est ainsi nommé, parce qu'il forme par en bas une espèce de cul-de-sac qui n'aboutit à rien. Sa grosseur est assez considérable, & sa forme, en quelque sorte triangulaire, est inégalement bosselée. Des trois tubercules qu'il présente inférieurement, un est à gauche, un second à droite, & le troisième, plus alongé, est en arrière. Il est situé dans la région iliaque droite, à laquelle il est fixé par le péritoine qui ne couvre que les deux tiers antérieurs de sa surface. On ne voit rien qui le distingue d'avec le colon, si ce n'est qu'il est aveugle, & qu'il donne naissance à une appendice longue de cinq à six travers de doigt, dont la grosseur ne surpasse guère celle d'une plume à écrire ordinaire, & qui paroît en être la continuation. Cette appendice tortueuse & repliée sur elle-même, a quelque ressemblance avec un ver de terre, ce qui lui a fait donner le nom d'appendice vermiforme ; elle eſt retenue par un lien membraneux qui lui tient lieu de méſentère. Sa ſtructure ne diffère point de celle des inteſtins grêles. On remarque ſeulement que ſa tunique muſculeuſe a beaucoup d'épaiſſeur, & que les fibres longitudinales y ſont fort multipliées. Les follicules muqueux y ſont auſſi en grand nombre ; elle s'ouvre ordinairement à la partie inférieure, antérieure & gauche du cæcum ; & ſon orifice, un peu plus évaſé que le reſte de ſon étendue, eſt conſtamment tourné de haut en bas.

L'appendice vermiforme du cæcum eſt à proportion plus groſſe dans le fœtus que dans les adultes. On la trouve toujours remplie d'une humeur muqueuſe, dont la quantité n'eſt plus auſſi grande après la naiſſance. Les corps étrangers qu'elle contient quelquefois, tels que des noyaux de ceriſes, des grains de plomb & autres, avoient fait penſer qu'elle étoit deſtinée à ſervir quelque temps de réceptacle aux matières dépoſées dans le cæcum ; mais ſon peu de groſſeur, la diſpoſition de ſon orifice, qui eſt toujours tourné de haut en bas, ſes connexions avec les fibres longitudinales du cæcum & du colon, & qui ſont telles, que ces inteſtins ne peuvent ſe contracter ſans qu'elle ſe vide en même temps, la grande quantité de mucoſité qu'elle contient, la flaccidité que l'on y remarque ſouvent, lors même que le cæcum eſt le plus diſtendu, tout ſemble prouver que ſon uſage eſt de filtrer & de verſer dans le cæcum une humeur propre à le lubrifier, à ramollir les excrémens qui y ſéjournent, ou peut-être à irriter les parois de cet inteſtin, pour qu'il ſe contracte avec plus de force, & qu'il ſe débarraſſe plus aiſément du dépôt fécal. L'obſervation de Zambeccari, rapportée par

Morgagni, vient à l'appui de ce qu'on vient de dire ; car ce Médecin ayant coupé une partie de l'appendice vermiforme fur un chat, a trouvé au bout de trois mois qu'il ne s'étoit fait aucune effufion de matière dans le ventre, quoique cette appendice ne fe fût point fermée. Si cette partie eft plus groffe dans le fœtus que dans l'adulte, cela vient fans doute de ce que le méconium, dont les inteftins font remplis, l'empêche de fe vider, de forte qu'elle refte continuellement diftendue par l'humeur qui s'y amaffe.

Les tuniques dont le cæcum eft compofé, font les mêmes que celles des autres inteftins. Celle que l'on appelle membraneufe ou commune, l'enveloppe rarement en entier ; cependant cela arrive quelquefois. On trouve même des fujets où cet inteftin n'eft affujetti que par un lien analogue au méfentère, & qui lui permet de fe porter dans des régions différentes de celles qu'il a coutume d'occuper. La tunique membraneufe forme, à fa furface, des replis ou prolongemens dans l'épaiffeur defquels on trouve un tiffu cellulaire & graiffeux, qui leur a fait donner le nom d'appendices graiffeufes du cæcum. Il s'en élève de femblables fur toute l'étendue du colon, & fur eelle de la partie fupérieure du rectum. Les fibres de la tunique mufculeufe font longitudinales & circulaires. Les premières, blanchâtres, & en quelque forte tendineufes, font raffemblées en manière de bandelettes ou de ligamens. Ces bandelettes, au nombre de trois, tiennent fermement à la tunique membraneufe & au plan des fibres circulaires ; elles commencent à l'appendice vermiforme, & fe continuent fur le colon & fur le rectum. Leur longueur eft moindre que celle de ces inteftins ; auffi produifent-elles fur eux un raccourciffement senſible, qui les fronce & qui les fait paroître comme boſſelés. Ces boſſelures ſont ce qu'on appelle les cellules du cæcum, &c. Elles ſont logées dans les intervalles des bandelettes dont il vient d'être parlé, & donnent à cet inteſtin la forme triangulaire que nous avons aſſignée au cæcum. Les fibres circulaires de la tunique muſculeuſe ne diffèrent en rien de ce que l'on obſerve ſur le reſte du canal inteſtinal ; elles ſont en moins grand nombre, & ne forment pas une couche auſſi épaiſſe qu'ailleurs. Les tuniques nerveuſe & veloutée du cæcum n'ont rien de particulier non plus. On ne voit pourtant pas que la dernière ſoit auſſi fongueuſe qu'aux inteſtins grêles ; elle renferme en outre beaucoup de follicules glanduleux dans ſon épaiſſeur. Quant aux valvules ordinaires du cæcum, elles ne ſont que l'effet du froncement de cet inteſtin, & ne reſſemblent en aucune manière à celles que l'on voit dans le duodénum & dans le jéjunum.

Le cæcum reçoit l'extrémité inférieure de l'iléon qui vient s'inférer à ſa partie ſupérieure & gauche, en remontant de gauche à droite & de bas en haut. On trouve à l'endroit de cette inſertion une valvule qui eſt ſituée tranſverſalement, & compoſée de deux lèvres, dont l'inférieure eſt plus large que la ſupérieure. C'eſt ce qu'on appelle la valvule de l'iléon, du cæcum ou du colon. Quelques-uns la nomment auſſi la valvule de Bauhin, parce que cet Anatomiſte a dit l'avoir découverte à Paris en 1579. Il fut ſurpris, en nettoyant des inteſtins, que l'eau qu'il verſoit dans l'iléon s'écoulât très-librement par le colon, pendant que celle qu'il faiſoit entrer par ce dernier inteſtin y étoit retenue, & ne s'échappoit point par l'iléon. Curieux de ſavoir la cauſe de ce phénomène, il fit quelques recherches qui lui firent appercevoir cette valvule qui lui étoit inconnue ; cependant elle avoit déjà été décrite par plusieurs autres. Vidus Vidius, mort en 1560, après avoir joui pendant plus de vingt ans d'une grande réputation, en avoit parlé d'une manière affez claire. Posthius avoit dit l'avoir obfervée pendant qu'il étudioit à Montpellier fous Rondelet, en 1565 ; & l'on trouve dans les ouvrages posthumes de Conftance Varole, mort prématurément en 1575, à l'âge de trente-deux ans, la defcription d'un appareil membraneux qui couvre l'extrémité de l'iléon. Quoi qu'il en foit, la grande valvule de cet inteftin fe préfente fous la forme d'une éminence molle, elliptique, & fendue dans fon milieu. Ses deux extrémités aboutiffent de chaque côté à une ride fort élevée, qui s'évanouit infenfiblement, & qui fe termine en pointe du côté du cæcum oppofé à la valvule. Les rides dont il s'agit ne different pas feulement des autres par leur groffeur, & par la difficulté qu'elles ont à s'effacer, lorfqu'on étend les membranes du cæcum, mais encore par leur ftructure. On trouve en effet qu'elles renferment intérieurement des fibres tendineufes, étendues fuivant leur longueur, & qu'à l'endroit où elles communiquent avec la valvule, chacune d'elles fe bifurque, & fe continue en quelque forte dans l'épaiffeur de fes lèvres. Morgagni, qui les a obfervées le premier, les nomme *retinacula valvulæ Bauhini*, les freins de la valvule de Bauhin. Il penfe avec raifon qu'elles fervent à l'affermir & à en rapprocher plus exactement les lèvres, en écartant fes deux commiffures ; ce qui arrive par la feule plénitude du cæcum & du colon, de forte que la valvule doit fe relâcher & s'entre-ouvrir quand ces inteftins font vides, & fe tendre & fe refferrer dans les circonftances contraires ; elle ne peut cependant pas empêcher que dans l'état contre nature, les matières contenues dans les gros inteſtins, ne repaſſent quelquefois dans l'iléon, & ne remontent même le long des inteſtins grêles juſqu'à l'eſtomac, d'où elles ſont rejetées par le vomiſſement.

Pour voir la valvule du cæcum, il ſuffit de ſéparer cet inteſtin d'avec l'extrémité de l'iléon & le commencement du cæcum, d'y faire une ſection qui les comprenne tous trois, & de les faire flotter dans de l'eau bien claire. Quelques-uns fendent le cæcum du côté oppoſé à la valvule, & le plongent auſſi dans l'eau ; d'autres ſoufflent cet inteſtin & le font ſécher à moitié. Ce procédé eſt celui que Ruyſch & Heiſter employoient le plus volontiers. Haller s'en eſt auſſi ſervi fort utilement. Il fait voir que la valvule eſt horizontale, qu'elle eſt compoſée de deux lèvres, dont l'inférieure eſt la plus large, & qui ſont terminées par les freins dont il a été parlé plus haut. On recommande auſſi de ſouffler la fin de l'iléon, du cæcum, & une partie du colon, & de détruire avec le ſcalpel le tiſſu membraneux & cellulaire qui lie le premier de ces inteſtins aux deux autres. En procédant ainſi, l'on apperçoit que la valvule du cæcum eſt faite par cet inteſtin & par l'iléon, & que la tunique villeuſe, la nerveuſe & une partie de la tunique muſculeuſe du premier, repliées en dedans, contiennent, comme dans une gaîne, une partie de la tunique muſculeuſe, la nerveuſe & la veloutée du ſecond ; pendant que les fibres muſculaires & longitudinales de l'un & l'autre inteſtin, & leur toile celluleuſe extérieure, les uniſſent enſemble. On peut encore par ce moyen, tirer l'iléon de dedans le cæcum, détruire la grande valvule qui ſe trouve à l'endroit de leur union, & ramener les chofes à un état tel, que l'iléon s'ouvre dans le cæcum par une large ouverture, & à angle droit.

Du Colon.

Le colon eft le fecond des gros inteftins : il tire fon nom des cellulofités qui s'y remarquent, & qui le rendent propre à retarder le cours des matières qui le traverfent. Cet inteftin commence à la partie fupérieure du cæcum. Il s'élève au-devant du rein droit en fe portant en arrière, jufqu'audeffous du foie & de la véficule du fiel. Lorfqu'il y eft parvenu, il change de direction, & fe courbant de devant en arriere & de droite à gauche, il marche tranfverfalement le long de la face antérieure & du grand bord de l'eftomac. Arrivé audeffous de l'hypocondre gauche, il fe plonge de haut en has & de devant en arrière, puis il defcend le long de la face antérieure du rein gauche. Enfin, il remonte du bas de la région iliaque jufqu'à la partie moyenne, & fouvent jufqu'à la partie droite de la quatrième vertèbre des lombes, & defcend encore pour fe plonger dans le petit baffin & fe terminer au rectum. Les parties de cet inteftin qui occupent les diverfes régions du bas-ventre, ont reçu différens noms. Celle qui monte au-devant du rein droit s'appelle le colon droit ; celle qui fe porte tranfverfalement de droite à gauche au-deffous de l'eftomac, eft le colon tranfverfe. On appelle colon gauche, celle qui defcend au-devant du rein gauche ; & celle qui du bas de la région iliaque remonte fur les vertèbres, eft le colon iliaque ou l'S du colon, à raifon de fes deux courbures oppofées.

Le colon reffemble beaucoup au cæcum, dont il eft la continuation. Il eft inégalement boffelé fur

fa longueur, & préfente intérieurement des cellulofités qui les caractérifent tous deux, & qui ne fe
rencontrent dans aucun autre inteftin. Sa ftructure
eft auffi la même. La tunique membraneufe ou
commune ne l'enveloppe pas en entier. La portion droite & gauche n'en font couvertes que fur
les deux tiers antérieurs de leur étendue. Ailleurs,
cette tunique couvre le colon comme les autres
inteftins, en laiffant cependant un petit efpace à nu,
le long du bord antérieur de la portion tranfverfale, à l'endroit d'où le feuillet poftérieur du grand
épiploon tire fon origine ; elle préfente en outre
beaucoup de ces replis ou prolongemens cellulaires
& graiffeux, dont on a parlé à l'occafion du cæcum. Ce font les appendices graiffeufes ou épiploï-
ques du colon. La tunique mufculeufe eft faite de
deux plans de fibres. Les longitudinales font raffemblées en trois ligamens ou bandelettes, dont
une a été connue de tout temps ; une feconde
moins large, eft cachée par le bord fupérieur de
l'épiploon ; & la troifième, plus obfcure, fe rencontre à l'endroit où le colon tient au méfo-colon.
Ces trois bandelettes ont anciennement été connues
de Jacques Silvius de le Boé & d'Euftache. Les
Anatomiftes qui les ont fuivis, tels que Véfale,
Colombus & Riolan ; n'en ont décrit que deux.
On n'en connoiffoit plus qu'une au fiècle dernier,
lorfque Ruyfch & peut-être Valfalva les ont rétablies ; elles froncent & raccourciffent le colon.
Leurs intervalles, qui font au nombre de trois,
protubèrent en manière de tubercules féparées les
uns des autres, au moyen des plis formés tranfverfalement par le refte des tuniques de cet inteftin ;
de forte qu'au lieu d'avoir une forme ronde &
cylindrique, il en prend une qui eft prefque triangulaire. Il fuffit de les couper pour lui donner

beaucoup plus de longueur & de largeur, & pour en détruire les cellulofités. Les fibres musculeufes & circulaires du colon font peu nombreufes; elles font difpofées de la même manière que fur les autres inteftins, fi ce n'eft que la couche qu'elles forment a moins d'épaiffeur. Les tuniques nerveufe & veloutée n'ont rien de particulier; feulement on remarque qu'elles deviennent moins fongueufes qu'aux inteftins grêles, & qu'elles contiennent un grand nombre de ces glandes folitaires & de forme ronde, percées à leur fommet, qui ont été décrites, à l'occafion du duodénum, fous le nom de glandes de Brunner. Dans le fœtus, le colon eft cylindrique & affez femblable à un inteftin grêle; mais il eft un peu plus charnu, & l'on y apperçoit quelques veftiges de ligamens; d'ailleurs, il eft toujours rempli d'une matière tenace, brune, verdâtre, que l'on nomme le méconium.

Les parties droite & gauche du colon, font ordinairement affujetties dans le lieu qu'elles occupent par le péritoine de la partie poftérieure du bas-ventre, qui paffe au-devant d'elles, & qui forme fouvent, au milieu de leur longueur & du côté externe de chacun, un repli triangulaire de peu d'étendue, que l'on nomme les ligamens droit & gauche du colon. Cependant on obferve quelquefois qu'elles ont de la mobilité, & qu'elles ne font retenues que par une efpèce de repli membraneux qui règne tout du long de leur bord poftérieur, & qui reffemble au méfentère & au méfocolon tranfverfe. La partie tranfverfale du colon eft conftamment liée à ce méfo-colon, dont la forme approche d'un demi-cercle fitué horizontalement au bas de la région épigaftrique, & dont le bord droit eft en arrière, & le bord arrondi en devant. Il n'eft pas feulement deftiné à foutenir la partie moyenne du colon, & à tranfmettre à cet inteftin les vaiffeaux & les nerfs qui lui font néceffaires ; il fait encore fonction de cloifon entre la région épigaftrique & l'ombilicale, & foutient le foie, l'eftomac & la rate qui font logés dans la première, comme il eft lui-même foutenu par la maffe des inteftins jéjunum & iléon. On le trouve formé de deux lames membraneufes, unies enfemble par une couche de tiffu cellulaire. Ces lames viennent du péritoine. On diroit que la portion de cette membrane qui tapiffe la partie poftérieure & fupérieure du bas-ventre, au lieu de defcendre le long de fa partie moyenne, fe réfléchit de derrière en devant, & que celle qui tapiffe la partie poftérieure & inférieure, au lieu de monter le long de la fupérieure, fe réfléchit de même. Le tiffu cellulaire du méfo-colon renferme un affez grand nombre de glandes du genre des conglobées. Les lames dont il eft compofé ne font pas feulement écartées en devant pour loger le cæcum, elles le font auffi en arrière, pour contenir la portion tranfverfale du duodénum & la plus grande partie du pancréas. La portion iliaque ou l'S du colon a auffi fon méfo-colon formé par une duplicature du péritoine, & dont l'étendue eft quelquefois telle, qu'il permet à cette portion d'inteftin de monter beaucoup au-deffus du nombril, & de fe replier plufieurs fois fur elle-même.

Du Rectum.

Le rectum eft le dernier des gros inteftins. Il eft ainfi nommé, parce qu'il paroît avoir une direction droite. Cet inteftin commence à l'extrémité du colon, vis-à-vis le bord inférieur de la dernière vertèbre des lombes, & finit à l'anus. Il defcend au-devant de l'os facrum, & enfuite au devant du coccix, dont il fuit la courbure. Sa partie fupérieure eft logée dans la cavité du bas-ventre; elle y eft retenue par un lien membraneux que lui fournit le péritoine, & que l'on appelle le méfo-rectum. Vers l'union de la troifième & de la quatrième vertèbre de l'os facrum, & vers les véficules féminales, le péritoine qui s'éloigne de la veffie lui envoie un repli fémi-lunaire de chaque côté. Là, cet inteftin fort du fac du péritoine, & après avoir fait un pli fous la veffie ou fous le vagin qu'il foutient, il fe porte en devant & en bas, plongé de toutes parts dans le tiffu cellulaire. Il ne tient à la veffie & aux véficules féminales que d'une manière lâche. Mais fes adhérences au vagin font plus fortes, & telles que l'on croiroit qu'il y envoie des fibres mufculeufes. Le rectum n'eft pas feulement courbé fur fa longueur, on y remarque fouvent de fortes inflexions. Pour l'or-dinaire cet inteftin occupe la partie moyenne & droite du baffin, & force la veffie à fe porter à gauche. Quelquefois cependant il eft fitué au milieu, & même abfolument à gauche, fuivant la remarque de Morgagni.

Le rectum eft fait du même nombre de tuniques que les autres inteftins. La membraneufe ne couvre que fa partie fupérieure; elle manque totalement au-deffous de la troifième vertèbre de l'os facrum. Cette tunique a des replis ou prolongemens cellu-laires & graiffeux, femblables à ceux du cæcum & du colon. Celle qui la fuit eft fort épaiffe; elle a des fibres longitudinales & circulaires. Les pre-mières, très-nombreufes, paroiffent être faites en partie par l'épanouiffement des bandelettes liga-menteufes qui fe remarquent au cæcum & au colon; elles forment une couche égale & non interrompue qui fe répand fur toute la furface de l'inteſtin. Ces fibres diſparoiſſent peu à peu vers ſa partie inférieure, pour faire place aux circulaires. Celles ci, dont la quantité eſt moindre à la partie ſupérieure, deviennent plus nombreuſes vers l'inférieure, & donnent naiſſance à une eſpèce de ſphincter, que l'on déſigne ſous le nom de ſphincter interne, pour le diſtinguer d'avec le ſphincter externe dont il ſera parlé ci-après.

Les tuniques nerveuſe & veloutée du rectum ont beaucoup d'épaiſſeur ; elles contiennent une grande quantité de ces glandes muqueuſes dont il a été parlé pluſieurs fois. Ces tuniques repliées en quelque ſorte ſur elles-mêmes, & aidées de quelques fibres charnues, produiſent à la partie inférieure du rectum, des rides longitudinales, plus épaiſſes au voiſinage de l'anus, plus minces à quelque diſtance de cette ouverture, entre leſquelles on en trouve ſouvent de moins groſſes. Le nombre en eſt incertain ; quelquefois il n'y en a que trois ou quatre, & quelquefois on en rencontre davantage. On les croiroit l'effet du froncement de l'inteſtin à ſa dernière extrémité ; mais elles ne s'effacent pas en entier lorſque ce froncement eſt détruit, & quand on tend les membranes du rectum. C'eſt ce que Morgagni nomme les colonnes de l'anus. On voit ſouvent dans les intervalles qui les ſéparent, des replis ſémi-lunaires, dont le nombre varie, & dont le bord flottant paroît être dirigé de bas en haut du côté de la cavité de l'inteſtin. On y trouve auſſi des ouvertures de conduits muqueux, dont la direction eſt de haut en bas, & deſquels on peut aiſément exprimer une humeur épaiſſe & trouble, qui n'a ſans doute d'autre uſage que celui de lubrifier l'anus, & de faciliter la ſortie des excrémens. Quelquefois, mais rarement, au lieu des replis ſémi-lunaires dont il vient d'être parlé, on trouve de véritables valvules qui bouchent en quelque forte l'extrémité inférieure du rectum. Morgagni a vu de ces valvules fur deux fujets : chez le premier, elles avoient une forme circulaire, & chez l'autre, elles repréfentoient un croiffant. Leur diftance de l'anus étoit d'environ un travers de doigt.

L'extrémité inférieure du rectum eft entourée de mufcles qui lui appartiennent, & qui font connus fous le nom de mufcles releveurs, & de fphincter cutané de l'anus.

Les premiers, au nombre de deux, font fitués au-dedans du petit baffin, où ils forment, conjointement avec les ifchio-coccygiens, une voûte renverfée, dont la concavité eft en dedans & en haut, & la convexité en dehors & en bas. Ces mufcles font attachés fupérieurement à la face interne d'une membrane aponévrotique, qui couvre les obturateurs internes, & qui vient de la partie fupérieure de la branche du pubis, du bord poftérieur de cet os, & enfuite de la partie voifine & interne de l'ifchion, jufqu'à fon épine. Ils ne deviennent charnus qu'au-deffous du bord fupérieur de l'obturateur interne, à l'endroit où ils répondent à ce mufcle ; mais ils le font un peu plus haut, vis-à-vis la branche du pubis. Leurs fibres defcendent obliquement en arrière & en dedans ; les antérieures, qui font les plus courtes, embraffent la proftate & le col de la veffie, & s'y terminent. Celles qui fuivent, plus longues, fe portent fur les parties latérales du rectum, & s'y perdent au-deffus du bord fupérieur des fphincters de l'anus. Enfin, les poftérieures, plus longues encore & plus obliques, vont gagner les parties latérales du coccyx, où elles finiffent par des fibres tendineufes affez longues. Les releveurs de l'anus

ont beaucoup de connexions avec fes fphincters ;
ils retiennent le coccyx & le courbent en devant.
Ces mufcles foutiennent en même temps tous les
vifcères contenus dans le petit baffin. Ils les relèvent, réfiftent à la force avec laquelle la contraction fimultanée du diaphragme & des mufcles
du bas-ventre tendent à les pouffer de haut en
bas. Ils favorifent l'expulfion des excrémens, celle
de la femence & de l'humeur proftatique, & concourent enfin au mécanifme au moyen duquel les
urines font retenues dans la veffie.

Le fphincter cutané de l'anus eft fitué au-
deffous de la peau de cette partie, comme l'orbiculaire des lèvres l'eft au-deffous de leurs tégumens. C'eft un mufcle d'une épaiffeur médiocre,
compofé de deux trouffeaux de fibres demi-ellipti-
ques, étendus en travers fur les parties latérales
de l'anus & de l'inteftin rectum, entre le coccyx
& le bulbe de l'urètre, de forte qu'au lieu de le
regarder comme un feul mufcle, ainfi qu'on le
fait ordinairement, on pourroit dire qu'il y a
deux fphincters cutanés de l'anus, l'un à droite
& l'autre à gauche. Ces trouffeaux naiffent en
arrière d'une fubftance ligamenteufe qui tient au
coccyx, & fe portant en devant, ils fe réuniffent
pour former une pointe dont les fibres fe perdent
en partie dans les tégumens, & vont en partie
s'unir à la partie poftérieure & moyenne du
mufcle bulbo-caverneux, l'un de ceux qui meuvent l'urètre. Le fphincter cutané eft très-voifin
des tégumens par fon bord inférieur. Le fupérieur
embraffe une partie des releveurs de l'anus. Ce
mufcle retrécit l'extrémité du rectum, comme fon
nom l'indique ; il agit auffi fur l'urètre, en ten-
dant le mufcle bulbo-caverneux dont il augmente
la force.

X 3

· Les vaisseaux qui se distribuent aux intestins, sont fort considérables ; leurs artères viennent de l'hépatique, de la méfentérique supérieure, de l'inférieure, & de la honteuse commune.

Ils en reçoivent encore d'autres, mais très-petites, qui viennent à gauche de la grande gaftrique de ce côté, à droite de la pancréatico-duodénale, & des deux côtés des capfulaires, des adipeufes, des rénales, des fpermatiques, des lombaires, des facrées, & des autres branches des artères iliaques internes ou hypogaftriques. Ces petites artères fe repandent auffi fur les liens qui affujettiffent les inteftins.

Les veines qui répondent aux artères, font des branches de la veine-porte ventrale & des hypogaftriques.

Les nerfs des inteftins tirent leur origine des grands nerfs intercoftaux. Ils viennent particulièrement du plexus hépatique, & des plexus méfentériques fupérieur & inférieur.

Lorfqu'on ouvre le ventre d'un animal, peu de temps après qu'il a mangé, on apperçoit un grand nombre de vaiffeaux blancs, qui, des inteftins, fe portent vers la partie inférieure de la feconde vertèbre des lombes, en traverfant le méfentère & les glandes conglobées qui s'y rencontrent. Ces vaiffeaux qu'on nomme laétés, fe diftinguent en ceux du premier & en ceux du fecond genre. Les vaiffeaux laétés du premier genre naiffent des inteftins grêles & des gros inteftins, & vraifemblablement auffi de l'eftomac. Aux inteftins grêles, ils tirent leur origine de l'ampoule que nous avons dit fe trouver dans chacune de leurs villofités ; mais aux gros, où ces villofités & ces ampoules manquent, on ne fait comment ils fe forment. On les trouve fur la partie des inteftins la plus éloignée du méfentère ; ils gliffent entre leurs tuniques, & en fortent fous deux rangées, lefquelles accompagnent les vaiffeaux fanguins, & vont gagner les glandes du méfentère, après que les rameaux dont elles font faites ont communiqué les uns avec les autres, & qu'ils fe font unis fous des angles plus ou moins aigus.

Les vaiffeaux lactés du fecond genre fortent des glandes du méfentère ; ils font plus gros & moins nombreux que les premiers. Lorfqu'ils ont traverfé les dernières glandes qui fe trouvent à l'endroit où le méfentère fort de deffous le méfo-colon, ils ne font plus que fept à huit, dont une partie fe porte à la droite, & l'autre à la gauche de l'aorte, fous les deux piliers du diaphragme. Ces vaiffeaux, ainfi que ceux du premier genre, ont des valvules qui ne font guère éloignées de plus de deux lignes, & qui deviennent plus fenfibles, au moyen des ligatures que l'on pratique fur ces vaiffeaux ; elles font oppofées deux à deux. Leur bord convexe regarde les inteftins, & leur bord concave eft tourné du côté oppofé ; elles favorifent le cours du chyle de bas en haut, & l'empêchent de rétrograder vers les inteftins.

La nature des vaiffeaux lactés paroît être la même que celle des vaiffeaux lymphatiques. Ils naiffent de la furface interne des inteftins, comme les vaiffeaux lymphatiques viennent de celle des cavités internes du corps, de celle de la peau, & particulièrement du tiffu cellulaire. Ils ont des valvules qui les rendent noueux d'efpace en efpace, & qui leur donnent le même afpect, & s'ouvrent comme ceux-ci dans une groffe veine fanguine, au moyen du canal thorachique auquel ils viennent tous aboutir. Ces vaiffeaux ne fe rencontrent que chez les animaux en qui l'on trouve des vaisseaux lymphatiques. Enfin ils charient de la lymphe pure hors du temps de la digestion, & on ne trouve jamais des vaisseaux lactés & des vaisseaux lymphatiques sur la même partie du mésentère; au lieu que si on examine avec attention ce qui se passe dans un animal qui a mangé depuis peu, les premiers intestins grêles sont couverts de vaisseaux lactés, & l'on ne trouve plus que des vaisseaux lymphatiques sur les autres & sur les gros.

Les vaisseaux lactés se comportent avec les glandes du mésentère, comme les vaisseaux lymphatiques avec les autres glandes conglobées. Quand ils y sont parvenus, ils se divisent en plusieurs rameaux, dont les uns passent par-dessus pour aller à celles qui sont plus éloignées, & les autres pénètrent leur tissu. Il est difficile de dire si ces derniers y conservent leur nature vasculeuse, ou s'ils y déposent le chyle pour qu'il soit pompé par d'autres vaisseaux. Quoique du mercure poussé dans les veines lactées du premier genre puisse se porter à celles du second, il y a quelque raison de douter de leur continuité: il est effectivement possible que ce minéral ait traversé les vaisseaux qui passent par-dessus les glandes, à quoi l'on peut ajouter qu'on a souvent vu de l'esprit de térébenthine injecté dans les artères & dans les veines mésentériques, revenir par les veines lactées du second genre, ce qui suppose une rupture & une extravasation dans le tissu cellulaire; car il n'est pas vraisemblable que les vaisseaux lactés s'anastomosent directement avec les artères & avec les veines sanguines. D'ailleurs, les engorgemens squirreux auxquels les glandes du mésentère sont si sujettes, paroissent supposer que ces organes sont celluleux: cependant les injections de mercure ne produisent

point de diftenfion dans les glandes du méfentere,
comme elles le pourroient faire, & les Anatomiftes les plus exacts, tels qu'Albinus, Hunter &
Meckel, regardent les glandes conglobées comme
des plexus de vaiffeaux lymphatiques unis entre
eux par du tiffu cellulaire.

Les derniers vaiffeaux lactés aboutiffent à deux
gros conduits qui commencent vis-à-vis le bord
intérieur de la feconde vertèbre des lombes, &
dont un eft fitué à la droite de l'aorte, fous le
pilier droit du diaphragme, & l'autre à la gauche
de cette artère, fous le pilier gauche du même
mufcle. Ces deux conduits, d'abord écartés l'un
de l'autre, montent de bas en haut, le premier
parallèlement à l'aorte, le fecond, dans une direction très-oblique, qui lui fait traverfer la partie
poftérieure de cette artère pour fe joindre au premier, vis-à-vis le bord fupérieur de la même vertèbre, ou vis-à-vis le bord inférieur de celle qui
fuit, au-deffous de l'artère rénale droite. Leur
réunion produit une efpèce de véficule ovale,
alongée, dans laquelle s'ouvrent auffi des vaiffeaux
lymphatiques qui viennent du foie, de la rate
& du tiffu cellulaire de la partie poftérieure du
péritoine. Cette véficule eft ce qu'on nomme la
citerne lombaire, ou le réfervoir du chyle. On
ne voit quelquefois à fa place qu'un gros vaiffeau
conique & affez large à fa partie moyenne; en
d'autres cas, au lieu d'un vaiffeau, il y en a
trois ou quatre égaux ou inégaux, appliqués les
uns aux autres & liés par un tiffu cellulaire, &
dont un eft plus renflé que les autres. Enfin, j'ai
vu des fujets, mais en plus petit nombre, où le
réfervoir du chyle étoit fuppléé par une quantité
innombrable de vaiffeaux lymphatiques fort tortueux, au milieu defquels fe trouvoient beaucoup

de petites glandes conglobées : cependant, pour l'ordinaire ce réfervoir exifte fous la forme d'un tuyau à-peu-près cylindrique, dont la capacité eft inégale dans les différentes parties de fon étendue.

Ce tuyau eft fitué à la droite de l'aorte, & derrière les vaiffeaux rénaux, fous l'appendice voifine du diaphragme, depuis le bord fupérieur de la feconde vertèbre des lombes, jufqu'au bord inférieur de la dernière de celles du dos.

Il s'élève de fa partie fupérieure un canal qui traverfe le diaphragme, & qui monte le long de la partie poftérieure de la poitrine, & au-devant des vertèbres du dos, entre l'aorte & l'azygos. Ce canal, que l'on nomme thorachique, eft croifé par quelques-unes des artères & des veines intercoftales inférieures, nées de l'aorte & de l'azygos. Sa marche eft flexueufe. Quand il eft parvenu vers la fixième ou la cinquième vertèbre, il a coutume de fe partager en deux branches qui fe réuniffent bientôt enfemble. Quelquefois on le trouve divifé de cette manière en diverfes parties de fon étendue. Jufques-là il étoit couché fur la partie droite des vertèbres ; mais il fe détourne alors à gauche, & paffant derrière l'œfophage & la croffe de l'aorte, il continue de monter jufqu'à la partie inférieure du cou, derrière l'artère thyroïdienne inférieure, & devant le mufcle long du cou. Sa groffeur augmente beaucoup en cet endroit, & il s'y divife fouvent en deux branches, une groffe & l'autre plus petite, qui fe courbent de haut en bas, de derrière en devant & de gauche à droite, & qui viennent s'ouvrir à la partie externe & poftérieure de l'union de la veine jugulaire interne & de la fous-clavière.

Le canal thorachique reçoit le long de la poitrine un affez grand nombre de vaiffeaux lymphatiques, qui viennent du tiſſu cellulaire de la plèvre, de l'œſophage & des poumons. Au cou, il en reçoit d'autres qui viennent des extrémités ſupérieures & de la tête, & qui ſans doute augmentent ſa capacité. Il a intérieurement des valvules dont la diſpoſition eſt la même que celle des vaiſſeaux lactés. Ces valvules placées deux à deux, ont leur bord convexe en bas & leur bord concave en haut; elles ſont à un demi-pouce les unes des autres. Leur uſage eſt manifeſtement de favoriſer le mouvement par lequel le chyle tend à ſe porter vers la veine ſous-clavière; cependant elles ne bouchent point ce canal avec tant d'exactitude, que les liqueurs que l'on y pouſſe de haut en bas ne le rempliſſent en entier. Les principales ſont celles qui ſe trouvent à l'endroit de ſon inſertion; elles ſont auſſi au nombre de deux, oppoſées l'une à l'autre. Quelques-uns ont cru qu'il n'y en avoit point d'autres que celles qui ſe trouvent ordinairement dans les veines; mais ils ſe ſont manifeſtement trompés. Quand le canal thorachique s'ouvre par deux branches ſéparées, chacune d'elles a ſes valvules particulières.

Les variétés que le canal thorachique préſente ſont ſans nombre : quelquefois on en trouve deux qui communiquent enſemble par beaucoup de vaiſſeaux courts & diſpoſés en travers, & qui ſe réuniſſent à la fin en un ſeul tronc. Pluſieurs ont vu ce canal partagé en trois branches aſſez longtemps ſéparées; mais la diſpoſition dont il eſt parlé dans les Actes de Leipſick, pour l'année 1718, d'après Edouard Wium, eſt bien la plus extraordinaire. Il y en avoit deux qui venoient chacun d'un réſervoir particulier. Ces canaux s'uniſſoient a pluſieurs endroits pour ſe ſéparer de nouveau, & alloient enfin s'ouvrir dans les deux veines ſous-clavières, c'est-à-dire, celui du côté gauche à l'ordinaire, & celui du côté droit dans la veine sous-clavière droite. On trouve quelques exemples semblables. Heister dit que la disposition dont il s'agit se rencontre quelquefois. Drake l'a fait représenter dans une des planches dont il a orné son Anthropographie ; & on lit dans le Commerce littéraire de Nuremberg, pour l'année 1731, que Duvernoy de Pétersbourg a vu deux fois le canal thorachique & le réservoir du chyle doubles sur des hommes, & une fois sur une femme.

Pour bien voir les routes du chyle, il ne faut, comme il a été dit, qu'ouvrir un animal vivant que l'on ait fait manger deux ou trois heures auparavant ; mais si l'on a pris la précaution de lui faire prendre des alimens faciles à digérer, & surtout du lait, elles feront plus sensibles. Quelques-uns ont conseillé de lui donner des alimens teints avec de la garance, du safran, ou du suc d'héliotrope ; mais Haller avertit qu'il n'y a que cette dernière substance dont la couleur se communique au chyle. Si on veut que les vaisseaux lactés ou le canal thorachique ne se désemplissent pas trop promptement, il faut y faire des ligatures. Le froid qui condense sur le champ les liqueurs, est aussi fort utile pour ces sortes de recherches, & elles ne réussissent jamais mieux que lorsqu'il est plus cuisant.

Les anciens n'ont point connu les routes du chyle. Erasistrate, qui étoit fort versé dans la dissection des animaux vivans, avoit pourtant apperçu, vers le milieu du mésentère d'un bouc, un gros vaisseau blanc qui en étoit rempli, mais qu'il avoit pris pour un vaisseau sanguin qui étoit vide. Hérophile avoit vu dans le même temps sur de jeunes animaux, des vaisseaux blancs qui marchoient entre les lames du méfentère, & qui alloient fe rendre à fes glandes. Galien avoit fait la même remarque, & n'y avoit point fait attention. Enfin Gafpard Afellius trouva ces vaiffeaux en 1622, & ne négligea rien pour en connoître la nature. Ce Médecin ayant ouvert un chien vivant, le 23 Juillet, dans la vue d'obferver la marche des nerfs récurrens & les mouvemens du diaphragme, vit, après avoir écarté les inteftins, qu'ils étoient couverts, ainfi que le méfentere, d'un grand nombre de lignes blanches qui s'y ramifioient, à la manière des artères & des veines. Il foupçonna que ce pouvoit être des nerfs ; mais voyant que leur afpect étoit différent, il ouvrit un des plus gros, dont il vit fortir du lait à fon grand étonnement, & à celui de plufieurs perfonnes qui étoient préfentes. Depuis ce jour, il ouvrit des chiens, des chats, des moutons, des vaches, des porcs, & diverfes autres efpèces d'animaux. Il apperçut la même chofe fur tous, auffi bien que fur un cheval dont il avoit fait l'acquifition exprès. Il conclut de toutes ces obfervations, qu'il devoit y avoir de femblables vaiffeaux fur l'homme. Selon lui, ils tirent leur origine des inteftins grêles & fur-tout du duodénum ; & après avoir gliffé entre les membranes du méfentère avec les vaiffeaux fanguins, dont ils croifent la direction, ils parviennent aux glandes conglobées voifines, & fur-tout à une très-groffe qui fe trouve vers le milieu du méfentère des quadrupèdes, & qu'on a depuis appelée le pancréas d'Afellius. En cet endroit ils s'entrecroifent, forment des mailles, fe réuniffent, & les gros troncs qui en réfultent, fuivent la veineporte, jufques fous la face concave du foie où ils fe perdent. On voit auffi dans leur intérieur des valvules peu écartées les unes des autres. Cette difpofition fait voir qu'Afellius a bien connu la manière dont les vaiffeaux laflés naiffent des inteftins, mais qu'il n'a parlé de leur terminaifon que d'après fes préjugés. Sans doute qu'il a été trompé par les vaiffeaux lymphatiques qui fe trouvent en grand nombre au-deffous du foie. Sa Differtation parut en 1627, par les foins d'Alexandre Tardinus & de Septalius, l'un Médecin, l'autre Médecin & Magiftrat en même temps, fes intimes amis, & témoins de fes recherches, auxquels il avoit laiffé, avant de mourir, fon manufcrit entièrement achevé.

Plufieurs Anatomiftes fe font empreffés de confirmer les découvertes d'Afellius ; & comme ils croyoient que les vaiffeaux laflés ne pouvoient être apperçus que fur des animaux qui euffent mangé depuis peu de temps, ils penfoient qu'on ne pouvoit les voir fur l'homme. Cependant Peirefc imagina un moyen de les rendre fenfibles. Il fit fervir à un criminel qui alloit être pendu, un bon repas avant qu'on lui prononçât fon jugement. Lorfqu'enfuite cet homme eût été fupplicié, il ouvrit fon cadavre en préfence d'une nombreufe affemblée. On vit non-feulement des veines blanches fur le méfentère, mais il s'en écoula une humeur laiteufe, lorfqu'elles eurent été ouvertes. Depuis ce temps, d'autres ont fait les mêmes obfervations dans des circonftances femblables. Enfin, il eft arrivé à plufieurs d'appercevoir les vaiffeaux laflés fur des cadavres humains difféqués tardivement. Veflingius a dit les avoir vus fouvent pendant l'hiver fur des enfans à la mamelle, & fur des adultes même, deux ou trois jours après la mort. Tulpius a affuré à Bartholin qu'on en avoit rencontré beaucoup en 1639, fur le cadavre d'un homme qui avoit été pendu cinq jours avant.

Cœcilius Folius rapporte à-peu-près la même chose. Fernel ayant autrefois ouvert, vingt-huit heures après la mort, un homme qui avoit de fortes obstructions aux glandes du méfentere, rencontra un grand nombre de vaisseaux lactés du premier genre, qui s'élevoient des inteltins grêles. Enfin les mêmes observations ont été faites par Heifter, Morgagni, & en dernier lieu par Verdier.

La découverte du canal thorachique a été un peu plus tardive que celle des vaisseaux lactés. On en eft redevable à Pecquet de Dieppe. Ce Médecin obfervoit les mouvemens du cœur fur un gros chien, lorfqu'ouvrant la veine cave fupérieure, il en vit fortir une liqueur blanche qui s'écouloit avec le fang. Il crut d'abord que c'étoit de la fanie ; mais ayant continué d'incifer cette veine, il s'apperçut que la liqueur dont il s'agit, étoit de nature laiteufe, qu'elle venoit de la fous-clavière, & qu'elle s'écouloit avec plus d'abondance lorfqu'on appuyoit fur le ventre de l'animal. En examinant avec attention la poitrine d'un autre chien, il trouva un canal blanc, auquel il. fit une ligature. La partie fupérieure de ce canal fe vida prefque fur le champ ; mais l'inférieure fe diftendit & devint plus groffe. Il la fuivit jufques fous le diaphragme, où il trouva qu'elle fe terminoit par une efpèce de véficule qu'il nomma le réfervoir du chyle. Cette véficule recevoit de groffes veines lactées, peu nombreufes, qui venoient des dernières glandes du méfentère. Quoiqu'il fe fût affuré de ce fait par l'ouverture de trois autres chiens, en préfence de Mentel, du Père Merfenne, d'Auzout & de Gayant, il continua fes recherches pendant trois ans fur le bœuf, le cheval, le mouton, le porc, & plufieurs autres efpèces d'animaux; & ayant rencontré le canal thorachique chez tous, il penfa que ce canal devoit également exifter dans l'homme. Enfin, il publia son ouvrage en 1641. Baillet dit, dans la vie de Descartes, que le canal thorachique avoit précédemment été apperçu par Mentel ; mais on trouve à la fin des nouvelles expériences de Pecquet, des lettres du père Mersenne & d'Auzout qui le félicitent de sa découverte, & une autre de Mentel même qui la lui assigne comme les deux autres. On a dit aussi, mais sans preuve, qu'il avoit été aidé par Gayant, Maître en Chirurgie de Paris, Anatomiste célèbre, & Membre de l'Académie royale des Sciences.

Pendant que ces choses se passoient à Paris, le sort fut également favorable à Olaüs Rudbeck, qui vit s'écouler une liqueur semblable à du petit-lait, de la gorge d'un veau. Portant ensuite un œil attentif sur la poitrine, il apperçut au-dessus du diaphragme un conduit plein d'une liqueur de même espèce. Cette observation est de 1650. L'hiver suivant, il vit sur un chat que ce conduit commençoit par une large ampoule, dans laquelle plusieurs vaisseaux lactés venoient se rendre, & qu'il aboutissoit à la veine sous-clavière gauche ; mais l'ouvrage de Pecquet parut avant qu'il eût le temps de s'assurer de cette disposition. Enfin, Wan-Horne, célèbre Professeur Hollandais, qui ignoroit absolument ce qui avoit été fait en France & en Suède, publia, en 1652, une excellente Dissertation sur un nouveau conduit chylifère qu'il avoit découvert par la dissection de plusieurs animaux vivans.

La fortune a été plus favorable à ces inventeurs qu'à Eustache, qui avoit vu le canal thorachique sur un cheval, long-temps avant. A la description qu'il en donne, si les vaisseaux chylifères avoient été connus de son temps, il auroit compris que ce canal en étoit la continuation, & qu'il versoit dans la veine sous-clavière le chyle qui y avoit été déposé.

Cet

Cet Anatomiste l'a trouvé plein d'eau. Pecquet a vu qu'il contenoit une matiere laiteuse, & Rudbeck, qu'il étoit rempli d'une espèce de petit-lait: mais Pecquet, qui connoissoit les vaisseaux lactés, a jugé que c'étoit du chyle, & il s'en est assuré en faisant prendre exprès des alimens aux animaux sur lesquels il a répété ses observations.

Le canal thorachique n'avoit encore été vu que sur des quadrupedes, lorsque Bartholin l'a trouvé sur l'homme. S'il a mérité quelques éloges à cet égard, il s'est trompé en disant que le réservoir du chyle, au lieu d'être formé par une poche membraneuse, n'étoit que le résultat de l'assemblage d'un grand nombre de vaisseaux lactés. Cette méprise vient sans doute de ce que le réservoir dont il s'agit, n'est pas aussi apparent dans l'homme que chez les animaux, & de ce qu'il est souvent caché par de la graisse, ou peut-être de ce que Bartholin est tombé sur un de ces sujets où, comme il a été dit plus haut, le canal thorachique n'est formé inférieurement que d'un grand nombre de vaisseaux lactés fort petits, repliés sur eux-mêmes, & entrelacés de beaucoup de glandes.

L'usage des intestins n'a rien d'obscur. La digestion qui a commencé à se faire dans l'estomac, s'achève dans ceux qui sont grêles. Cela arrive particulièrement dans le duodénum. Effectivement, si on fait attention à la position, à la capacité, à l'épaisseur de ses tuniques, au nombre de ses glandes, & sur-tout aux sucs particuliers qui y sont versés par les canaux pancréatique & cholédoque, on verra bientôt qu'il doit avoir des fonctions analogues à celles de l'estomac. Les matières alimenteuses imbibées de ces sucs, & devenues plus fluides, font tranfmifes au jéjunum, & enfuite à l'iléon. Les valvules, qui font très-fréquentes dans le premier de ces inteftins, en retardent la marche; elles font appliquées fucceffivement à tous les points de la furface interne de la tunique veloutée, dont les pores abforbent le chyle qu'elles contiennent. Ce qui en refte n'eft plus qu'une maffe féculente qui gliffe de haut en bas, & dont l'humeur muqueufe verfée dans l'iléon, & le défaut des valvules à la dernière extrémité de cet inteftin, favorifent la marche. Lorfque cette maffe eft tombée dans la cavité du cœcum, elle ne peut plus en fortir que pour entrer dans le colon : la valvule de Bauhin en empêche le retour dans les inteftins grêles. Les cellules du colon la forcent de féjourner pendant quelque temps, afin qu'elle ait celui de s'y dépouiller de ce qu'elle pourroit encore contenir de fubftances nutritives, qui font pompées par des vaiffeaux lactés & lymphatiques beaucoup moins nombreux, mais auffi réels qu'aux inteftins grêles. Enfin elle eft pouffée de haut en bas. Le rectum la ramaffe pour nous exempter de l'incommodité de rendre nos excrémens trop fréquemment, & elle eft expulfée par les contractions des fibres mufculeufes de cet inteftin, aidées de celles du diaphragme & des mufcles du bas-ventre.

La longueur & la capacité du canal inteftinal feroient foupçonner que nous fommes deftinés à ne vivre que de végétaux; car on remarque que les animaux qui ufent de ce genre d'alimens, ont les inteftins plus longs & plus amples que ceux qui fe nourriffent de chair. Les dents de l'homme femblent auffi prouver la même chofe. La raifon de cette différence, eft que les alimens tirés des animaux étant plus aifément réduits en chyle, & tournant fort vîte à la putréfaction, ne pourroient féjourner long-temps fans de fâcheufes conféquences. Ainfi, il eft néceffaire que les inteftins des animaux qui en font ufage, foient plus étroits & plus courts, afin que ces alimens en fortent promptement, après avoir fourni le fuc nourricier qu'ils contiennent. Au contraire, ceux qui font tirés des végétaux fe convertiffent difficilement en une fubftance analogue à celle des animaux qui en mangent. Ainfi, il faut que les inteftins qui les reçoivent, foient affez fpacieux pour qu'ils puiffent y refter un temps convenable.

Du Foie.

Le foie eft une glande conglomérée, d'une couleur rouge obfcure, dont le volume eft fort confidérable, & qui fert à la fecrétion de la bile. Il occupe prefque toute la région épigaftrique, & s'étend de l'hypocondre droit à la partie interne de l'hypocondre gauche. Sa forme eft irrégulière, & ne peut être comparée à rien; néanmoins on y diftingue aifément deux faces, deux bords, & deux extrémités.

Des deux faces du foie, l'une eft fupérieure, antérieure & convexe; & l'autre inférieure, poftérieure & concave. La première touche par-tout à la voûte du diaphragme; elle eft partagée en deux portions inégales par une production membraneufe & ligamenteufe, que l'on nomme le ligament fufpenfoire du foie, & qui fe porte de devant en arrière & de bas en haut. L'une eft à droite, & s'appelle le grand lobe du foie; l'autre eft à gauche, & forme fon moyen lobe.

La face inférieure du foie a plusieurs enfonce-mens particuliers. On en voit deux sur le lobe droit, un antérieur qui répond à sa partie droite & à la partie transversale du colon, & un postérieur dans lequel la capsule atrabilaire & l'extrémité supérieure du rein droit sont reçus. Le lobe gauche en a un grand & superficiel, à l'endroit où il appuie sur la face supérieure & antérieure de l'estomac. Outre cela, le foie est traversé de devant en arrière par un sillon qui est presque au - dessous de l'insertion de son ligament suspensoire, & qui s'étend depuis l'entrée de la veine ombilicale jusqu'à la partie droite du passage de la veine cave. Ce sillon est celui que l'on appelle horizontal. Il monte beaucoup dans les jeunes enfans, & moins dans les adultes. Sa partie antérieure loge la veine ombilicale, & la postérieure reçoit le canal veineux. Quelquefois il est ouvert par-tout, mais souvent il est en partie fermé par un prolongement de la substance du foie, en manière de pont, sous lequel passe la veine ombilicale. Il est rare qu'il se trouve deux ponts de cette espèce, & encore plus qu'il y en ait un qui réponde au canal veineux.

Le sillon horizontal, parvenu un peu au - delà du milieu de sa longueur, en coupe un second à angle droit. Celui-ci est le sillon transversal ou la grande scissure du foie. Il est assez profondément creusé dans la substance de ce viscère, sans être jamais couvert par aucun pont, & s'étend de droite à gauche. Il loge le sinus de la veine porte hépatique, & les gros troncs de plusieurs autres vaisseaux du foie. Sa partie moyenne, qui est plus enfoncée que le reste, est entre deux éminences que l'on appelle éminences portes, dont une est antérieure & l'autre postérieure. La pre-

mière, moins élevée, reſſemble d'abord aſſez bien
à un parallélograme, mais elle s'élargit enſuite
beaucoup de devant en arrière. La ſeconde eſt
plus élevée ; elle commence au bord poſtérieur
du foie, ſous le tronc de la veine cave. En cet
endroit elle eſt ſimple, & poſe ſur les vertèbres,
entre la veine cave & l'œſophage ; elle ſe diviſe
bientôt en deux autres, une qui eſt ſupérieure
& qui va ſous le lobe droit, où elle diſparoît
aſſez promptement ; l'autre, qui eſt inférieure &
plus groſſe. Celle-ci ſe porte de haut en bas, &
s'y termine par une eſpèce de papille obtuſe, qui
eſt ſéparée du reſte du foie par la partie poſtérieure du ſillon horizontal, & par la partie
moyenne du ſillon tranſverſal. Cette papille eſt contiguë au pancréas, & répond à l'intervalle des
deux orifices de l'eſtomac. L'épiploon gaſtro-hé-
patique la couvre antérieurement. C'eſt ce que
l'on nomme le petit lobe du foie, ou le lobule
de Spigellius, quoique peut-être ce lobe eût été
connu d'Hippocrate, & que Véſale, & ſur-tout
Jacques Sylvius, l'aient décrit avec aſſez d'exactitude. Il eſt auſſi gravé dans les planches d'Euſtache,
qui ſont antérieures à Spigellius. Enfin, on trouve
au devant de la partie droite du ſillon tranſverſal,
une foſſe oblongue, de peu de profondeur, capable de contenir la moitié d'un œuf de poule,
qui s'etend ſouvent juſqu'au lobe antérieur du
foie, & dans laquelle la véſicule du fiel eſt
contenue.

Des deux bords du foie, l'un eſt ſupérieur &
poſtérieur, & l'autre inférieur & antérieur. Le
premier eſt épais & arrondi. Il eſt interrompu
par deux échancrures, une très-profonde, creuſée
entre les deux grands lobes, pour le paſſage de
la veine cave inférieure, & l'autre ſuperficielle,

pratiquée fur le lobe gauche, laquelle reçoit la colonne dorfale. Le fecond bord eft beaucoup plus mince & comme tranchant, fur - tout à fa partie moyenne & gauche. On le trouve fouvent dentelé, & l'on y voit prefque toujours une échancrure qui répond à l'extrémité de la foffe de la véficule du fiel. A droite, ce bord eft tourné directement en bas : vers la partie moyenne & la partie gauche du foie, il regarde en devant. On obferve auffi qu'il monte obliquement de droite à gauche.

Enfin les extrémités du foie font l'une à droite & l'autre à gauche. La première eft très-épaiffe, & la feconde fort mince.

La convexité du foie eft attachée au diaphragme par trois ligamens membraneux, qui ne paroiffent être que des replis du péritoine. Deux répondent à fes extrémités ; ils ont la forme des triangles, & font d'une largeur médiocre. On les nomme ligamens latéraux du foie. Ils font doubles en quelques fujets, & fi petits en d'autres, qu'on a de la peine à les appercevoir. Le troifième répond à la partie moyenne & gauche du foie. Il commence à l'ombilic ; & montant obliquement de gauche à droite derrière la gaîne du mufcle droit, il s'élargit infenfiblement, jufqu'à ce qu'il foit parvenu au bord antérieur & inférieur du foie. Là, il fe fépare en deux parties, une qui s'enfonce au - dedans de ce vifcère, le long du fillon horizontal qui s'y remarque, & qui accompagne la veine ombilicale ; l'autre qui fe continue fur fa face convexe, d'où il s'étend jufqu'au diaphragme. La partie inférieure de ce ligament repréfente affez bien une faux qui a fa pointe en bas & fa partie la plus large en haut & dont le bord convexe tient aux parois antérieure, & fupérieure de l'abdomen, pendant

que le bord concave eſt pour ainſi dire, en l'air.
C'eſt ce que l'on nomme la grande faux du péritoine, mais aſſez mal-à-propos, car ce ligament
n'a aucune analogie avec les replis que la lame
interne de la dure-mère fait au dedans du crâne.
Il reçoit la veine ombilicale qui eſt logée dans
l'épaiſſeur de ſon bord concave, & tranſmet cette
veine au foie, ſans qu'elle ſoit obligée de traverſer
le péritoine.

Gliſſon, Anatomiſte Anglois, qui écrivoit vers
le milieu du ſiècle dernier, & qui s'eſt beaucoup
occupé de la ſtructure du foie, dit que le ligament
dont il s'agit n'eſt pas ſeulement attaché à la face
ſupérieure de ce viſcère, mais qu'il en pénètre le
parenchyme, & qu'il s'étend juſqu'à la gaîne qui
renferme la veine porte hépatique. Cette diſpoſition lui a paru ſi évidente, qu'il eſt étonné qu'on
n'en ait pas parlé avant lui, & il la croit néceſſaire
à la ſuſpenſion du foie. On ne voit pas trop comment Gliſſon a pu s'abuſer à ce ſujet, car le ligament ſuſpenſoire ne va pas au-delà de la ſurface
du foie, avec l'enveloppe membraneuſe duquel il
eſt manifeſtement continu.

Outre les ligamens qui viennent d'être décrits,
la plus grande partie du bord poſtérieur & convexe
du foie tient à la face inférieure du diaphragme,
par une adhéſion intime qui répond principalement à la partie aponévrotique & tendineuſe de ce
muſcle, & qui ſe fait ſans l'interpoſition du péritoine. C'eſt ce qu'on nomme le ligament coronaire
du foie, quoique cette adhéſion n'offre rien de
ligamenteux, & qu'elle ait plutôt une forme oblongue que circulaire. Elle contribue, avec les ligamens qui ont été décrits précédemment, à ſuſpendre
la maſſe du foie, & à l'empêcher de ballotter dans
les mouvemens du bas-ventre ; mais ce viſcère eſt

principalement soutenu par le rein droit, l'estomac & les intestins sur lesquels il est appuyé, & qui en supportent le poids.

La situation particulière du foie est telle, que le grand lobe est logé dans l'hypocondre droit qu'il remplit presque en entier, & que son lobe moyen s'étend le long de la partie supérieure de l'épigastre, jusqu'à la partie interne de l'hypocondre gauche. Son bord inférieur est à-peu-près au niveau de celui des fausses côtes; mais cette situation change en bien des circonstances. Lorsque l'estomac & les intestins sont vides, le foie, abandonné à sa pesanteur, descend fort bas, & entraînant le diaphragme avec lui, il donne lieu à des tiraille-mens & à un mal-aise qui contribuent beaucoup à rendre la faim insupportable. Lorsqu'au contraire l'estomac & les intestins sont pleins, il remonte vers la poitrine, & gêne les mouvemens de la respiration, en s'opposant à l'action du diaphragme & à la dilatation de la poitrine. Si on se tient debout, il descend plus que dans toute autre attitude : si on se couche à la renverse, non-seulement il se porte de devant en arrière, mais il remonte de bas en haut, parce qu'alors la colonne des vertèbres lombaires & dorsales inférieures forme un plan incliné, dont la partie la plus basse est vers la cinquième vertèbre du dos. C'est sans doute la raison pour laquelle on ne peut soutenir long-temps cette attitude, dans laquelle la veine cave & l'aorte sont comprimées, & la capacité de la poitrine se trouve retrécie. Il est même vrai-semblable que la plupart de ceux qu'on trouve morts subitement dans leur lit, n'ont péri que parce qu'ils s'y sont tenus machinalement en dormant. Le foie tombe à droite, lorsqu'on se couche sur le côté droit, & à gauche lorsqu'on se met fur le côté gauche. Dans le premier cas , il n'exerce aucune preſſion nuiſible ſur les autres viſcères du bas-ventre , & ſa peſanteur eſt ſoutenue par la voûte que forment les fauſſes côtes ; mais dans le ſecond , il appuie ſur la petite extrémité de l'eſtomac, & ſur le duodénum : auſſi eſt-il beaucoup plus ordinaire de dormir dans la première de ces poſitions que dans la ſeconde. Enfin , le foie deſcend & remonte à chaque inſpiration & à chaque expiration , parce qu'étant appuyé ſur la face inférieure du diaphragme , il eſt forcé d'obéir à ſon action , & à celle des muſcles du bas-ventre.

Le foie eſt couvert, dans preſque toute ſon étendue, par une membrane liſſe & polie , qu'il emprunte du péritoine, comme tous les autres viſcères du bas-ventre. Cette membrane eſt continuellement humectée d'une férofité qui ſuinte de tous les points de ſa ſurface ; elle tient à la ſubſtance du foie par un tiſſu cellulaire , qui eſt une production de celui du péritoine , & qui non-ſeulement ſert à le coller à ce viſcère , mais s'enfonce dans ſon intérieur , & ſépare les grains glanduleux dont il eſt formé. Ces grains, dont la couleur eſt auſſi brune obſcure, ſont de forme obronde ou peut-être hexagone, du volume d'un grain de millet , & d'une conſiſtance ſi molle, qu'ils cèdent à la moindre preſſion. On les voit à merveille lorſqu'on déchire la ſubſtance du foie. Ce ſont eux qui reçoivent les vaiſſeaux & les nerfs qui ſe voient au-dedans de ce viſcère , & deſquels partent les racines du canal excréteur qui conduit au dehors la bile qui y a été ſéparée.

Les vaiſſeaux du foie ſont ſanguins ou lymphatiques : les premiers ſe diſtinguent en ceux qui portent le ſang , & en ceux qui le rapportent.

Ceux qui portent le sang, sont l'artère ou les artères hépatiques, & la veine porte hépatique; ceux qui le rapportent, sont les veines hépatiques.

L'artère hépatique, après s'être séparée de la pancréatico-duodénale se partage ordinairement en deux rameaux, un qui monte & qui se porte à gauche, & l'autre qui est transversal & qui marche à droite. Le premier se distribue au lobe gauche du foie & à celui de Spigellius. Il communique à la partie antérieure du sillon horizontal, ou, ce qui revient au même, dans la fosse ombilicale, avec ceux de l'artère épigastrique qui rampent sur les enveloppes de la veine ombilicale, & en arrière, avec quelques-uns de ceux de la mammaire interne & de la phrénique, qui vont au ligament suspensoire. Le second, plus constant, situé plus profondément, caché parmi les vaisseaux biliaires, se glisse vers l'extrémité de la grande scissure ou du sillon horizontal du foie. Il donne au grand lobe & à celui de Spigellius. L'artère cystique en part ordinairement. Cette artère, pour le plus souvent unique, donne bientôt deux rameaux qui embrassent le col de la vésicule du fiel. L'un & l'autre rampent entre ses membranes; mais le tronc s'enfonce & se perd dans la substance du foie. Quelquefois l'artère hépatique droite vient de la mésentérique supérieure; quelquefois l'une & l'autre sont produites par la coronaire stomachique. Pour l'ordinaire, la droite vient immédiatement du tronc céliaque, & la gauche est formée par la coronaire stomachique. Toutes les distributions de l'artère hépatique se font au dedans de la capsule de Glisson, dans laquelle cette artère est renfermée avec la veine porte hépatique, & avec les pores biliaires. Quelques-uns

croient qu'elle ne fournit de rameaux qu'à cette
capfule : mais il n'eſt aucune partie du foie qui
n'en reçoive quelques-uns; & pour le prouver,
Ruyſch confervoit dans fon cabinet des foies dont
l'artère hépatique feule avoit été injectée, & qui
paroiſſoient entièrement convertis en une maſſe
de cire.

Les nerfs hépatiques fuivent les artères dont on
vient de parler. Ils tirent leur origine du plexus
folaire, qui lui-même eſt formé par des filets qui
naiſſent de la partie inférieure du ganglion fémi-
lunaire. L'entrelacement qu'ils font autour de l'artère
hépatique, eſt ce qu'on nomme le plexus hépatique.
Ce plexus donne beaucoup de filets qui fe répandent
fur la veine porte, & qui l'accompagnent juſques
dans le foie. La véficule du fiel, le commencement
du duodénum, la grande courbure de l'eſtomac, &
la partie fupérieure de l'épiploon, en reçoivent auſſi
qui s'y portent avec les divers rameaux de l'artère
hépatique.

La veine porte hépatique eſt continue avec celle
qui a été appelée veine porte ventrale ; elle fait
un fort gros tronc couché horizontalement dans
le fillon tranſverſal ou dans la grande fciſſure du
foie, à la partie droite duquel celui de cette veine
vient aboutir. On donne à ce tronc le nom de
finus de la veine porte. Sa partie droite, qui eſt
fort groſſe, ne s'apperçoit que dans une petite
étendue, parce que le fillon tranſverſal ne s'étend
pas beaucoup au-delà de l'inſertion de la veine
porte ventrale; elle reçoit fréquemment la veine
cyſtique, laquelle eſt rarement double, & qui eſt
fecondée par d'autres veines qui viennent de la
véficule, à travers la fubſtance du foie. Il en part
beaucoup de branches ; quelquefois ces branches
font au nombre de trois principales, une droite,

une antérieure & une postérieure. La partie gauche du sinus de la veine porte a plus de longueur ; elle occupe la plus grande partie du sillon transversal, où elle est couverte par l'artère hépatique & par les conduits biliaires, & se retrécit sensiblement à mesure qu'elle s'éloigne de son origine. Quand elle est arrivée à l'extrémité du sillon transversal, elle parvient à l'endroit où la veine ombilicale venoit autrefois s'y rendre. Le nombre des branches qui en partent, est indéterminé & différent dans les différens sujets. Ces branches, ainsi que celles de la partie droite du sinus de la veine porte, se répandent dans tout le foie ; elles en sortent à sa surface, & se glissant le long de ses ligamens, elles communiquent avec les veines phréniques fournies par l'azygos & par la veine cave.

La veine porte hépatique se distribue dans le foie à la manière des artères. Le gros tronc qu'elle forme, donne naissance à des branches principales. Celles-ci se divisent en plusieurs autres, qui chacune fournissent des rameaux, & ensuite des ramifications toujours décroissantes. D'ailleurs, cette veine a des tuniques fort épaisses, mais ce qui achève de la distinguer d'avec toutes les autres, c'est qu'elle est couverte d'une enveloppe membraneuse qui s'enfonce avec elle dans le foie, & qui l'accompagne jusqu'à ses dernières distributions. Cette enveloppe est ce qu'on nomme la capsule de Glisson, du nom de l'Anatomiste qui a été cité précédemment, quoiqu'elle eût été indiquée par Valæus dans une lettre écrite à Bartholin en 1640, & que l'Histoire du foie de Glisson n'ait paru qu'en 1642. Cet Auteur a cru qu'elle étoit charnue, & qu'elle avoit des mouvemens de contraction & de relâchement analogues à ceux du cœur. Plufieurs ont penfé comme lui , & ont expliqué par ce moyen la manière dont le fang circule dans la veine porte hépatique. Comme cette veine eft formée par le concours de toutes celles qui viennent du bas-ventre , & que le fang qui la traverfe doit y couler avec beaucoup de lenteur , ils ont cru qu'elle avoit befoin d'être comprimée , fecouée , agitée , & qu'elle empruntoit de la capfule la force dont elle avoit befoin. Cowper & Santorini font les premiers qui aient commencé à douter que cette capfule fût de nature mufculeufe , & prefque tous les modernes les ont fuivis. On a d'autant plus aifément renoncé à croire que la capfule eût une action propre , que l'on connoiffoit mieux la véritable caufe qui fait circuler le fang dans le foie. Il paroît démontré que c'eft l'action fimultanée des mufcles du bas-ventre & du diaphragme. Lorfqu'on ouvre le ventre d'un animal vivant , les vaiffeaux répandus fur l'eftomac & fur les inteftins font fort petits , parce que , pendant l'intégrité des parties , le fang apporté par les artères paffoit aifément dans les veines , & de-là dans le foie ; mais lorfque l'animal furvit pendant quelque temps , ces vaiffeaux fe gonflent de plus en plus , & deviennent d'autant plus gros qu'il approche plus de fa fin , fans doute parce que l'action des mufcles du bas-ventre & du diaphragme n'ayant plus lieu , le fang s'arrête dans le foie , puis dans les veines , & enfuite dans les artères , qui fe rempliffent continuellement jufqu'aux derniers momens de la vie Cette expérience eft due à Boerhaave , & non-feulement elle répand beaucoup de jour fur une des fonctions les plus importantes de l'économie animale , mais encore fur les fymptomes qui accompagnent les maladies du foie.

On dit communément que la capsule de Glisson est formée par la membrane qui recouvre le foie, laquelle s'enfonce dans ce viscere avec les vaisseaux qui le pénetrent. Je me suis souvent assuré qu'elle a une origine plus éloignée, & qu'elle vient du tissu cellulaire membraneux & graisseux qui enveloppe le tronc de la veine porte ventrale, & qui communique avec l'épiploon & avec le ligament qui joint le duodénum au foie. Cette capsule n'embrasse pas seulement les branches de la veine porte ; elle renferme en même temps celles de l'artere ou des arteres hépatiques, les nerfs qui rampent sur ces arteres, & sur les conduits excréteurs dont l'assemblage forme les pores biliaires, lesquels accompagnent toutes les distributions de cette veine ; & elle donne en même temps naissance à des cloisons membraneuses qui séparent ces vaisseaux les uns des autres. Elle est fort adhérente au parenchyme du foie. Cette disposition sert à faire distinguer les rameaux de la veine porte hépatique, d'avec ceux des veines hépatiques simples, qui ne sont pas renfermées dans la capsule : car lorsqu'on les examine sur un foie coupé par tranches, on trouve que leurs orifices sont en quelque sorte chiffonnés & comme affaissés, parce qu'ils ne tiennent à la capsule de Glisson que par un tissu cellulaire assez lâche ; au lieu que ceux des veines hépatiques sont coupés net, parce qu'ils sont intimement unis au parenchyme du foie qui les entoure. Les veines porte hépatiques sont d'ailleurs toujours accompagnées par un rameau d'artere hépatique & de pore biliaire, ce qui n'arrive pas aux veines hépatiques qui marchent seules. Outre cela, j'ai remarqué que la direction de ces veines est extrêmement différente, & que leurs rameaux se croisent toujours à angles droits ou à-peu-près, c'est-à-dire, que si ceux de la veine porte hépatique sont perpendiculaires à la section du foie, ceux des veines hépatiques sont parallèles à cette section, & *vice versâ*; de forte qu'il suffit d'en connoître un, pour connoître également tous les autres.

Les veines hépatiques viennent se rendre à la veine cave, à l'endroit où cette veine traverse le bord postérieur du foie. Quelques-unes fort petites, & au nombre de six ou sept, viennent des lobules de ce viscère; d'autres plus grosses se rassemblent de toutes les parties du côté de sa convexité, & forment deux ou trois gros troncs. Celui qui est à droite est plus considérable, & celui qui est à gauche l'est moins. Quelquefois il y en a un troisieme qui vient du lobe de Spigelius, & qui est plus gros que le gauche. Ces troncs s'introduisent dans la veine cave avec celui des phréniques. Comme l'espace est très-court, on les a vus entrer dans la poitrine. Il paroît que les veines hépatiques sont plus petites & moins nombreuses que les veines porte hépatiques; ce qui suppose, ou qu'une portion assez considérable du sang apporté au foie est employée à la production de la bile, ou que le sang circule avec plus de rapidité dans les premiers de ces vaisseaux que dans les seconds.

Les vaisseaux lymphatiques du foie sont évidens. Le nombre de ceux qui se trouvent à sa face concave est fort considérable: ils naissent, sans doute, de sa substance intérieure jusqu'où on ne peut les poursuivre, & rampent ensuite sous sa membrane, où ils se rassemblent en gros troncs, lesquels suivant les autres vaisseaux du foie, vont se rendre aux glandes lymphatiques qui les accompagnent, & s'ouvrent enfin dans le réservoir du chyle, ou dans quelques-uns des vaisseaux lactés secondaires. Ceux de la face convexe sont de même situés au-dessous de la membrane du foie. Ils se portent vers le ligament suspensoire, & marchant de devant en arrière, ils percent le diaphragme ou s'approchent de la veine cave pour monter avec elle dans la poitrine, & s'ouvrir dans le canal thorachique.

Le canal excréteur du foie se nomme le canal hépatique ou le pore biliaire. Il y a dans toutes les parties de ce viscère, des racines nombreuses qui viennent de chacun des grains glanduleux dont il est composé. Ces racines se réunissent à la manière des veines. Elles sont renfermées dans la capsule de Glisson avec les ramifications de la veine porte hépatique & avec les artères hépatiques, & forment de gros troncs qui sortent, au nombre de deux ou trois, du sillon transversal ou de la grande scissure, pour ne former plus qu'un seul conduit, auquel celui de la vésicule du fiel vient se réunir. La structure du canal hépatique paroît être entièrement membraneuse. Il est couvert extérieurement par une couche de tissu cellulaire assez épaisse, & tapissé intérieurement par une espèce de tunique veloutée. Cette tunique est percée d'un grand nombre de trous qui la font paroître comme un crible, & qui, sans doute, répondent à des cryptes dont l'usage est de verser une humeur muqueuse propre à la lubrifier, & à la mettre à l'abri de l'impression de la bile.

Dans le fœtus, le foie est plus gros à proportion que dans l'adulte. Il occupe une grande partie de la capacité du bas-ventre, & s'étend beaucoup vers l'hypocondre gauche. Sa couleur est aussi plus foncée ; ce qui vient du grand nombre de vaisseaux qui lui fournissent du sang. En effet, outre l'artère ou les artères hépatiques & la veine

porte,

porte, il reçoit une autre veine, dont la grosseur est considérable. Cette veine, qu'on nomme ombilicale, a ses racines au placenta. Elle parcourt toute la longueur du cordon ombilical, & pénètre dans le ventre par l'ouverture du nombril. Lorsqu'elle y est entrée, elle monte de gauche à droite jusqu'au foie, enfermée dans l'épaisseur du ligament suspensoire de ce viscère. Elle se loge dans la partie antérieure du sillon horizontal, & s'avance avec lui de bas en haut, de gauche à droite & de devant en arrière. On lui voit donner, dès son entrée dans le foie, des branches qui se perdent à droite & à gauche dans la substance du foie. Celles qui sont du côté gauche, sont les plus grosses & les plus nombreuses. La plupart sont terminées de façon qu'elles se présentent au courant du sang qui vient par cette veine. Elles vont gagner les deux lobes correspondans. Quelques-unes s'élèvent aussi de la partie supérieure de la veine ombilicale, mais elles vont moins loin. Toutes ces branches occupent un si grand espace dans le foie, que l'on peut assurer qu'elles se répandent dans la moitié de sa substance, le lobe gauche n'en recevant pas d'autres, & beaucoup se distribuant au lobe droit. Leurs dernières ramifications s'y anastomosent avec les veines hépatiques; & malgré l'entrelacement singulier de ces deux espèces de vaisseaux, on peut reconnoître que les rameaux de l'ombilicale occupent plus la concavité du foie, & que ceux des veines hépatiques sont en plus grande abondance à sa convexité.

La veine ombilicale se termine à la partie moyenne du sillon transversal ou de la grande scissure du foie, par une espèce de tête arrondie. De cette tête sortent deux veines considérables. La première naît de sa partie postérieure, & presque dans la direction de l'ombilicale. C'eſt le canal veineux, qui, après avoir fait quelque chemin le long de la partie poſtérieure du ſillon horizontal, ſe dilate, & s'inſère dans celle des veines hépatiques qui eſt le plus à gauche, formant par ſa réunion avec cette veine un tronc gros & court, qui pénètre dans la veine cave immédiatement au-deſſous du dia-phragme.

La ſeconde ſort de la même tête, un peu plus bas que la précédente, plus antérieurement & plus à droite. C'eſt la branche droite de l'ombilicale. Elle eſt plus groſſe que le canal veineux, & fait un angle aigu avec lui. Après un trajet d'environ quatre lignes, elle s'unit au tronc de la veine porte ventrale, dont la direction eſt de bas en haut & de gauche à droite, & forme avec elle un canal court, dont la capacité eſt double de la ſienne. Ce canal peut être nommé canal de réunion, ou veine du lobe droit du foie, ou enfin confluent de la veine ombilicale & de la veine porte. Il ſe diviſe bientôt en deux, & quelquefois en trois branches principales qui ſuivent, comme le tronc qui les a produites, une direction de gauche à droite. Ces branches donnent de petits troncs qui ſe ſéparent à leur tour en pluſieurs branches plus petites, & celles-ci en rameaux qui rempliſſent à-peu-près les deux tiers du lobe droit du foie, c'eſt-à-dire, la moitié de ſa ſubſtance totale, & qui gardent toujours la direction du tronc dont elles ſortent.

Il réſulte de tout ceci, que le canal veineux & la partie gauche du ſinus de la veine porte hépatique appartiennent à la veine ombilicale, & que la partie droite de ce même ſinus eſt formée par cette veine, & par le tronc de la veine porte ventrale qui entre dans le foie par l'extrémité de la grande fciffure ou du fillon tranfverfal de ce vifcère, & qui, fe joignant avec la branche droite de l'ombilicale, forment le tronc dont il vient d'être parlé, fous le nom de tronc de réunion. Le diamètre de ce tronc eft la moitié plus grand que ne le font ceux de la branche droite de l'ombilicale & de la veine porte dont il eft fait, pris féparément. Les rameaux qu'il répand dans la fubftance du foie, appartiennent, comme on voit, autant à la veine ombilicale qu'à la veine porte.

Cette dernière ne forme donc point de finus dans le fœtus humain, puifqu'elle ne fe diftribue qu'à la partie droite du foie, & que la partie gauche de ce vifcère eft fournie par le tronc de l'ombilicale, & par les deux branches qui s'élèvent de la tête qui le termine. Par conféquent, Galien a eu raifon de dire que la veine ombilicale influoit beaucoup fur le développement du foie du fœtus. En effet, fi elle partage avec la veine porte la fonction de conduire le fang à ce vifcère quand il eft entièrement formé, elle pourroit bien être la feule qui contribuât à fa première formation. On voit bien auffi pourquoi, dans le fœtus, le lobe gauche eft beaucoup plus grand que le droit, au lieu que dans l'adulte le lobe droit l'eft plus que le gauche. Celui-ci reçoit dans le fœtus la plus grande partie du fang apporté par la veine ombilicale; il doit donc croître plus rapidement que le droit. Mais après la naiffance, les fonctions de cette veine s'aboliffent; le foie ne reçoit plus de fang que de la veine porte. Alors le lobe gauche doit diminuer de volume, non-feulement par la ceffation de la plus grande affluence de fang, mais encore parce que les vaiffeaux vides repompent une partie de celui qui y avoit été apporté. Au reste, la diminution du foie en général, & de son lobe gauche en particulier, n'est pas l'ouvrage de quelques jours; cinq ans suffisent à peine pour ramener cette partie à sa juste valeur, & pour lui donner la forme régulière qu'elle doit avoir.

La veine ombilicale, dont l'usage est d'apporter au fœtus le sang du placenta, devenue inutile après la naissance, & comprimée par les parties voisines, se convertit en une espèce de substance ligamenteuse. Ce changement arrive plus tôt ou plus tard. On a trouvé la veine ombilicale ouverte à l'âge de cinq à six mois. Duvernoy dit qu'elle existoit encore sur une fille de huit ans. Sa cavité intérieure n'étoit pas effacée sur un homme de vingt-cinq, que j'ai disséqué il y a quelques années; & il paroît certain que l'on a fait la même observation sur des hommes plus âgés, & qu'on a vu des hémorragies dangereuses qui étoient fournies par la veine ombilicale, soit qu'elle se fût ouverte spontanément, ou qu'elle eût été blessée.

De la Vésicule du Fiel.

La bile filtrée par les grains glanduleux du foie, est conduite au dehors par le pore biliaire qui en verse une partie dans le duodénum, au moyen du canal cholédoque, & qui transmet le reste à une poche membraneuse, couchée dans un enfoncement de la face inférieure du lobe droit du foie dont il a été parlé précédemment, & que l'on nomme la vésicule du fiel. Cette vésicule a la forme d'une poire. On la divise en fond, en corps & en col. Le fond en est la partie la plus large & la plus évasée. Il répond au bord antérieur & inférieur du foie, au-delà duquel il s'avance plus ou moins, lorfque la véficule eft pleine, & qu'elle vient appuyer fur les parties mufculeufes du bas-ventre, au-deffous du rebord des fauffes côtes. Le corps eft alongé. Il fe retrécit de plus en plus depuis le fond jufqu'au col, qui eft la partie la plus étroite de la véficule. Ce col, recourbé fur lui-même, repréfente affez bien une tête d'oifeau. Il fe termine par un canal long d'un pouce ou deux, qui s'approche de la partie droite du canal hépatique, & qui, après avoir marché quelque temps auprès de lui, & dans une direction parallèle à la fienne, vient enfin s'y ouvrir, en formant un angle très-aigu. Ce canal, que l'on nomme cyftique, eft ordinairement le plus petit des deux. Quelques-uns ont dit qu'il avoit une valvule à fon extrémité, mais on n'y rencontre qu'un épèron femblable à celui qui fe voit à l'endroit où les artères & les veines fe bifurquent.

La véficule du fiel ne manque jamais dans l'homme. Si quelquefois on a cru avoir obfervé le contraire, cela vient fans doute de ce qu'elle étoit trop petite, de ce qu'elle étoit plongée dans la fubftance du foie, ou de ce qu'elle avoit été confumée par quelque maladie. Cette véficule touche inférieurement à l'inteftin colon, à la première partie du duodénum, & quelquefois au pylore; elle eft dans une fituation oblique. Le fond en eft la partie la plus inférieure, & le col la partie la plus élevée; mais il fe replie bientôt fur lui-même, & après avoir monté de gauche à droite & de devant en arrière, il defcend de haut en bas & de droite à gauche. Cette fituation varie fuivant les diverfes attitudes que l'on prend. Quand on eft couché à la renverfe, le fond de la véficule eft plus élevé que le col. Il devient beaucoup plus bas que ce col, lorsqu'on est couché sur le côté droit, & il se trouve un peu obliquement en haut, quand on est couché sur le côté gauche.

Le canal formé par la réunion de ceux qui viennent du foie & de la vésicule du fiel, est ce qu'on nomme le canal commun ou le canal cholédoque. Sa longueur est de quatre travers de doigt. Il descend au-devant de la veine porte ventrale & à la droite de l'artère hépatique, & s'engage derrière la portion du pancréas qui tient au commencement du duodénum. Quand il est parvenu au-dessous de la première partie de cet intestin, il se glisse obliquement entre ses tuniques, se joint à l'extrémité du canal pancréatique, & perce enfin celle des tuniques du duodénum que l'on nomme la tunique villeuse, quatre ou cinq travers de doigt au-dessous du pylore.

Fallope dit avoir vu deux ou trois fois le canal cholédoque se partager au voisinage de l'intestin duodénum, en deux branches qui alloient toutes deux s'ouvrir dans cet intestin, l'une auprès de l'autre. Il assure en même temps n'avoir jamais vu aucune portion de ce canal se rendre dans l'estomac. Il est facile de voir que cette remarque a trait à l'observation de Vésale, qui a rapporté avoir trouvé sur un Matelot le canal cholédoque divisé en deux parties, dont la plus petite alloit gagner l'estomac. Ce sujet présentoit plusieurs autres variétés. Il paroissoit avoir été d'un tempérament fort sec & chaud, & n'avoit jamais eu envie de vomir, même dans les tempêtes les plus violentes.

Les inductions que l'on pourroit tirer de cette observation, se trouvent contredites par un fait à-peu-près semblable, rapporté par Cabrole. Cet

Anatomifte a vu le canal cholédoque s'inférer au commencement du duodénum, près le pylore ; mais il remarque que la perfonne fur laquelle il a rencontré cette difpofition, étoit fort fujette aux naufées & aux vomiffemens, & qu'elle eft morte d'un *cholera morbus*. Goelike rapporte, d'après les Ephémérides d'Allemagne, l'hiftoire d'un enfant âgé de 13 ans, en qui le canal cholédoque fe partageoit deux travers de doigt au-deffous de fa communication avec le conduit cyftique, en deux rameaux, dont le plus petit alloit s'inférer dans le duodénum, à l'endroit ordinaire, & le plus grand fe portoit vers la tête du pancréas. A peine ce dernier avoit-il parcouru l'efpace d'un pouce dans l'épaiffeur de ce corps glanduleux, qu'il fe partageoit en plufieurs ramifications, de forte qu'en comprimant la véficule du fiel, la bile fortoit par divers endroits du pancréas coupé. On n'a trouvé aucune route par laquelle la bile portée dans le pancréas, pût être verfée dans le duodénum, mais on n'oferoit affurer qu'il n'y en eût pas.

Gliffon a cru voir que le canal cholédoque étoit garni à fa dernier extrémité, de fibres mufcu-leufes & circulaires, & que ces fibres formoient un fphincter capable d'en fermer l'ouverture, & d'empêcher que les matières contenues dans le duodénum ne s'introduifent dans fa cavité. La preuve qu'il en a donnée, eft que fi l'on comprime la véficule du fiel, la bile paffe facilement dans l'inteftin duodénum, mais que le canal cholédoque fe ferme auffi-tôt que la compreffion de la véficule vient à ceffer. Il dit que la même chofe arrive lorfque l'on pouffe de l'air à travers le canal cho-lédoque. Cet effet s'explique trop bien par le reffort des parties, pour qu'il foit néceffaire d'avoir re-cours à un fphincter qui n'exifta jamais. D'ailleurs, quand l'ouverture par laquelle le canal cholédoque pénètre dans l'inteſtin duodénum, n'auroit point de reſſort, l'obliquité de ſon inſertion ſuffiroit pour la fermer avec exactitude.

On dit que la véſicule du fiel eſt faite de pluſieurs membranes ou tuniques qui ſont dans le même ordre que celles de l'eſtomac. La première eſt membraneuſe, la ſeconde charnue & compoſée de trois rangs de fibres, la troiſième eſt nerveuſe, & la quatrième veloutée; mais lorſqu'on examine les choſes avec attention, on n'en rencontre que deux, ſavoir, la première & la dernière, entre leſquelles on trouve un tiſſu cellulaire & filamenteux aſſez épais, & un grand nombre de vaiſſeaux ſanguins. La première des deux tuniques de la véſicule du fiel eſt véritablement membraneuſe, & peut auſſi ſe nommer commune, parce qu'elle eſt continuée à celle qui recouvre toute la ſubſtance du foie, laquelle vient du péritoine; elle ne l'enveloppe pas en entier. La partie de cette poche qui eſt adhérente au foie, n'eſt couverte que par le tiſſu cellulaire dont il vient d'être parlé. Ce tiſſu eſt également répandu ſur toute la véſicule. Les filets dont il eſt formé ſont fermes, reſplendiſſans, & approchant en quelque ſorte de la nature des fibres tendineuſes. Ce ſont eux ſans doute qui en ont impoſé aux Anatomiſtes, & qui leur ont fait croire que la véſicule du fiel avoit des fibres charnues, dont les unes étoient longitudinales, les autres obliques, & les troiſièmes circulaires. La ſeconde de ſes tuniques eſt tendineuſe, & médiocrement fongueuſe. Quelques-uns diſent qu'elle renferme un grand nombre de grains glanduleux, deſtinés à filtrer l'eſpèce particulière de bile qu'on trouve dans la véſicule, ou à fournir à cette poche une humeur onctueuſe propre à défendre ſes parois de l'âcreté de celle qu'elle contient. J'ai souvent cherché ces glandes sans avoir pu les rencontrer : seulement j'ai vu que la tunique villeuse de la vésicule du fiel paroissoit percée vers son col d'un grand nombre d'ouvertures, qui sans doute ont été prises pour les extrémités de leurs canaux excréteurs. Cette membrane est extrêmement rugueuse, & présente, dans toute l'étendue de la vésicule, des aréoles ou mailles séparées les unes des autres par des rides superficielles. On trouve de semblables rides, mais plus élevées, vers le col de la vésicule & tout le long de son conduit. Ces replis font tous ensemble, suivant l'observation d'Heister, une espèce de rampe spirale en dedans, & font paroître au-dehors, dans quelques sujets, un contour en manière de vis, principalement quand le col & le conduit de la vésicule font remplis de bile ou d'air.

Les vaisseaux sanguins qui se distribuent à la vésicule du fiel, font connus sous le nom d'artères & de veines cystiques. Les artères, au nombre de deux, se répandent sur ses parties latérales, & se partagent en un grand nombre de ramifications qui font soutenues par le tissu filamenteux qui sépare ses deux tuniques ; elles viennent de l'artère hépatique droite, par un seul tronc. Les veines, au nombre de deux aussi, accompagnent les artères & viennent se rendre de même par un seul tronc, dans le sinus de la veine porte. Quelques-uns ont cru que les veines cystiques étant des branches de la veine porte, la bile devoit être filtrée par les glandes de la vésicule, comme elle l'est par celles du foie : mais rien n'est moins certain que l'existence de ces glandes ; & les veines cystiques, au lieu de porter à la vésicule le sang néceffaire pour la fecrétion de la bile, verfent évidemment dans le tronc de la veine porte la plus grande partie du fang que les artères cyftiques ont reçu. La véficule du fiel a des nerfs qui viennent du plexus hépatique, & des vaiffeaux lymphatiques qui rampent entre fes deux tuniques. On a dit qu'elle avoit encore d'autres vaiffeaux dont l'ufage eft de conduire dans fa cavité une partie de la bile qui a été féparée dans le foie. Ces vaiffeaux, qu'on a nommés hépato-cyftiques, exiftent certainement dans les oifeaux & dans la plupart des quadrupèdes. Ils ont été obfervés pour la première fois fur le bœuf, dont le foie eft très-volumineux, & ont été décrits par la Société des Médecins d'Amfterdam, puis par Gliffon & par Perrault. Galien eft peut-être le premier qui ait dit qu'ils avoient lieu dans l'homme, en quoi il a été fuivi par Julius Jafolinus, difciple & fucceffeur de Philippe Ingraffias, dans une Differtation *de Poris choledocis & Veficulâ felleâ*, imprimée en 1577 à Naples, où il enfeignoit l'Anatomie. Spigellius, Hygmore & beaucoup d'autres, tant anciens que modernes, ont admis ces vaiffeaux, & en ont parlé comme d'une chofe conftante & facile à démontrer. Bianchi, Profeffeur de Médecine à Turin, a dit qu'en outre il y en avoit d'autres qu'on pouvoit appeler cyfto-hépatiques, & au moyen defquels la bile dépofée dans la véficule du fiel repaffoit dans le foie. Quelques-uns ont cependant penfé que les vaiffeaux en queftion n'étoient que des veines. Pechlin paroît être le premier qui ait eu des doutes à ce fujet. Ruyfch a été du même avis. Cowper a dit qu'il n'voit rien vu de femblable aux vaiffeaux hépato-cyftiques fur l'homme ; & Duvernoy, Morgagni,

Heifter, Chefelden, Lieutaud & plufieurs autres
fe font rendus fort difficiles à les admettre. Haller,
après avoir fait des recherches à cet égard fur le
foie de l'homme, n'a jamais vu qu'il y eût un
autre chemin par lequel la bile pût pénétrer dans
la véficule, que le conduit cyftique. De l'air qu'il
a pouffé dans le canal cholédoque, après la ligature du canal cyftique, n'a point paffé dans la véficule. En détachant cette véficule avec beaucoup
de lenteur & d'attention, de deffous la face concave du foie, il a rencontré un grand nombre
d'artères & de veines qui alloient de l'une à l'autre.
Tout étoit fi jaune, que ces vaiffeaux fanguins
euffent pu être regardés comme des vaiffeaux biliaires, s'il eût voulu s'en laiffer impofer; mais il
n'y en avoit pas un qui s'ouvrît dans la véficule.
J'ai fouvent injecté des liqueurs de différente efpèce
dans le foie, par le canal hépatique & par la veine
porte, fans que jamais il en ait pénétré la moindre
partie dans la véficule; & la même liqueur, pouffée
dans cette véficule, l'a extrêmement diftendue, fans
qu'il en foit rien revenu par le canal hépatique,
ni par aucun des autres vaiffeaux du foie.

La bile qui a été filtrée dans les glandes de ce
vifcère, coule par les pores biliaires qui la tranfmettent au conduit hépatique. De-là une partie de
cette liqueur defcend par le canal cyftique jufques
dans la véficule du fiel, où elle féjourne & s'épaiffit;
& l'autre partie fe porte plus ou moins lentement
dans l'inteftin duodénum, par le canal commun
ou cholédoque. Le paffage de la bile à travers le
canal cyftique a été révoqué en doute par plufieurs
Auteurs; mais il eft facile de s'en convaincre, fi
on fait attention que les vaiffeaux hépato-cyftiques
n'exiftent pas dans l'homme, & qu'il y a plufieurs

animaux dont la véſicule du fiel n'a d'autres connexions avec le foie que par le canal cyſtique, &
ne peut ſe remplir que par cette voie. C'eſt ce
qu'on obſerve dans la grenouille, dans un poiſſon
nommé en latin *Xyphia*, dans la vipère, la ſala-
mandre & pluſieurs autres, & ce qu'on a rencontré pluſieurs fois dans l'homme même. Ruyſch
dit avoir trouvé cette diſpoſition en pluſieurs ſujets,
& avoir conſervé long-temps une véſicule de cette
eſpèce dans ſon cabinet. Il ajoute qu'il s'eſt aſſuré,
par un grand nombre d'expériences faites par lui
& par Bohn, que la plus grande partie de la bile
contenue dans la véſicule du fiel y entre par le
conduit cyſtique, & qu'il ne peut plus y avoir
de doute à ce ſujet.

Il y a apparence que c'eſt pendant que l'eſtomac
& les inteſtins ſont vides, que la bile s'introduit
dans la véſicule du fiel ; car on trouve cette véſicule plus pleine & plus dilatée dans l'homme
& dans les animaux qui ont été long-temps ſans
prendre d'alimens, au lieu qu'elle l'eſt moins dans
ceux qui ont mangé depuis peu. Sans doute qu'alors
la compreſſion qu'elle éprouve de la part de l'eſtomac & des inteſtins, l'oblige à laiſſer couler dans
le duodénum la bile qu'elle contient, par les canaux
cyſtique & cholédoque. Lorſque cette bile y eſt
parvenue, elle ſe mêle avec celle qui vient du
foie, & avec l'humeur que fournit le pancréas. On
lui donne le nom de cyſtique, pour la diſtinguer
de celle qui ſort immédiatement du foie, & que
l'on nomme hépatique. Ces deux ſortes de bile ne
different l'une de l'autre, qu'en ce que la première
eſt plus épaiſſe, d'une couleur plus foncée & d'une
plus grande amertume que l'autre, ce qui vient du
ſéjour qu'elle a fait dans la véſicule, & de la diffi-

pation de ſes parties les plus fluides ; elles ſont manifeſtement ſavoneuſes. Leur uſage eſt non-ſeulement de diſſoudre les parties gommeuſes & réſineuſes des alimens, & d'en rendre les parties graſſes miſcibles aux parties aqueuſes, mais encore d'irriter les inteſtins, & de les forcer à ſe contracter ſur eux-mêmes, ce qui eſt néceſſaire pour le paſſage du chyle dans les vaiſſeaux lactés, & pour la deſcente des matières alimentaires le long du canal inteſtinal, & l'expulſion de celles qui ont été converties en excrémens.

Il ſe trouve ſouvent dans la véſicule du fiel des concrétions pierreuſes plus ou moins groſſes & plus ou moins nombreuſes, leſquelles ſont fournies par l'épaiſſiſſement & le deſsèchement de la bile, ce qui eſt prouvé par leur nature, car elles conſervent la couleur & le goût de la bile ; elles s'enflent quand on les expoſe au feu, & brûlent comme de la cire à cacheter. Lorſqu'on les briſe, on les trouve formées par couches concentriques, comme la plupart des pierres urinaires ; elles ſont plus légères que l'eau, & ſurnagent en conſéquence, lorſqu'on les y plonge. Cependant il y a quelquefois dans la véſicule du fiel des concrétions pierreuſes dans leſquelles on ne rencontre aucun de ces caractères ; elles ſont lourdes, compactes, noires, & ne peuvent s'enflammer ; elles donnent, lorſqu'on les brûle, une odeur ſemblable à celle des cornes & des cheveux, & ſe conſument lentement comme le charbon. Il n'eſt pas rare de voir des pierres biliaires qui, après avoir traverſé les conduits cyſtique & cholédoque, parviennent dans l'inteſtin duodénum, & paſſent enſuite dans les autres inteſtins, d'où elles ſont chaſſées avec les excrémens. La bile contenue dans la véſicule la gonfle quelquefois, au point que cette véficule fait au-dehors une tumeur qui pourroit être prife pour un abcès, fi on n'y faifoit attention.

DU PANCRÉAS.

LE pancréas eft une glande conglomérée, de forme oblongue & plate, fituée fous l'eftomac, entre le foie & la rate, & dans laquelle fe filtre une liqueur analogue à la falive. On le divife en partie droite, en partie gauche, & en partie moyenne. On y diftingue auffi deux faces & deux bords. La partie droite eft celle qui a le plus d'épaiffeur. Elle eft appuyée fur la concavité de la première courbure du duodénum, & fait une efpèce de prolongement qui defcend avec cet inteftin, & qui fe termine in-férieurement par une extrémité mince & arrondie. Ce prolongement a un canal excréteur particulier, qui, pour le plus fouvent, s'ouvre dans celui qui vient du corps du pancréas, mais qui s'insère quel-quefois féparément dans le duodénum, comme fi la partie à laquelle il appartient étoit féparée du refte de cette glande. Auffi Winflow donne-t-il à cette partie le nom de petit pancréas, en quoi il a été fuivi par le plus grand nombre des Anato-miftes. La partie gauche du pancréas s'étend jufqu'à l'extrémité inférieure de la rate. Elle eft beaucoup plus mince que la droite; quelques-uns la nom-ment la queue du pancréas, pour la diftinguer d'avec l'autre qu'ils en appellent la tête. La partie moyenne eft entre deux. Sa largeur & fon épaiffeur font à-peu-près les mêmes dans toute fon étendue. Des deux faces du pancréas, l'une eft fupérieure, l'autre eft inférieure. De fes deux bords, l'un eft antérieur & mince, & l'autre postérieur & épais. Ce dernier est couvert par l'artère & la veine splénique qui y sont attachées.

La situation du pancréas est transversale. Il est logé dans l'écartement postérieur des deux lames du méso-colon qui en couvrent les deux faces, & son bord postérieur seul est plongé dans le tissu cellulaire de la partie postérieure du bas-ventre. Les parties droite & gauche de ce corps glanduleux sont un peu plus en arrière que sa partie moyenne, qui se courbe en devant, pour faire place à la colonne dorsale.

Sa structure est absolument la même que celle des glandes salivaires. Il est formé de lobes peu distincts, qui se divisent en lobules, & ensuite en grains que la macération long-temps continuée parvient à séparer en quelque sorte les uns des autres. Ces grains sont unis par un tissu cellulaire fibreux & tenace, & par les vaisseaux de toute espèce qui se portent au pancréas ou qui en reviennent.

Les vaisseaux dont il s'agit, sont des artères & des veines, accompagnées de quelques nerfs, & les racines du canal excréteur qui vient du pancréas. Peut-être y a-t-il aussi des vaisseaux lymphatiques; mais leur existence n'est pas bien constatée.

Les artères du pancréas sont fort nombreuses. Il en reçoit des capsulaires, des phréniques, de la coronaire stomachique, &c. ; mais les plus considérables sont la pancréatico-duodénale que l'hépatique lui fournit, & celles qui viennent de la splénique & de la mésentérique supérieure.

Les veines du pancréas ne sont guère moins nombreuses que les artères dont elles imitent & suivent la distribution ; elles sont produites par la gastro-colique, la grande mésentérique, la splénique &

la duodénale, qui toutes vont se rendre dans la veine porte ventrale. Les nerfs qui accompagnent ces vaisseaux sont peu considérables ; ils viennent des plexus hépatique, splénique & méfentérique supérieur.

Le canal excréteur du pancréas ressemble à celui des glandes salivaires ; il est seulement un peu plus mince, membraneux, blanc, applati, peu garni de vaisseaux sanguins, & du diamètre d'une petite plume. Ses racines naissent de chacun des grains glanduleux dont le pancréas est composé ; elles se rassemblent à la manière des veines, & viennent se rendre aux deux côtés de ce tuyau, qui grossit à mesure qu'il s'avance vers le duodénum. Le canal pancréatique marche le long du bord antérieur du pancréas, sans jamais être à nu. Il est flexueux. Son insertion au duodénum se fait au même endroit que celle du canal cholédoque dans lequel il vient se rendre. Il reçoit pour l'ordinaire, avant de se terminer à cet intestin, un canal semblable à lui, mais beaucoup plus petit, qui vient du prolongement connu sous le nom de petit pancréas. Il s'est trouvé des sujets en qui le canal pancréatique étoit double ou triple, mais ces canaux communiquoient ensemble, & le vent passoit aisément de l'un dans l'autre ; cependant il est quelquefois arrivé qu'ils n'avoient aucune communication. On croit que la découverte du canal du pancréas est due à Wirsungus, qui le démontra sur l'homme à Padoue, en 1642. Mais Bartholin dit que Maurice Hoffman le lui avoit fait voir un an auparavant sur un coq d'Inde. Quelques-uns pensent que ce canal a été connu d'Hérophyle, qui professoit l'Anatomie à Alexandrie vers la cinquante-huitième olympiade. Wirsungus ayant été tué d'un coup de fusil, peu de

temps

temps après avoir démontré ce canal, pendant qu'il causoit avec un de ses voisins, on a attribué sa mort à des Collègues jaloux de la réputation qu'il sembloit devoir acquérir ; mais il paroît que cet assassinat fut commis par un Dalmate, avec lequel il avoit eu des discussions assez vives.

L'usage du pancréas est de fournir l'humeur connue sous le nom de suc pancréatique. Il n'est pas facile de déterminer la nature de cette humeur, parce que le canal qui la contient se trouve toujours vide après la mort. Cependant de Graaf, Anatomiste Hollandais, a trouvé, en 1662, le moyen d'y introduire un tuyau de plume sur de gros chiens vivans, pour en ramasser une certaine quantité. La plupart de ces animaux périssoient : à la fin cependant, l'expérience a réussi. La quantité n'en étoit pas fort petite ; de Graaf en a rassemblé six gros dans l'espace de huit heures, & l'on peut croire qu'il s'en filtreroit davantage sur des animaux sains, & que chez l'homme, dont le volume est au moins triple de celui du plus gros chien, le pancréas en donne trois ou quatre fois autant. La saveur de l'humeur pancréatique est acide, austère ou saline ; quelquefois même elle est absolument insipide. De Graaf, qui lui attribuoit ces diverses qualités, n'avoit encore fait ses expériences que sur des animaux, lorsqu'il se présenta à lui, en 1666, une occasion favorable pour se procurer de la liqueur du pancréas tirée d'un homme. Un Marinier d'une trentaine d'années, passant à Gand sous un vieux pont, détacha avec le mât de sa barque, une poutre qui lui tomba sur le corps, & qui l'écrasa. On le porta à l'Hôpital, où il fut disséqué sur le champ. De Graaf rassembla assez de la liqueur dont il s'agit, pour la goûter & pour la faire goûter à ses amis, qui la trouvèrent acide.

Il n'eſt pas étonnant que ce Médecin, préoccupé comme il l'étoit du ſyſtême de la fermentation, ait cru y appercevoir un acide capable de fermenter avec la bile que le canal cholédoque verſe dans l'inteſtin duodénum. Cette opinion a vieilli, & les Anatomiſtes, libres de préjugés, ont reconnu que le ſuc pancréatique eſt de la nature de la ſalive, c'eſt-à-dire, légèrement ſavonneux. Son uſage eſt analogue à celui de la bile, dont il ſert ſans doute à modérer l'activité.

DE LA RATE.

LA rate eſt un viſcère d'une conſiſtance mollaſſe, & de couleur livide, tirant ſur le rouge & ſur le bleu, lequel eſt ſitué obliquement dans l'hypocondre gauche, entre les fauſſes côtes & l'eſtomac, & au-deſſus du méſo-colon & du rein gauche. Sa figure approche d'un ovale alongé ; elle a ordinairement ſept à huit travers de doigt de longueur & quatre de largeur ; mais ce volume varie beaucoup. On le trouve plus conſidérable chez les uns, & moindre chez les autres. Il y a même apparence qu'il n'eſt pas égal dans tous les temps de l vie, car la rate eſt beaucoup plus petite chez l s hommes & chez les animaux qui ont mangé depuis peu, & plus groſſe chez ceux qui ont été long-temps ſans prendre de nourriture. C'eſt à Lieutaud qu'on eſt redevable de cette obſervation ; cependant Hyppocrate avoit remarqué autrefois que la rate étoit tantôt plus groſſe, & tantôt plus petite le même jour. Il y a des ſujets qui ont pluſieurs rates, parmi leſquelles il y en a une plus groſſe, dont le volume eſt à-peu-près ſemblable à celui que la rate a ordinairement, & qui est placée dans le lieu que ce viscère a coutume d'occuper, & d'autres plus petites & situées plus bas. Cette remarque n'a pas échappé aux Anatomistes modernes. Duverney a vu deux, trois ou quatre glandes ou rates secondaires dans l'épiploon. Petit de Namur parle d'un sujet qui en avoit cinq. Winslow en a rencontré plusieurs, sans spécifier le nombre, & Haller a souvent vu dans l'homme, au-dessous de la vraie rate, & dans l'épaisseur de l'épiploon, une glande figurée comme une olive, de couleur livide, plus petite que la rate, mais de même forme qu'elle, & soutenue par des vaisseaux qui tiroient leur origine des siens.

On distingue trois faces à la rate, une convexe élevée vers son milieu, & abaissée sur ses bords qui sont tranchans, & deux concaves, séparées par une ligne enfoncée, pleine de graisse, par laquelle les vaisseaux s'y introduisent, & qui donne attache à l'épiploon. C'est ce qu'on appelle la scissure de la rate. Ce viscère a aussi deux extrémités, une supérieure & postérieure plus épaisse, une antérieure & inférieure plus mince, toutes deux obtuses ; & deux bords inégalement dentelés, un supérieur & antérieur, l'autre inférieur & postérieur.

La rate n'est pas seulement maintenue dans le lieu qu'elle occupe, par l'appui que lui fournissent les parties voisines ; elle est encore suspendue, dans beaucoup de sujets, par un ligament membraneux, de forme triangulaire, qui tient à son extrémité supérieure & à sa face convexe, & qui la fixe au diaphragme. On peut ajouter qu'elle a des connexions avec l'estomac & le colon, au moyen de l'épiploon & de vaisseaux dont le nombre & la grosseur sont assez considérables. Malgré les atta-

ches qui paroissent devoir la fixer, on l'a néanmoins vue descendre jusques dans l'hypogastre,
quoique son volume ne fût pas considérablement
augmenté. Riolan dit avoir fait cette observation
quatre fois ; il ajoute que la rate ainsi déplacée,
peut tromper les personnes inattentives, & leur
faire croire qu'il s'est formé quelque tumeur squir-
rheuse ou stéatomateuse dans le ventre. Ruysch a
aussi vu sur une femme âgée, une tumeur située
au voisinage de l'aine droite, dans laquelle la rate
étoit contenue.

Comme les principales connexions de la rate sont
avec l'estomac, sa situation varie comme celle de
ce viscère. Lorsqu'il est plein, la rate est presque
en travers ; une de ses faces concaves reçoit la
grosse extrémité de l'estomac, & l'autre pose sur
le rein gauche & sur le colon. A mesure que l'estomac se vide, cette position change. La rate
devient plus oblique. Son extrémité antérieure se
porte en bas & la postérieure en haut. La demi-
face inférieure devient postérieure, & la supérieure
devient antérieure. La rate suit aussi les mouvemens
du diaphragme dans la respiration, & l'action de
ce muscle sur elle est si grande, qu'on l'a vue se
rompre dans le vomissement.

Les vaisseaux de la rate sont fort considérables ;
ce sont des artères & des veines sanguines, & des
vaisseaux lymphatiques auxquels on peut ajouter
les nerfs qui vont à ce viscère. L'artère principale
de la rate est celle que l'on nomme splénique ; elle
tire son origine du tronc cœliaque. Sa grosseur est
excessive eu égard au volume de la rate ; elle se
glisse en serpentant derrière le bord postérieur du
pancréas, auquel elle fournit plusieurs artères. Lorsqu'elle est parvenue à l'extrémité de ce corps glanduleux, elle se partage en cinq ou six grosses

branches qui s'introduifent chacune féparément dans l'intérieur de la rate, à travers fa fciffure. La veine de la rate porte auffi le nom de veine fplénique ; elle fort de la rate par cinq ou fix groffes branches qui s'uniffent en un feul tronc, lequel accompagne l'artère fplénique le long du pancréas, & va s'ouvrir dans la veine porte ventrale. Les vaiffeaux lymphatiques ne fe voient pas aifément fur la rate humaine ; mais ils font fort faciles à appercevoir fur la rate du veau. Si on bleffe fa tunique, & que l'on y pouffe de l'air, ils fe rempliffent. On les voit ramper de tous côtés fous cette tunique, & fe porter vers les gros vaiffeaux qu'ils accompagnent, pour fe rendre dans le réfervoir du chyle. On peut les voir également bien en pouffant de l'eau dans l'artère & dans la veine fplénique avec affez de force pour les crever. Ruyfch, autrefois, après avoir lié la veine fplénique, manioit rudement la rate, & rendoit par-là fes vaiffeaux lymphatiques fort fenfibles. Les nerfs de la rate font ceux qui s'y rendent avec l'artère fplénique, autour de laquelle ils font un plexus qui porte le même nom.

Lorfque les vaiffeaux de la rate font entrés dans ce vifcère, ils s'y divifent & fubdivifent en un grand nombre de ramifications, & s'y accompagnent par-tout jufqu'aux extrémités de leurs divifions. Ces vaiffeaux vont fe diftribuer à de petits corps de figure obronde, du volume d'un grain de millet, d'une couleur blanchâtre, d'une fubftance molle & friable, & réunis les uns aux autres en manière de grappe de raifin, qui font répandus par-tout dans l'intérieur de la rate, & que Malpighi, qui les a le premier apperçus, n'a pas héfité à prendre pour de petites glandes. Ils fe perdent auſſi dans un tiſſu mollaſſe, & en quelque ſorte pulpeux, au milieu duquel les glandes dont il vient d'être parlé ſe trouvent placées.

La rate eſt recouverte extérieurement par une membrane dont l'épaiſſeur eſt médiocre, & dont la texture eſt ferme & ſolide. Cette membrane renferme ſouvent des grains qui paroiſſent pierreux & qui la font paroître comme chagrinée; elle a auſſi beaucoup de diſpoſition à s'oſſifier, & il n'eſt pas rare de rencontrer des rates ſur leſquelles elle l'eſt dans une aſſez grande étendue. La membrane de la rate eſt ſimple dans l'homme, & ne peut ſe partager en pluſieurs feuillets; elle eſt fortement attachée à la ſubſtance de ce viſcère par un grand nombre de filets blanchâtres, aſſez épais, & qu'on peut ſuivre juſqu'à deux ou trois lignes de profondeur. Ces filets ſont inclinés les uns ſur les autres, ſe croiſent, ſe réuniſſent, ſe ſéparent de nouveau; &, lorſqu'on dechire la rate avec lenteur, on en apperçoit de ſemblables répandus par-tout, & qui tiennent enſemble, ainſi qu'à la tunique externe des vaiſſeaux qui parcourent ce viſcère. Ils ſoutiennent le tiſſu pulpeux & les glandes de la rate. Leur ſubſtance eſt ligamenteuſe, ou plutôt cellulaire. Quelques Auteurs en ont fait des vaiſſeaux capillaires, & les autres les ont regardés comme des fibres muſculeuſes, propres à reſſerrer la rate & à la vider du ſang qu'elle contient: mais, 1°. ce ne ſont pas des vaiſſeaux, car ils ſe terminent à la tunique externe de la rate, ſans s'étendre au-delà de leur point d'adhérence, ce que ne font aucuns vaiſſeaux du corps animé. Les vaiſſeaux lymphatiques préſentent un tout autre aſpect, un caractère tout différent; de plus, Malpighi a fait voir que ces filets peuvent ſe fendre & ſe diviſer, ſuivant leur longueur, en

filets plus petits, ce qui leur ôte toute apparence
de vaisseaux. 2°. Ce ne font pas non plus des
fibres musculeuses; car, comment donner ce nom
à une substance blanche, fibreuse, ferrée, difficile
à rompre, qui ne prête qu'avec peine lorsqu'on la
tire, & qui est très-élastique?

En examinant l'intérieur d'une rate soufflée &
qui commence à se dessécher, on la trouve garnie
de cellules qui font formées par des membranes
minces & transparentes, sur lesquelles rampent des
vaisseaux sanguins fort déliés. D'ailleurs, en quelque endroit qu'on fasse une ouverture un peu profonde à une rate bien constituée, si on y pousse
de l'air, on fait gonfler tout ce viscère. Il y a
donc dans la rate un tissu dont les cellules communiquent ensemble. Il y a plus; ces cellules communiquent avec les veines spléniques; car, dans
cette expérience, l'air s'échappe par le tronc de
ces veines, & en y poussant de l'air fans effort,
on ne manque pas de gonfler tout le corps de la
rate, au lieu que si on souffle par l'artère, la rate
ne se distend qu'avec peine & imparfaitement :
preuve assurée que l'air, parvenu aux extrémités
des artères, y rencontre des filières si petites, qu'il
ne peut y passer qu'avec difficulté. Cependant ces
cellules ne font formées que par la partie pulpeuse
de la rate, car elles disparoissent absolument, au
moyen de la macération.

Telle est la disposition des parties qui constituent la rate de l'homme; mais il reste à savoir si
ce viscère contient effectivement une substance pulpeuse & folliculaire, destinée à quelque sécrétion,
indépendamment des vaisseaux qui s'y distribuent
& du tissu cellulaire qui y est répandu, ou bien si
ces parties pulpeuses ne font que l'assemblage des
dernières ramifications des vaisseaux. Le premier

fentiment eft celui de Malpighi, & le fecond eft celui de Ruyfch. M. de Laffone, qui a donné en 1754, à l'Académie royale des Sciences, un Mémoire fur la rate, plein de recherches & d'expériences faites avec la plus grande fagacité, fe range du côté de Malpighi, & penfe qu'on ne peut refufer d'admettre dans la rate une fubftance pulpeufe & glanduleufe. Le feul moyen qu'il ait trouvé pour la rendre fenfible, eft la macération. Les autres procédés n'ont pas des réfultats affez conftans. On ne peut objecter que la macération puiffe altérer les parties au point de les faire paroître fous une autre forme, puifque au contraire ce n'eft qu'une injection extrêmement lente, feule capable de faire appercevoir une infinité de petits organes qui feroient abfolument invifibles fans fon fecours.

Mais que répondre à Ruyfch, qui préfentoit des rates injectées fuivant fa méthode, dans lefquelles on ne voyoit qu'un admirable tiffu de vaiffeaux ramifiés d'une manière prodigieufe? La vue peut-elle être un guide infidèle en pareille matière, & peut-on jeter des doutes fur des faits qui paroiffent auffi palpables que ceux que préfentoit cet Anatomifte, pour appuyer fon opinion? Malgré cela, M. de Laffone croit que Ruyfch s'eft trompé; il entrevoit même ce qui peut lui avoir fait illufion. Avec quelque art que l'injection foit pouffée dans les vaiffeaux, pour ne les pas forcer, il eft plus que probable que le diamètre de ces vaiffeaux en eft fenfiblement augmenté. Cette injection d'ailleurs ne pénètre pas dans la partie pulpeufe. Cette dernière fe détruit en entier, fi on fait paffer plufieurs fois dans l'eau un morceau de rate injectée, ce que Ruyfch appelle la nettoyer. Il n'eft donc pas étonnant que les vaiffeaux rendus folides par l'in-

jection, effacent, pour ainsi dire, & faffent difparoître la partie pulpeufe qu'ils embraffent & qu'ils
compriment de tous côtés. Eh! comment l'injection
ne produiroit-elle pas cet effet, puifqu'elle fait
difparoître en certains cas les fibres des mufcles
injectés, lefquelles font bien plus folides que les
globules en queftion, & dont on ne s'eft pas encore avifé de nier l'exiftence?

M. de Laffone s'eft convaincu, par une expérience bien décifive, que l'injection ne pénètre
nullement la partie pulpeufe de la rate. Après en
avoir dégorgé une du fang qu'elle contenoit, il
l'injecta avec de l'encre. Cette liqueur, plus fluide
que l'injection de Ruyfch, devoit pénétrer au moins
auffi avant que cette dernière, & marquer de plus
fon trajet par la couleur noire dont elle teindroit
les vaiffeaux. Il l'y laiffa quelque temps, & l'ayant
enfuite exprimée, il examina la rate ainfi injectée,
& ne trouva dans fa partie pulpeufe aucune marque que l'injection y eût pénétré. Une feconde
expérience de M. de Laffone peut encore fervir à
confirmer cette première. Il a fait enlever la rate
à un mouton vivant, après avoir lié exactement
fes vaiffeaux, pour empêcher le fang d'en fortir,
& il l'a fait enfuite paffer à l'eau bouillante pour
coaguler les liqueurs arrêtées, puis il l'a difféquée
avec attention. Il eft bien fûr que cette rate avoit
tous fes vaiffeaux dans l'état naturel : auffi tout
ce que M. de Laffonne y a remarqué, a été une
couleur un peu plus foncée ; mais les vaiffeaux
n'y paroiffoient ni auffi marqués, ni en même
quantité que dans celles qui ont été injectées à la
manière de Ruyfch, & les mêmes organes pulpeux
s'y faifoient voir.

Il fuit de tout ce que nous venons de dire,
que l'injection de Ruyfch, fi admirable pour fuivre

jusques dans ses extrémités le syftême des vaiffeaux de la rate, devient un moyen infidèle pour découvrir fa partie pulpeufe, parce qu'elle remplit les vaiffeaux d'une manière bien plus complète que le fang ne le fait pendant la vie, & qu'en forçant le diamètre des vaiffeaux où elle paffe, elle fait difparoître la partie pulpeufe qu'elle ne pénètre pas. Par conféquent, indépendamment des vaiffeaux & de leurs ramifications, il exifte dans la rate des grains folliculaires & glanduleux, & une fubftance molle & pulpeufe.

La rate a, dans quelques animaux, & notamment dans le veau & dans le mouton, une ftructure différente de celle que nous venons d'expofer. Les vaiffeaux fpléniques n'y pénètrent que par un feul tronc. L'artère eft revêtue d'une efpèce de capfule particulière qui vient en partie de la tunique externe de la rate, & en partie de l'épiploon. La veine perd tout caractère de vaiffeau, & devient bientôt une efpèce de canal fingulier, qui, après avoir fuivi long-temps le trajet des branches artérielles, fe divife en une infinité de finuofités fort petites, & dégénère enfin en cavités prefque imperceptibles. La tunique ou enveloppe de la rate eft plus épaiffe, & l'on y diftingue aifément deux lames. Enfin, on y trouve les filets blancs dont nous avons parlé, plus gros & plus fenfibles.

L'ufage de la rate eft un des points de l'économie animale fur lequel les fentimens des Anatomiftes ont le plus varié. Les uns l'ont regardée comme un organe fuperflu, placé dans l'hypocondre gauche feulement *ad libramentum corporis*, de peur que, fans elle, la partie droite du corps ne fût plus pefante que la partie gauche. Les autres en ont fait un des vifcères les plus effentiels à la vie. On lui a souvent attribué la formation de la bile noire & de la mélancolie. On a dit qu'elle étoit le siége du rire & de la gaieté ; qu'elle servoit à rendre le sang qui la traverse plus épais, à le rendre plus fluide & plus coulant, &c. Ce qu'il y a de plus vraisemblable, c'est que le sang qui y est porté par l'artère splénique, souffre dans sa partie pulpeuse quelque altération qui le rend plus propre à fournir au foie la matière de la bile, & qu'il y séjourne pendant quelque temps, comme dans un réservoir d'où il se porte au foie en plus grande quantité qu'à l'ordinaire, lorsque la bile doit être séparée avec plus d'abondance, c'est à-dire dans le cas où l'estomac est rempli d'alimens, & où la digestion commence à se faire. La force qui détermine alors le sang à sortir de la rate, n'est autre chose que la compression qu'exerce sur elle la grosse extrémité de l'estomac d'une part, pendant que de l'autre elle est soutenue par la concavité de l'hypocondre gauche où elle est logée.

DE L'ÉPIPLOON.

LE terme d'épiploon ne convient qu'à cette partie membraneuse & graisseuse qui flotte au-devant des intestins, & qui descend du foie, de l'estomac, de la rate & de l'intestin colon ; mais on le donne à d'autres membranes qui, comme elle, sont produites par le péritoine, d'où pourtant elles ne viennent pas immédiatement, & qui ont leurs attaches aux mêmes parties, sans être flottantes. Les épiploons ont cela de commun, qu'ils sont formés de deux lames appliquées l'une à l'autre, & séparées par une couche épaisse de tissu cellulaire.

Ces lames font extrêmement minces, & de fubftance fi tendre, qu'elles fe rompent au moindre
attouchement, ce qui fait paroître les épiploons
percés comme des cribles. Les vaiffeaux fanguins
qui s'y rencontrent font accompagnés de bandes
graiffeufes affez diftinctes dans l'enfance, mais qui
n'obfervent aucun arrangement marqué dans l'âge
adulte. Malpighi avoit parlé de vaiffeaux adipeux
dans l'épaiffeur des épiploons ; mais il a avoué,
trente ans après, dans un ouvrage pofthume, qu'il
n'ofoit en affurer l'exiftence, & qu'il craignoit
s'en être laiffé impofer par des veines capillaires
fanguines, dans lefquelles il avoit vu manifeftement de petites gouttes de graiffe fluide. Ces dernières obfervations ne prouvent pas feulement que
la graiffe paffe dans les vaiffeaux fanguins en général ; elles montrent que cet ufage a principalement lieu dans les rameaux de la veine porte, &
confirment celui que Boerhaave a autrefois attribué
aux épiploons, de fournir au fang des parties
graiffeufes pour la formation de la bile. Il y a encore des glandes conglobées dans l'épaiffeur de ces
membranes ; on les trouve du côté des deux courbures de l'eftomac. Bauhin penfoit qu'elles étoient
en grand nombre, & qu'il y en avoit plus dans le
feuillet antérieur du grand épiploon, que dans fon
feuillet poftérieur. Veflingius en admettoit auffi beaucoup dans cette partie, mais il a été réfuté par
Riolan, qui nie qu'il s'en trouve à l'endroit de la
divifion des vaiffeaux.

Il y a trois épiploons, un grand que l'on appelle
gaftro-colique, un petit que l'on nomme gaftro-
hépatique, & un moyen qui eft connu fous le nom
d'épiploon colique.

Le grand épiploon, ou l'épiploon gaftro-colique, eft le feul qui ait été connu des anciens. Il fe

préfente à l'ouverture du ventre. Sa longueur varie. Quelquefois il defcend jufqu'au petit baffin. Il eft moins long dans les enfans que dans les adultes, & plus long du côté gauche que du côté droit. Sa forme approche de celle d'une gibecière, dont l'ouverture feroit en haut & le fond en bas, & dont les parois feroient appliqués l'une à l'autre. Il eft compofé de deux feuillets, dont l'un eft antérieur & l'autre poftérieur. Le premier eft attaché à la grande courbure de l'eftomac, & le fecond au bord convexe de l'inteftin colon. Ils tiennent auffi du côté droit au ligament qui unit le colon & le duodénum à la véficule du fiel, & du côté gauche, à la petite extrémité du pancréas, & à toute la longueur de la fciffure de la rate. Chaque feuillet a fes deux lames, fon tiffu cellulaire, fes vaiffeaux & fes bandes graiffeufes. On diroit que l'antérieur, après être defcendu jufqu'au bord inférieur & flottant de l'épiploon, fe replie fur lui-même de devant en arrière & de bas en haut, pour former le feuillet poftérieur, & remonter jufqu'à la partie tranfverfale du colon. Les vaiffeaux fanguins qui s'y diftribuent, viennent principalement de ceux de l'eftomac. Ses artères font connues fous le nom de gaftro-épiploïques droites, gaftro-épiploïques gauches, & gaftro-épiploïques moyennes; elles viennent, les premières, de l'hépatique, les fecondes, de la fplénique, & les troifièmes, de l'union de l'une & de l'autre. Ces artères font accompagnées de veines de même nom, qui vont fe rendre dans la veine porte, & de nerfs qui appartiennent aux plexus fplénique & hépatique.

Le petit épiploon, ou l'épiploon gaftro-hépatique, n'eft formé que d'un feul feuillet membraneux, qui s'élève du bord gauche de la première portion du duodénum, & de toute la longueur de la petite courbure de l'eftomac jufqu'à l'œfophage, & qui va fe terminer au col de la véficule du fiel, au faifceau des vaiffeaux qui appartiennent au foie, au fillon tranfverfal ou à la grande fciffure de ce vifcère, & enfuite au diaphragme, derrière le ligament gauche du foie. Il eft plus mince & moins chargé de graiffe que l'épiploon gaftro-colique. Les vaiffeaux qui s'y voient, viennent en grande partie des artères & des veines coronaires ftomachiques. Enfin il enferme & couvre le petit lobe de Spigellius. On en attribue la découverte à Winflow; mais Riolan en avoit fait mention fous le nom qui lui eft propre, & l'avoit diftingué du grand épiploon, qu'il appelle *omentum gaftro-colicum*, par celui d'*omentum gaftro-hepaticum*.

La difpofition de ces deux épiploons eft telle, qu'ils forment avec la face poftérieure de l'eftomac & la partie fupérieure du méfo-colon, un grand fac vide, dont les parois fe touchent pour l'ordinaire fans adhérence, mais peuvent aifément s'écarter l'une de l'autre, lorfqu'il s'y introduit quelque liqueur étrangère. C'eft ce qui arrive dans les efpèces particulières d'hydropifies qui font enkyftées, & que l'on nomme hydropifies de l'épiploon. La cavité épiploïque n'a de communication avec le bas-ventre qu'à fa partie fupérieure & droite, vers la racine du petit lobe de Spigellius, entre les ligamens qui uniffent le duodénum & le colon à la véficule du fiel, & à la partie droite du méfocolon, par une ouverture qui a une forme triangulaire, & qui a été décrite pour la première fois par Winflow, quoique peut-être elle ait été connue dans le même temps par Duverney, qui en parle dans des termes femblables. Lorfque l'épiploon eft fain, & qu'il n'a pas été manié imprudemment, que le fujet eft jeune & point trop gras, on peut, en plaçant l'extrémité d'un gros tuyau entouré de bourre ou de filaffe à cette ouverture, fouffler l'épiploon, & rendre fa cavité fenfible ; mais pour peu qu'une de ces conditions manque, on ne peut y réuffir, & c'eft ce qui arrive le plus fouvent.

On voit s'élever au-devant du cæcum & de la partie droite du colon, une appendice creufe, conique, de diverfe longueur, qui fe continue pour le plus fouvent jufques derrière le grand épiploon. Elle ne paroît formée, dans le plus grand nombre des fujets, que par la feule tunique membraneufe du cæcum & du colon qui s'élève de ces inteftins fur deux lignes parallèles, de forte que l'air eft intercepté entre ces lames, & qu'en foufflant dans leurs intervalles, on forme un cône qui s'élève en tubercules comme les autres épiploons. C'eft ce qu'on nomme l'épiploon colique. Quelquefois il fe continue fur toute la partie tranfverfale du colon, jufqu'à la rate, où il fe termine, de forte qu'après avoir été à découvert, & pour ainfi dire, à nu, à la partie droite du colon, il fe cache, vers fa partie moyenne, derrière le grand épiploon. Les deux lames dont il eft formé viennent affez fouvent, l'une du colon, & l'autre de la face inférieure du méfo-colon. J'ai vu auffi des fujets en qui elles tiroient toutes deux leur origine du méfocolon, à l'endroit où cet épiploon eft caché par le grand.

Haller eft le feul Anatomifte qui ait décrit l'épiploon colique d'une manière expreffe. Il convient cependant que cet épiploon paroît avoir été connu de Lieutaud, qui a dit de l'épiploon en général, qu'il naît à deux travers de doigt de l'appendice vermiforme, & qu'il s'avance de-là vers le colon transverse. Lieutaud ajoute que des deux lames dont il est formé, l'une vient du colon, & l'autre du méfentère, ce que Haller n'a point vu. Les variétés que cette partie m'a préfentées, concilient fort bien les defcriptions que ces deux Savans en donnent. Elle reçoit des vaiffeaux qui lui font communs avec les gros inteftins.

Si on fait une plaie au méfo-colon, & que l'on pouffe de l'air entre fes membranes, on les verra s'écarter l'une de l'autre, & former une efpèce de cavité, dans la partie poftérieure de laquelle le duo-dénum & le pancréas font logés. Souvent auffi l'on verra par le même procédé les appendices graif-feufes du cæcum, du colon & du rectum, s'élever; ce qui prouve qu'elles font formées par des dupli-catures membraneufes. Alors elles paroiffent beau-coup plus épaiffes à leur extrémité libre qu'à leur bafe, & comme bifurquées. Véfale eft le premier qui les ait apperçues : on peut les regarder comme autant de petits épiploons. Il eft vraifemblable que la graiffe dont les épiploons font chargés, a le même ufage que celle qui eft répandue par tout le corps, c'eft-à-dire, d'entretenir la foupleffe des fibres charnues de l'eftomac & des inteftins, & de repaffer dans la maffe du fang pour en dimi-nuer l'acrimonie, & peut-être même, fuivant le fentiment de quelques-uns, de fournir aux diffé-rentes parties du corps la nourriture, quand elle leur manque d'ailleurs. Il faut en outre ajouter que les épiploons aident à la préparation de la bile, en fourniffant quantité de parties graiffeufes au fang qui eft conduit au foie par la veine porte ; mais ces ufages leur font communs avec le tiffu adipeux répandu par tout le corps, &

même

même avec le méfentère. Le grand épiploon en a fans doute de particuliers. Galien rapporte qu'en ayant extirpé une portion confidérable à un Gladiateur, à l'occafion d'une plaie pénétrant dans le ventre, avec iffue de cette partie, le bleffé fut enfuite fujet à de fréquentes indigef-tions, qu'il fentoit beaucoup de froid au ventre, & qu'il étoit obligé de le couvrir pour l'échauffer. Cet exemple n'eft pas unique : on a fouvent emporté de grandes portions de l'épiploon, fans rien obferver de femblable, & par conféquent on ne peut tirer de l'hiftoire que Galien nous a tranf-mife aucune induction relative aux fonctions de cette partie.

L'idée la plus fatisfaifante qu'on ait fur l'ufage de l'épiploon, c'eft qu'il fert à remplir les vides que l'eftomac & les inteftins laiffent entre eux à la partie antérieure du bas-ventre. Les mufcles, par leur contraction & leur relâchement alter-natif, faffent, pour ainfi dire, tous les vifcères de l'abdomen, & fur-tout l'eftomac & les intef-tins; mais comme ces parties fe rempliffent & fe défempliffent fucceffivement, leur figure & leur pofition relative varient beaucoup, de forte que les compreffions que les mufcles exercent fur eux fe partageroient fort inégalement, fi quelque corps flexible & flottant dans la cavité du bas-ventre ne rempliffoit les vides, & ne retenoit le tout dans le même état. Le grand épiploon paroît fort propre à cet ufage, & s'accommode aifément à la figure de toutes les parties. Ses deux feuillets qui gliffent l'un fur l'autre, facilitent le jeu dont il a befoin. C'eft un corps folide qui fait la fonction d'un fluide. La remarque fuivante le prouve. La plénitude de l'eftomac occafionne un vide plus grand d'un côté que de l'autre, eu égard au vclume de fa groffe extrémité qui eft à gauche ; auffi l'épiploon eft-il plus épais & defcend-il plus bas de ce côté. Quand on ouvre des animaux immédiatement après qu'ils ont mangé, l'épiploon fe trouve plus ramaffé, & il defcend à mefure que l'eftomac fe vide & que les inteftins fe rempliffent. On obferve auffi que la partie membraneufe de l'épiploon eft fur la convexité des inteftins, & que fa partie graiffeufe eft dans leurs intervalles. Enfin les animaux qui ont plufieurs eftomacs ont auffi le grand épiploon plus confidérable que les autres.

DES CAPSULES ATRABILAIRES.

ON donne le nom de capfules atrabilaires ou de glandes furrénales, à deux corps glanduleux fitués au-deffous du diaphragme, & appuyés fur l'extrémité fupérieure des reins. Leur figure n'a rien de bien régulier pour l'ordinaire, cependant elles reffemblent affez bien à un cafque applati fur les côtés. On y diftingue trois faces, deux bords, & deux extrémités. Des trois faces, l'une eft antérieure, la feconde poftérieure, toutes les deux plates, & la feconde moins large que la première ; & la troifième eft inférieure, concave & plus étroite. L'antérieure eft partagée un peu au-deffus du milieu de fa hauteur, par un fillon tranfverfal qui s'étend d'une des extrémités à l'autre, & qui reçoit une veine confidérable. Des trois bords, un eft fupérieur, mince & convexe, élevé à fa partie moyenne, & très-bas vers fes extrémités. Deux autres font inférieurs, un peu plus épais, & en quelque forte concaves l'un en devant, l'autre en arrière. Enfin des deux extrémités, l'une

eft interne & inférieure, & l’autre externe &
fupérieure, parce que la fituation des capfules
eft telle, qu’elles font légèrement inclinées de dehors en dedans, & que leurs bords convexes fe
regardent un peu. Ces extrémités font terminées en
po nte.

La couleur des capfules atrabilaires eft d’un
jaune tirant fur le brun. Cette couleur eft plus
rougeâtre dans le fœtus & dans l’enfance ; on
remarque auffi qu’alors la forme des capfules atrabilaires a quelque chofe de plus régulier, qu’elles
font plus groffes, & qu’elles contiennent une plus
grande quantité d’humeur ; elles font recouvertes
extérieurement de beaucoup de graiffe, dont la
confiftance eft affez ferme, & dont la couleur ne
s’éloigne pas beaucoup de la leur ; ce qui fait, fans
doute, qu’elles peuvent fe dérober aux recherches
des perfonnes peu attentives. Le tiffu cellulaire
dans lequel cette graiffe eft renfermée, s’introduit
au dedans de leur fubftance, & la partage en un
nombre indéterminé de lobules, qui paroiffent
eux-mêmes formés de grains plus petits.

Les capfules atrabilaires reçoivent un grand
nombre d’artères que l’on peut ranger fous trois
claffes. Les unes font fupérieures, les autres
moyennes, & les dernieres inférieures ; elles fe
portent à la face antérieure & à la face poftérieure
de ce corps. Les fupérieures viennent des phréniques ou diaphragmatiques inférieures, au nombre de trois ou quatre. Les moyennes font fournies
par l’aorte entre les phréniques & les émulgentes,
une ou deux de chaque côté. Il n’eft point rare
qu’elles viennent de la cœliaque, tantôt la droite,
tantôt la gauche, ou même toutes les deux. Les
inférieures viennent des rénales. Quel que foit e
nombre des artères, elles s’anaftomofent entre

elles, & rampent fur la fuperficie des capfules, fans fe plonger manifeftement, comme les veines, dans leur fubftance intérieure.

Ces veines, une principale de chaque côté, ne préfentent prefque aucune variété ; la droite vient conftamment de la veine cave, & c'eft un des premiers rameaux que cette veine produit au-deffous du foie ; la gauche vient de la rénale. Elles entrent dans le fillon de la face antérieure des capfules, & après en avoir parcouru la longueur, elles vont fe perdre au-delà dans les graiffes voi-fines, & à la partie inférieure du diaphragme. On dit qu'elles font percées du côté de chaque capfule par un grand nombre de trous qui communiquent directement avec leur cavité intérieure, & que fi on y pouffe de l'air ou quelque fubftance liquide, les capfules en font bientôt remplies, & le volume en eft augmenté. J'ai plufieurs fois effayé cette expérience qui ne m'a point réuffi : les injections que j'ai fait entrer dans les veines capfulaires, m'ont paru pénétrer dans des branches, des ra-meaux, & des ramifications tous femblables à ceux qu'on remarque aux autres veines. M. de Haller dit auffi que l'on ne peut introduire dans les capfules les liqueurs que l'on injecte dans leurs veines, lorfqu'on tente ce procédé fur le corps de l'homme, mais qu'il réuffit fort bien fur celui des quadrupèdes. Les nerfs que les capfules reçoivent, viennent des nerfs fplanchniques, par le moyen des ganglions fémi-lunaires & des plexus rénaux qui dépendent des mêmes ganglions.

L'intérieur des capfules atrabilaires eft d'une couleur plus foncée que leur extérieur. La con-fiftance en eft auffi plus molle. On y trouve une efpèce de cavité, dont les parois font appliquées & collées l'une à l'autre par un duvet fort lâche

& qui est abreuvée d'une humeur rougeâtre dans le fœtus, d'une couleur jaune dans les sujets qui ne sont pas encore parvenus à l'âge adulte, & brune dans ces derniers. La forme de cette cavité est semblable à celle des capsules. Il s'élève de sa partie inférieure une production oblongue & assez semblable à une crête de coq, qui est collée à ses parois, comme ces parois le sont entre elles.

Il y a peu de parties dans la machine animale, sur l'usage desquelles on ait autant varié que sur les capsules atrabilaires. Eustache, qui les a le premier apperçues, s'est contenté de les appeler glandes rénales, eu égard à leur voisinage avec les reins. Cassérius ensuite, persuadé qu'elles aidoient à la secrétion de l'urine, les a nommées reins succenturiaux. Gaspar Bartholin les ayant trouvées pleines d'un suc de couleur brune obscure, a cru qu'elles étoient l'organe secrétoire de l'atrabile, & que cette humeur étoit reprise par les veines capsulaires, & conduite aux reins par le moyen des veines rénales. En conséquence, il leur a donné le nom de capsules atrabilaires. On peut passer cette opinion à Gaspard Bartholin, qui ne connoissoit pas la circulation du sang ; mais quel jugement porter de Thomas, son fils, qui, pour le défendre, a dit que l'atrabile, plus épaisse & plus pesante que le sang, pouvoit avoir dans les veines capsulaires & rénales un mouvement rétrograde à celui du sang, pour aller gagner les reins ? Cependant il a été surpassé par un Médecin Romain, nommé Petrucci, qui, presque dans ces derniers temps, a osé écrire qu'il avoit découvert dans les veines capsulaires, des valvules disposées à contre-sens de celles des autres veines, & propres à favoriser le passage de l'atrabile des capsules aux reins. Warthon nomme les capsules, *glandulas ad plexum positas;* parce qu'elles couvrent les ganglions sémi-lunaires & le commencement des plexus que forment les grands nerfs intercostaux dans le ventre, & il a pensé que leur unique usage étoit de soutenir ces plexus. Plus anciennement Sylvius avoit dit qu'il s. séparoit dans les capsules atrabilaires un suc âcre, qui, mêlé au sang qui revient des reins après la sécrétion de l'urine, servoit à le délayer & à exciter l'action de la veine cave sur lui : mais si cela étoit, pourquoi les veines capsulaires ne s'ouvriroient-elles pas toujours dans les veines émulgentes, & pourquoi les capsules elles-mêmes seroient-elles plus grandes dans le fœtus que dans l'adulte ? Cette circonstance a fait imaginer à Morgagni, que peut-être il se filtre dans leur cavité une humeur propre à remplir le réservoir du chyle & le canal torachique, pendant que l'enfant reste dans le ventre de sa mère, temps auquel ces parties ne reçoivent point de chyle de la part des intestins ; mais il ne propose cette idée qu'avec défiance, & n'ose pas même lui donner le nom de conjecture. Enfin, quelques-uns ont cru que les capsules atr. bilaires n'avoient, ainsi que le thymus, d'autre usage que celui d'occuper dans le fœtus un espace qui doit l'être par les poumons après la naissance, aussi-tôt que l'enfant aura respiré. Il est vrai que ces corps appuient sur le diaphragme, & le doivent repousser en haut, pendant que le thymus descend jusqu'au-dessous du milieu de la poitrine ; mais si cela étoit, ils decroîtroient plus vîte qu'ils ne le font & disparoîtroient enfin tout-à-fait. D'ailleurs, l'organisation qui leur est particuliere, montre assez que la nature les a destinés à des fonctions plus importantes, quoique ces fonctions ne soient pas encore connues.

Des Reins.

Les reins font deux corps glanduleux, fitués à la partie poftérieure du bas-ventre, fur les côtés de l'épine, & qui font deftinés à la fecrétion des urines. Ils font appuyés fur le quarré des lombes, fur le pfoas, le tranfverfe du bas-ventre fur une portion de la chair & du tendon du diaphragme, & fur les dernières fauffes côtes. L'un & l'autre font fitués fort profondément. Le droit a au-devant de lui le foie, la capfule atrabilaire, le colon, le cœcum, le duodénum, & par en bas quelques portions de l'iléon. Le gauche foutient la rate & le pancréas. Le colon & le paquet des inteftins grêles le couvrent antérieurement, l'un en dehors, l'autre en dedans. Leur longueur eft égale à la hauteur de quatre vertèbres, & répond à l'intervalle qui fe trouve entre la onzième de celles du dos, & la feconde de celles des lombes. Ils font la moitié moins larges, & leur épaiffeur eft encore moindre que leur largeur. Les reins font hors du péritoine, & plongés dans un tiffu cellulaire & graiffeux très-abondant; le droit eft beaucoup plus bas que le gauche, & ils débordent à peine les fauffes côtes.

La figure des reins eft affez femblable à celle d'une févre d'haricot : on y voit deux faces, l'une antérieure & l'autre poftérieure; deux extrémités, l'une fupérieure & l'autre inférieure; & deux bords, un externe convexe & un interne concave. Les deux faces font plates, la poftérieure plus que l'antérieure. On n'y voit ordinairement aucune inégalité dans l'âge adulte; mais dans le fœtus & dans l'enfance, elles font montueufes, comme fi les reins étoient compofés de lobules joints enfemble. La poftérieure eft plus large que l'antérieure ; l'extrémité fupérieure eft auffi plus courte, plus épaiffe & un peu plus inclinée en dedans que l'inférieure. Enfin le bord concave eft creufé par une échancrure profonde qui prend plus fur la face antérieure que fur la poftérieure, & que l'on nomme la finuofité du rein. Cette échancrure préfente trois côtés curvilignes, un fupérieur, un moyen, & un inférieur.

Le nombre des reins varie beaucoup. Cabrole n'en a rencontré qu'un fur un des Profeffeurs de l'Univerfité de Montpellier. L'uretère étoit beaucoup plus gros qu'à l'ordinaire, & il n'y avoit pas la moindre apparence de rein du côté oppofé. Un des domeftiques de ce profeffeur, affaffiné un mois avant que fon maître mourût, n'avoit auffi qu'un rein, mais couché en travers fur les vertèbres , & fort gros. Fallope avoit vu la même chofe affez long-temps avant , fur un fujet ; mais il ne fe rappeloit pas quelle étoit la conftruction de ce rein unique, & la difpofition de fes vaiffeaux. Il dit auffi qu'il a une autre fois trouvé trois reins, dont celui du côté droit ne s'éloignoit en rien de l'état naturel. Celui du côté gauche n'avoit de reffemblance avec les reins que par fa ftructure intérieure, étant de forme triangulaire , applati, d'un volume médiocre, & deftitué de canal excréteur. Le troifième étoit du même côté gauche , & appuyé fur l'épine. Son extrémité fupérieure s'élevoit jufqu'au haut de la feconde vertèbre des lombes, & l'inférieure répondoit à la partie fupérieure de l'os facrum. Sa figure étoit prefque triangulaire ; néanmoins il étoit plus étroit en haut qu'en bas. Il avoit un uretère, & ne préfentoit d'ailleurs aucune autre variété. Si

cette obfervation étoit la feule dans fon genre,
on pourroit croire que Fallope a pris la capfule
atrabilaire du côté gauche pour un fecond rein ;
mais Blafius a également vu un fujet qui avoit
trois reins, favoir, deux du côté gauche, & un
du côté droit, avec chacun fon uretère particulier.

Les reins reçoivent une artère & une veine
accompagnées de quelques nerfs & de vaiffeaux
lymphatiques.

Les artères rénales viennent ordinairement de
la partie antérieure & latérale de l'aorte, au-
deffous de la méfentérique fupérieure. Celle du
côté gauche a fon origine un peu plus haut que
celle du côté droit : elle naît auffi plus·en arrière
& elle a moins de longueur ; quelquefois on la
trouve double, & alors la fupérieure donne la capfulaire, & l'inférieure produit la fpermatique. J'en
ai quelquefois rencontré trois, dont l'inférieure venoit de l'iliaque : plufieurs ont fait la même obfervation. Paré en a vu jufqu'à quatre, dont l'inférieure venoit de l'iliaque. L'artère rénale droite
reffemble communément à la gauche ; elle defcend
en faifant avec l'aorte un angle équivalant à la
moitié d'un angle droit. On n'en trouve qu'une
ordinairement, mais il y en a quelquefois plufieurs ;
elle a beaucoup de longueur, attendu la pofition
de l'aorte qui defcend couchée fur le côté gauche
des vertèbres des lombes. Ces artères, avant d'entrer dans la finuofité du rein, fe partagent en
plufieurs branches, qui chacune fe fubdivifent en un
grand nombre d'autres.

Les veines rénales préfentent moins de variétés
que les artères. Il eft rare d'en trouver plus d'une
de chaque côté. La droite, plus courte, ne donne
prefque aucun rameau qui n'aille au rein ; elle

deſcend aſſez. La gauche , plus longue , eſt en
même temps plus groſſe , & marche dans une
direction qui eſt tranſverſale, ou du moins fort peu
inclinée. Elles ſe diviſent auſſi avant de pénétrer
dans la ſinuoſité des reins. La diſpoſition de ces
vaiſſeaux y eſt telle, que la veine eſt ſituée à ſa
partie antérieure & répond à ſon milieu, & que
l'artère eſt ſituée derrière la veine & à la partie
ſupérieure de cette ſinuoſité.

Les nerfs des reins entourent l'artère & la veine
qui s'y portent , ſous le nom de plexus rénal. Ce
plexus eſt produit par le ganglion ſémi-lunaire du
grand nerf ſympathique. Il reçoit auſſi quelques
filets qui viennent à droite du plexus hépatique
& à gauche du plexus ſplénique. Sans doute il ne
pénètre pas dans la ſubſtance des reins , car on
obſerve qu'elle a peu de ſenſibilité.

Il eſt facile de trouver ſur tous les cadavres
humains des vaiſſeaux lymphatiques qui ſuivent
les veines rénales , & au moyen deſquels on remplit
fort bien le canal thorachique dans lequel ces
vaiſſeaux vont s'ouvrir; mais il ne l'eſt pas également de les ſuivre dans les reins. Pour mieux
les voir , on conſeille de lier la veine rénale, & de
pouſſer avec force dans l'artère du même nom
une liqueur qui en rempliſſe les dernières extrémités. On y réuſſit de même en jetant une ligature ſur le faiſceau des vaiſſeaux qui ſe portent au
rein chez un animal vivant dont on vient d'ouvrir
le ventre.

Le tiſſu cellulaire & graiſſeux dans lequel les
reins ſont plongés , eſt ce que l'on appelle leur
membrane adipeuſe ; mais à proprement parler ,
ce tiſſu leur eſt étranger, & la ſeule membrane qui
leur appartienne , eſt celle qui eſt collée à leur
ſurface. Elle eſt médiocrement épaiſſe & d'un tiſſu

denſe & ſerré : on ne peut la ſéparer en deux
lames. Son adhérence eſt tres-forte ; elle ſe fait au
moyen du tiſſu cellulaire qui ſe détache de ſa
partie interne, & qui ſe plonge au dedans des
reins. La membrane dont il s'agit ne vient point
du péritoine, & n'a aucun rapport avec lui ; elle
s'endurcit aiſément, & devient quelquefois cartilagineuſe dans les maladies.

Le dedans des reins préſente trois ſubſtances
différentes ; une extérieure, que l'on nomme corticale ; une moyenne, que l'on appelle tubuleuſe ;
& une intérieure, que l'on nomme la ſubſtance
mammelonnée. La première n'a guère qu'une ligne
& demie ou deux d'épaiſſeur ; elle eſt répandue
également, au-deſſous de la membrane des reins.
Sa couleur eſt d'un rouge aſſez foncé, & ſa conſiſtance ferme. Les injections la pénètrent fort aiſément, ce qui feroit croire qu'elle eſt entièrement vaſculeuſe ; cependant on a cru y appercevoir des glandes auxquelles les vaiſſeaux de cette
ſubſtance venoient aboutir. Ces glandes fort petites, & ſuſpendues aux vaiſſeaux comme des grains
de raiſin le ſont à leur pédicule, reçoivent, dit-on,
chacune leur artére, leur veine & leur nerf, &
même ont en outre leur canal excréteur. Pour les
bien voir, il faut déchirer le tiſſu des reins avec
les doigts, car ſi on le coupe avec un inſtrument
tranchant, elles ne ſont pas ſenſibles. Il eſt difficile
d'admettre ou de rejeter ces glandes, dont pluſieurs
atteſtent l'exiſtence. Cependant les injections pouſſées
dans les vaiſſeaux des reins, reviennent trop aiſément par les ſubſtances tubuleuſe & mammelonnée pour qu'elles exiſtent véritablement. Sans
doute on aura pris les extrémités des vaiſſeaux
rompus qui ſe retirent ſur elles-mêmes, pour des
grains glanduleux. Quoi qu'il en ſoit, la ſécrétion

des urines fe fait certainement dans la fubftance corticale, d'où cette liqueur eft tranfmife dans les deux autres.

La fubftance tubuleufe & celle que l'on nomme mammelonnée, ne font au fond qu'une feule & même fubftance, dont la couleur eft moins rouge, & qui paroît faite d'une grande quantité de tuyaux qui defcendent de la fubftance corticale. Ces tuyaux fe réuniffent pour former un nombre de papilles plus ou moins confidérable. On en trouve depuis douze jufqu'à dix-huit; elles font toutes diftinctes les unes des autres, féparées vers la partie externe du rein par des prolongemens de la fubftance corticale, qui s'enfoncent dans leurs intervalles, de forte que cette fubftance a plus d'épaiffeur entre elles que par-tout ailleurs; & vers la partie interne par un tiffu cellulaire & graiffeux fort abondant, qui s'introduit dans fa finuofité en fuivant les vaiffeaux. Ces papilles fe terminent par une extrémité mouffe, percée de plufieurs trous, defquels on peut faire fortir de l'urine en preffant les fubftances corticale & tubuleufe. Chacune eft reçue dans un entonnoir membraneux qui s'avance jufqu'à fa bafe, & dans lequel l'urine eft verfée. Les entonnoirs dont il s'agit, font entourés de beaucoup de graiffe, il y en a moins que de papilles, parce qu'ils en reçoivent fouvent deux. Ils fe réuniffent en trois troncs, un qui vient de la partie fupérieure du rein, un fecond qui fort de fa partie moyenne, un troifième qui s'élève de fa partie inférieure. Enfin, ces troncs fe raffemblent hors du rein, & forment une forte de baffinet appuyé fur fa face poftérieure, qui eft la plus large, difpofé fuivant fa longueur, large en fon milieu, étroit à fes extrémités, caché par l'artère & par la veine rénales, derrière lefquelles

il eſt ſitué, & dont la partie inférieure ſe termine
par un long canal qui ſe porte à la veſſie ſous le
nom d'uretère. Les vaiſſeaux ſanguins ſe gliſſent
entre ces différentes parties : leurs plus gros troncs
ſont reçus dans les intervalles qui ſéparent les
amas de tuyaux qui conſtituent la ſubſtance tubuleuſe, & s'avancent juſqu'auprès de la ſubſtance
corticale. Quand ils y ſont parvenus, ils ſe joignent
enſemble, & font des arcades de la convexité
deſquelles partent baucoup de ramifications, dont
les plus nombreuſes ſe perdent dans cette ſubſtance.

Pour bien voir la ſtructure des reins, il ne faut
que les diviſer en deux par leur convexité. On
apperçoit aiſément les trois ſubſtances dont ils
ſont compoſés. La corticale ſe connoît à ſa couleur, au lieu qu'elle occupe, à ſon peu d'é-
paiſſeur, à ſa conſiſtance ferme & ſolide, & à
la difficulté qu'il y a de diſcerner quelle en eſt
l'organiſation. La tubuleuſe & la mammelonnée
préſentent des. lignes qui ſe rapprochent les unes
des autres vers le ſommet des papilles; elles ont
une couleur moins foncée; les calices ou entonnoirs embraſſent ces papilles. La graiſſe qui les
ſépare, les vaiſſeaux ſanguins qui s'y diſtribuent,
tout ſe préſente avec beaucoup de clarté. Il ne
faut cependant pas négliger d'examiner la diſpoſition des vaiſſeaux & celle de l'uretère, du côté
de la ſinuoſité des reins, & d'en étudier la marche
dans la ſubſtance de ce viſcère, ſur des reins qui
aient été préparés par corroſion, c'eſt-à-dire,
injectés avec un mélange de cire & de réſine, &
dont on ait enſuite détruit le parenchyme, en
les faiſant macérer dans un acide minéral affoibli
par une quantité d'eau ſuffiſante, lequel laiſſe ces
vaiſſeaux à nu, & met à portée d'en connoître
la diſtribution.

L'uretère est le canal excréteur des reins, & le plus gros des canaux de cette espèce. Il ressemble à un cylindre applati. Son diametre est celui d'une plume à écrire, d'une grosseur médiocre ; mais ce diametre varie dans les différens sujets, & même dans les differentes parties de son étendue, étant souvent moindre en quelques endroits, & plus grand en d'autres. La structure de ce canal est très-simple. On ne peut y distinguer, dans l'homme, diverses couches dont il soit composé. Il n'a point de fibres musculeuses. On n'y voit qu'une membrane robuste & uniforme, qui est la continuation de la membrane interne de la vessie, & qui est entourée extérieurement d'un tissu cellulaire, dans lequel rampent des vaisseaux sanguins. Ces vaisseaux, qui ont été omis par rapport à leur petitesse, peuvent se distinguer en supérieurs, en moyens & en inférieurs. Les supérieurs viennent des arteres & des veines rénales ; ils sont souvent communs avec les vaisseaux adipeux. Quelquefois ils tirent leur origine des capsulaires & des spermatiques. Les moyens naissent de l'aorte & de la veine cave, au nombre de deux ou trois de chaque côté. Ils communiquent avec les supérieurs & avec les inférieurs. Quelquefois cependant ils appartiennent aux vaisseaux iliaques, soit qu'ils viennent du tronc de ces vaisseaux, ou de quelqu'une de leurs branches. Enfin les inférieurs naissent souvent de ceux qui se distribuent aux vésicules séminales dans l'homme, & de ceux qui vont au col de la matrice dans la femme. Ils répondent à l'endroit où l'uretère s'ouvre dans la vessie.

Lorsque ce canal est sorti du rein, il descend hors du péritoine, derrière le cordon des vaisseaux spermatiques. Il continue de marcher le long du muscle psoas. Vers l'entrée du bassin, il se porte

au devant des vaisseaux iliaques, après quoi il
descend en se courbant un peu en dehors. Lorsqu'il est arrivé à la partie inférieure de la vessie,
il se courbe à contre-sens, c'est-à-dire de dehors
en dedans; il passe derrière le canal déférent,
& rampe long-temps entre les tuniques de cette
poche membraneuse avant d'y entrer, de sorte
que son embouchure est peu éloignée de celle
de l'autre uretère. Cette embouchure, oblique,
étroite, arrondie en dehors, aiguë en dedans,
est beaucoup plus petite que le diamètre du canal
auquel elle appartient.

DE LA VESSIE.

LA vessie est une poche membraneuse & musculeuse, susceptible de dilatation & de contraction, située à la partie antérieure & moyenne
de la région hypogastrique, entre le pubis &
l'intestin rectum dans l'homme, entre cet os &
le vagin dans la femme, & dans laquelle les urines
séparées dans les reins, & apportées par les uretères, s'amassent jusqu'à ce qu'elles soient expulsées au dehors. Sa figure est une espèce d'ovale
applati de devant en arrière, & raccourci sur
sa longueur, de sorte que son extrémité inférieure
est plus large & plus profonde de devant en arrière
que la supérieure. On la divise en trois parties,
une supérieure qui se termine par une pointe
mousse, & que l'on appelle le fond de la vessie,
une moyenne un peu plus large qui en est le
corps; & une inférieure dont les dimensions
sont plus considérables, & que l'on subdivise en
deux autres. L'une est postérieure, ample, évasée;
c'est ce que l'on appelle le bas-fond de la vessie,

parce qu'elle en eſt la partie la plus baſſe. L'autre eſt antérieure, étroite, figurée comme un entonnoir, ou plutôt comme le bec d'un chapeau, & on l'appelle le col de la veſſie. Ce viſcère préſente auſſi deux faces & deux bords. Des deux faces, celle qui eſt antérieure & qui regarde le pubis eſt plus plate, & celle qui eſt poſtérieure & tournée du côté du rectum ou du vagin, eſt fort convexe. Les bords n'ont rien de particulier. La capacité de la veſſie varie beaucoup dans les différens ſujets. On l'a vue aſſez ample pour contenir quatre pintes & demie, c'eſt-à-dire environ neuf livres de liqueur. Sa ſituation n'eſt pas droite. Celſe a remarqué autrefois qu'elle eſt inclinée à gauche. Falconet a renouvelé cette obſervation qui eſt très-intéreſſante relativement à l'opération de la taille, & qui montre que le lieu où l'on pratique ordinairement cetté opération, eſt le plus déclive & le plus favorable pour l'extraction de la pierre, & pour la ſortie des graviers qui pourroient reſter après elle.

La veſſie eſt hors du ſac du péritoine & de la cavité du bas-ventre, à la partie inférieure & antérieure duquel elle fait une ſaillie plus ou moins conſidérable. Le tiſſu cellulaire l'environne de tous côtés. Sa face poſtérieure eſt couverte par la vraie lame du péritoine, qui s'etend un peu au-delà de ſon ſommet & de ſes parties latérales, & lorſqu'elle eſt pleine, une partie de ſa face antérieure appuie ſur la partie inférieure des muſcles du bas-ventre. C'eſt là-deſſus qu'eſt fondée la poſſibilité de l'ouvrir au-deſſus du pubis, ſans intéreſſer le péritoine, & ſans donner lieu à l'iſſue d'aucun inteſtin. Cependant il y a des ſujets où le péritoine s'avance ſur la face antérieure de ce viſcère, juſques vis-à-vis le pubis. Ces cas ſont rares, mais

j'en

j'en ai rencontré quelques-uns; & si les personnes qui étoient ainsi disposées avoient eu des rétentions d'urine qui eussent obligé de pratiquer la ponction au-dessus du pubis , on auroit traversé la cavité du bas-ventre avant d'arriver à la vessie , & on auroit donné lieu à des épanchemens d'urine dans cette cavité. Cette circonstance mérite l'attention des Praticiens , & doit les engager à faire de préférence la ponction au périné , lorsque rien ne s'y oppose d'ailleurs.

La vessie est retenue dans le lieu qu'elle occupe par plusieurs ligamens , dont deux sont inférieurs & antérieurs , un moyen & postérieur , & un quatrième supérieur. Les premiers sortent de la partie interne & supérieure des pubis, près la jonction de ces os. Ils sont étroits & rapprochés l'un de l'autre en devant ; mais ils s'élargissent & s'écartent en arrière , pour se jeter sur les parties latérales d'un corps glanduleux qui embrasse le col de la vessie, & que l'on nomme la prostate. Winslow les a pris pour des muscles destinés à mouvoir ce corps , & les a nommés les muscles prostatiques supérieurs : mais les fibres dont ils sont composés n'ont rien de musculeux. Ce qu'on appelle le ligament moyen & postérieur de la vessie n'en est pas un, à proprement parler. Il est situé transversalement , & s'étend d'un de ses bords à l'autre. On ne l'apperçoit que quand elle est vide. Il est formé par un repli mécanique du péritoine , qui a lieu toutes les fois que la vessie se contracte sur elle-même. Le ligament supérieur est fait de trois cordons ligamenteux, un moyen qui s'élève de son sommet, & deux latéraux qui montent obliquement le long de ses bords. Tous trois se terminent au nombril. Le premier est ce qu'on nomme l'ouraque. Il est d'abord assez épais, mais il diminue infenfiblement, à mefure qu'il fe porte de bas en haut. Les deux autres font faits par le defféchement des artères ombilicales. Ils font un peu plus gros & d'une forme à-peu-près cylindrique. Ces cordons, fitués au dehors du péritoine, enfoncent cette membrane du côté du bas-ventre, & lui font faire des replis plus ou moins faillans, que l'on appelle les petites faux du péritoine, pour les diftinguer de celle qui eft faite par la veine ombilicale, & qui termine inférieurement le ligament fufpenfoire du foie.

Il y a quelques fujets en qui l'ouraque, au lieu d'être une partie folide & ligamenteufe, forme un véritable canal, au moyen duquel les urines s'échappent en plus ou moins grande quantité par l'ombilic. Ce vice de conformation vient toujours de ce que le col de la veffie eft bouché. Cabrole dit avoir donné fes foins à une demoifelle de dix-huit à vingt ans, qui avoit toujours rendu fes urines par le nombril. Cette partie étoit alongée en manière de crête de coq. Cabrole, avant de rien entreprendre, voulut connoître la difpofition de l'urètre ; & l'ayant trouvé fermé par une membrane affez épaiffe il commença par l'ouvrir & par y placer une canule pour ramener les urines par en bas, & pour leur procurer une iffue convenable. Il fit enfuite une forte ligature autour de l'excroiffance du nombril, & il eut la fatisfaction de guérir la malade en treize ou quatorze jours. Littre a communiqué, en 1701, à l'Académie royale des Sciences, l'hiftoire d'une fille de douze ans, qui avoit prefque toujours rendu fes urines par le nombril, & dont le col de la veffie fe trouvoit bouché par une chair fongueufe. Il rapporte auffi qu'il a vu l'ouraque creux & dilaté jufqu'à cinq travers de doigt au-deffus de la veſſie, chez un jeune homme de dix-huit ans, dont le col de la veſſie étoit rempli par une groſſe pierre. Peut-être, ſi le malade eût vécu plus long-temps, l'ouraque ſe ſeroit-il ouvert juſqu'à l'ombilic, & auroit-il laiſſé ſortir les urines par cette voie. C'eſt du moins ce qu'on peut inférer d'une obſervation qui ſe trouve dans l'Hiſtoire de l'Académie royale de Chirurgie, tome troiſième.

La veſſie eſt faite de deux membranes ſéparées par une couche de tiſſu cellulaire ; l'une eſt externe & l'autre interne. La première eſt la tunique muſculeuſe, & la ſeconde la tunique veloutée. La tunique muſculeuſe eſt un véritable réſeau, compoſé d'un grand nombre de fibres qui marchent, & qui ſe croiſent dans toutes ſortes de directions, non-ſeulement extérieurement, mais encore en ſe plongeant plus ou moins dans l'épaiſſeur de cet organe. Ces fibres n'ont d'arrangement marqué qu'à ſa partie poſtérieure & inférieure, où elles ſont diſpoſées ſuivant ſa longueur. Elles vont preſque toutes aboutir à la proſtate. Celles qui n'y vont pas, ſe rendent vers les ligamens inférieurs de la veſſie, en paſſant par-deſſus cette glande. Il n'y a que le col de la veſſie où les fibres de tous les ordres ſe trouvent mêlées, & où l'on apperçoit un lacis muſculeux très-ſolide, qui paroît l'entourer avec exactitude. C'eſt ce que l'on a pris pour un ſphincter, mais mal-à-propos, car cette partie n'eſt pas un muſcle ſéparé qui ait une action diſtincte du reſte de la tunique muſculeuſe.

On voit au-deſſous du réſeau dont il vient d'être parlé, une couche de tiſſu cellulaire, parſemée de beaucoup de vaiſſeaux ſanguins, & une ſeconde tunique qui répond à celle que l'on nomme veloutée ou villeuſe à l'eſtomac & aux inteſtins. Celle-ci eſt poreuſe, & couverte d'une mucoſité abondante qui la garantit de l'impreſſion trop vive des ſels de l'urine. On ne ſait pas quelle peut être la ſource de cette mucoſité. Quelques-uns ont dit qu'elle venoit de glandes placées dans l'épaiſſeur de la tunique velourée ; cependant on n'y en apperçoit pour l'ordinaire aucune. Cette tunique eſt enfoncée vers le dedans de la veſſie par les fibres muſculaires qui la recouvrent, & qui forment par ce moyen des rides plus ou moins ſaillantes, qui ſe voient principalement quand la veſſie n'a pas été trop diſtendue, & qu'elle ſe trouve dans un état de contraction. Il y a des ſujets en qui ces rides ſont ſi marquées qu'elles ne le cèdent en rien aux fibres qui font ſaillie à la face interne de l'oreillette droite du cœur. Les veſſies ainſi diſpoſées, ſe nomment veſſies à colonnes. On y rencontre néceſſairement des vides, des enfoncemens, dont la profondeur répond à la ſaillie que les fibres charnues y font. On trouve auſſi quelquefois des veſſies qui, outre les enfoncemens de cette eſpèce, ont des poches ou cellules plus ou moins grandes, & plus ou moins nombreuſes, qui communiquent avec leur cavité intérieure. Ces cellules peuvent contenir des pierres qui portent alors le nom de pierres chatonnées, parce qu'elles y ſont enfermées à-peu-près comme une pierre l'eſt dans ſon chaton.

La veſſie eſt percée de trois ouvertures, deux inférieures & poſtérieures qui appartiennent aux uretères, & une troiſieme ſituée inférieurement & antérieurement, qui appartient à l'urètre. Cette dernière n'eſt pas exactement ronde ; elle a plutôt la forme d'un croiſſant, parce qu'il s'élève de ſa partie poftérieure une efpèce de tubercule charnu & arrondi, qui interrompt fa figure circulaire. Lieutaud, qui a décrit ce tubercule le premier, l'a nommé luette véficale, par rapport à fa reffemblance avec la partie du voile du palais qui porte ce nom. Il paroît être la fuite & la continuation d'une efpèce de triangle, compofé d'une fubftance différente de celle du refte de la veffie, & femblable à celle qui embraffe l'origine de l'urètre. Ce triangle occupe une portion de la partie poftérieure de la veffie, où il eft fitué de façon que l'une de fes pointes vient former la luette véficale, tandis que les deux autres s'étendent jufqu'au lieu où les uretères s'insèrent dans la veffie, & même un peu au-delà. Le même Anatomifte lui donne le nom de trigône. Son épaiffeur eft plus confidérable vers la luette, où elle eft de trois à cinq lignes, & elle va toujours en diminuant jufque vers fa bafe qui s'étend entre les uretères, & qui eft prefque tranchante. Le trigône a plus de fenfibilité que les autres parties de la veffie. C'eft la raifon pour laquelle on voit que les pierres caufent de vives douleurs aux malades lorfqu'elles touchent à cette partie, & que, lorfqu'elles font cantonnées dans des poches d'où elles ne peuvent fortir pour entrer dans la veffie, elles ne caufent que peu d'incommodités. La luette qui termine le trigône véfical eft trèsfujette à s'engorger ; elle s'élève alors fous la forme d'une tumeur obronde, qui tient ordinairement à un pédicule plus ou moins alongé, & qui bouchant le col de la veffie, s'oppofe à l'expulfion des urines. C'eft une caufe affez fréquente de rétention d'urine dans les perfonnes avancées en âge. Comme on ne peut la détruire, il faut fe contenter d'en corriger les effets. La cathétérifme eft la seule reſſource que l'on puiſſe employer. Souvent la veſſie reprend le reſſort qu'elle avoit perdu, & les urines recommencent à couler pour quelque temps. Lorſque le mal a fait beaucoup de progrès, ce moyen ne réuſſit plus, quoique le cathéter n'éprouve aucun obſtacle, & qu'il arrive juſques dans la veſſie ; mais on ne peut l'y faire entrer aſſez profondément pour parvenir au lieu qu'occupent les urines. Il faut alors employer un cathéter dont le bec ſoit fort long ; ce moyen ne procure point, à la vérité, l'avantage de ſauver le malade, mais il ſert au moins à lui prolonger la vie autant qu'il eſt poſſible.

La diſpoſition de la veſſie n'eſt pas la même dans la femme que dans l'homme, & dans le fœtus & les enfans que dans l'âge adulte. Dans la femme, ce viſcère eſt moins alongé de bas en haut, & plus large de droite à gauche ; on obſerve même en celles qui ont eu des enfans, qu'il prend en quelque ſorte la forme d'un petit barril ſitué en travers. Sa face poſtérieure ne regarde point le rectum ; elle répond au vagin, auquel elle eſt intimement collée par en bas. Le péritoine qui a coutume de la couvrir, s'en détache peu à peu dans la groſſeſſe ; & lorſque la matrice eſt à ſon dernier degré d'extenſion, il l'abandonne tout-à-fait, de ſorte que la veſſie ſe trouve immédiatement collée à la face antérieure du vagin, dans toute ſa longueur. Les uretères ſont un peu plus écartés l'un de l'autre ; enfin, le trigône & la luette véſicale ſont moins ſaillans, & moins faciles à diſtinguer du reſte de la tunique velourée.

Dans le fœtus & dans les enfans, la veſſie a une forme très-alongée ; elle monte beaucoup au-deſſus du pubis, & ſon extrémité ſupérieure s'approche du nombril. Sa capacité eſt proportionnellement plus grande que dans l'adulte. Le péritoine n'est pas seulement appliqué à sa face postérieure, il s'avance sur son sommet & sur ses parties latérales. Ainsi cette poche, au lieu de faire saillie à la partie inférieure & antérieure du basventre, y est, pour ainsi dire, contenue. L'ouraque dont elle est surmontée a peu de longueur. Ce n'est point un ligament, mais un véritable canal qui s'élève de son sommet, & qui va se terminer au cordon ombilical. Sa confistance est affez ferme. Il est fait par un prolongement de la tunique veloutée de la veffie, renfermé au milieu de fibres longues & dures, qui viennent de la tunique musculeufe de ce vifcère, & qui lui forment une efpèce de gaîne. Son diamètre est variable. Il reçoit affez facilement un ftylet mince, & s'ouvre dans la cavité de la veffie par un pore qui n'est pas toujours fenfible. On y rencontre affez fouvent un peu de lymphe tranfparente & gélatineufe. Quelquefois il est enflé en plufieurs endroits, comme s'il étoit fait de plufieurs grains mis à la fuite les uns des autres. On peut le fuivre quelques lignes le long du cordon ombilical. Il y est placé audeffous de la veine & des artères qui forment ce cordon. Sa groffeur est beaucoup moindre ; & lorfqu'il a ceffé d'exifter, les fibres longues qui l'environnent, fe partagent en trois filamens, deux latéraux affez courts, & un inférieur plus alongé. Quelques-uns regardent l'ouraque comme un corps folide. Ils difent qu'il est formé de plufieurs faifceaux ligamenteux qui viennent des deux côtés & des deux faces de la veffie, & que la cavité qu'on y rencontre n'est autre chofe qu'un prolongement de la tunique interne de ce vifcère qui paffe à travers un écartement des fibres mufculeufes qui fe rencontrent à l'endroit d'où il tire fon origine ;

prolongement qui ne diffère en rien, felon leur opinion, de ceux qui rendent quelquefois les veffies celluleufes; mais des obfervations multipliées ne peuvent me laiffer aucun doute fur l'organifation que je viens de lui attribuer.

Les artères ombilicales qui accompagnent l'ouraque ne font point ligamenteufes dans le fœtus. Ce font des tuyaux artériels que le fang parcourt dans toute leur longueur, & qui, après avoir paffé à travers le nombril, fe continuent le long du cordon ombilical, & vont porter au placenta le fang qu'ils ont reçu. L'origine de ces artères eft auffi fort différente. Dans l'adulte, elles naiffent de l'extrémité de l'arcade que l'iliaque interne ou l'hypogaftrique forme de chaque côté; & après s'être courbées de haut en bas & de derrière en devant, elles remontent de bas en haut fur les parties latérales de la veffie. Ces artères, encore ouvertes jufqu'à la moitié de la hauteur de ce vifcère, lui donnent quelques ramifications qui fe perdent fur fes parties latérales & inférieures; mais dans le fœtus, elles viennent de l'aorte, & produifent l'iliaque externe, & les rameaux qui ont coutume de fortir de l'hypogaftrique, lefquels font alors fort petits; elles donnent non-feulement aux parties latérales & inférieures de la veffie, mais à tout le refte de fa longueur. Il en part auffi de petites artères qui rampent fur l'enveloppe celluleufe de l'ouraque; elles jouent un très-grand rôle dans l'économie animale, & fervent à tranf-mettre le fang qui a circulé dans le corps du fœtus au placenta, d'où il eft ramené au fœtus par la veine ombilicale. Il eft vraifemblable qu'elles communiquent leurs battemens à cette veine, & que ce font elles qui non-feulement y font couler le fang, mais qui donnent la vie au placenta; car après la naissance de l'enfant cette masse perd son action, & devient un corps étranger incapable de recevoir de la matrice les sucs que ses vaisseaux alloient y puiser, & que ce viscère rejette bientôt par sa contraction.

Les artères que la vessie reçoit des ombilicales ne sont pas les seules qui s'y distribuent ; elle en a d'autres qui viennent de la honteuse commune, de l'ischiatique, de l'obturatrice, & de l'hypogastrique, avant la naissance de l'ombilicale, sous le nom d'artères vésicales. Ces artères se portent en devant à sa partie inférieure vers l'urètre, & en arrière vers l'intestin rectum ; elles donnent non-seulement à ses tuniques, mais encore aux vésicules séminales, au canal déférent, à la prostate & à l'intestin rectum. Quelquefois il y a deux vésicales inférieures, dont une vient du tronc hypogastrique, & l'autre de l'hémorroïdale moyenne. En d'autres cas, une des vésicales vient de l'ombilicale, avant qu'elle s'approche de la vessie. Le sommet de cette poche reçoit aussi souvent de petites artères qui naissent de l'épigastrique. Quoi qu'il en soit, ces artères forment plusieurs réseaux sur la vessie & dans le tissu cellulaire qui l'environne, & d'autres qui s'étendent sur la couche celluleuse qui sépare sa tunique musculeuse d'avec la veloutée. Leurs dernières extrémités s'ouvrent dans la vessie, & y laissent transsuder les différentes liqueurs qu'on y injecte.

Les veines qui leur répondent sont peu connues. Leurs troncs vont aboutir de chaque côté à celui de l'hypogastrique, ou de l'obturatrice ; elles répandent leurs ramifications sur toutes les parties de la vessie, mais elles sont plus nombreuses sur ses parties latérales & inférieures, & forment, avec d'autres veines qui appartiennent au rectum, une sorte de plexus très-considérable, & dont on ne trouve aucun autre exemple dans la machine animale. Ces vaisseaux sont accompagnés de nerfs qui appartiennent au plexus hypogastrique formé par les nerfs intercostaux, & peut-être aussi de vaisseaux lymphatiques que le seul Zeller a dit positivement avoir vus. .

On a cru long-temps que l'urine déposée dans la vessie y étoit retenue par l'action d'un muscle placé au voisinage de son col. composé de fibres circulaires, & nommé le sphincter de la vessie, par comparaison avec celui qui entoure l'extrémité inferieure du rectum ; mais ce prétendu sphincter n'existe pas ; & s'il y a quelque muscle qui agisse sur le col de la vessie, & qui en ferme l'ouverture, ce ne peut être que la partie antérieure du releveur de l'anus qui l'embrasse de chaque côté, & qui l'applique à l'angle des os pubis. Morgagni, le premier qui ait reconnu cet usage, donne à la portion du muscle dont il s'agit, le nom de *musculus pseudo-sphincter vesicæ.* Le faux sphincter est aidé dans son action par le ressort du col de la vessie, de sorte que les urines ne peuvent en sortir qu'elles ne soient poussées par l'action des fibres qui composent la tunique charnue de ce viscère. Mais ce n'est pas seulement en diminuant sa capacité que ces fibres forcent son col à s'ouvrir : comme elles y viennent aboutir de toutes parts en manière de rayons, elles ne peuvent se contracter sans l'élargir.

Des Parties génitales de l'Homme.

Les parties génitales de l'homme peuvent être rangées fous trois claffes. Les unes préparent la femence, les autres la confervent, les dernières la tranfmettent au dehors. La première claffe comprend les tefticules & leurs dépendances ; la feconde, les véficules féminales ; & la troifième, toutes les parties qui conftituent la verge.

Des Tefticules.

Les tefticules font deux corps glanduleux, fitués à la partie inférieure du ventre, dans une poche ou dans une bourfe qui leur eft commune. Ils font, pour l'ordinaire, au nombre de deux, un de chaque côté ; mais cela varie beaucoup. Il n'eft pas rare de voir des fujets qui en ont trois: Fernel, Houllier, Pierre Borel & plufieurs autres en rapportent des exemples. Blafius dit avoir rencontré cette difpofition fur un fujet de trente ans. De ces trois tefticules, deux étoient du côté droit, & l'autre du côté gauche. Ils avoient chacun leurs vaiffeaux particuliers. Du refte le volume & la conformation en étoient les mêmes. Il fe trouve auffi des fujets qui n'ont qu'un feul tefticule ; mais ce qu'il y a de plus extraordinaire c'eft qu'on en a vu en qui ces organes manquoient abfolument, quoique les autres parties de la génération fuffent dans leur état naturel. Cabrole nous a confervé un cas de cette efpèce. « L'an 1564, dit-il, Monfeigneur de Montmorency fe trouvant en cette ville de Montpellier, un foldat des fiens fut trouvé par ledit feigneur, qui, en paſſant ouit les exclamations de la mère, en devoir de forcer une fille, lequel, de chaud en chaud, fut, par ſon commandement, pendu aux fenêtres de la maiſon dans laquelle le délit fut perpétré. Le corps fut porté au théâtre, & anatomiſé par nous, y aſſiſtant MM. Saporta, Feynes, Jobert, y préſidant le ſieur d'Aſſas, tous gens les plus doctes de notre ſiècle. Entre autres choſes les plus rares, c'eſt qu'il ne fut trouvé aucun teſticule, ni extérieurement, ni intérieurement; bien loin, trouvâmes-nous les gardouches ou greniers (les véſicules ſéminales) autant remplis de ſemence qu'à homme que j'aie anatomiſé depuis. »

Les teſticules ſont enfermés ſous pluſieurs enveloppes, que l'on a coutume de diviſer en communes & en propres. Les communes ſont le ſcrotum & le dartos; & les propres ſont la tunique erythroïde ou rouge, la tunique élythroïde ou vaginale, & celle que l'on nomme albuginée.

Le ſcrotum eſt la plus extérieure de toutes. C'eſt un ſac formé par le prolongement de la peau, qui ne diffère en rien de celle des parties voiſines, qu'en ce qu'elle préſente un grand nombre de rugoſités. Ce ſac eſt diviſé en deux parties latérales par une ligne ſaillante qui paroît comme une eſpèce de couture ou de raphé, & qui s'étend depuis l'ouverture de l'anus juſqu'à l'extrémité de la verge. On trouve dans ſon épaiſſeur beaucoup de glandes ſébacées. Il eſt auſſi garni de poils dans l'âge de puberté. Le nom ſous lequel on le déſigne eſt un terme grec que l'on donnoit à toute eſpèce de ſac fait avec de la peau.

Le dartos eſt au-deſſous du ſcrotum, auquel il eſt collé par un tiſſu cellulaire aſſez ſerré. Il n'eſt peut-être lui-même formé que d'une couche de tiſſu cellulaire, dont les feuillets ſont plus rapprochés que par-tout ailleurs ; mais il se présente sous l'apparence de deux muscles cutanés, situés l'un à côté de l'autre. Ces muscles tiennent antérieurement à toute la longueur du bord interne de la branche du pubis & de celle de l'ischion ; & après être descendus de dehors en dedans jusques vis-à-vis le raphé, auquel ils sont plus fortement collés qu'au reste du scrotum, ils s'adossent mutuellement, & remontent de bas en haut jusqu'à la partie inférieure de l'urètre. Ils sont minces, & à peine fibreux. Leur couleur est pâle. Chacun appartient au testicule de son côté, qu'il embrasse, pour ainsi dire, dans tous les sens, & leur réunion forme une cloison qui sépare ces deux corps l'un de l'autre. Les dartos soutiennent les testicules. Ce sont eux qui troncent la peau des bourses, & qui la font paroître comme rugueuse. Ils ont plus d'action chez les personnes robustes dans les temps froids, & chez ceux qui éprouvent un orgasme vénérien, que dans toute autre circonstance. Rarement cette action est-elle soumise à la volonté : cependant de Graaf a vu un homme qui pouvoit à son gré laisser pendre ou relever ses bourses, & qui leur donnoit un mouvement vermiculaire, semblable à celui qu'on voit aux intestins.

Ce que l'on nomme la tunique érythroïde ou la tunique rouge des testicules, n'en est pas une. Ce n'est autre chose que l'épanouissement des fibres d'un muscle nommé crémaster, qui est couché le long de la partie externe du cordon des vaisseaux spermatiques. Ce muscle naît du bord inférieur de l'oblique interne du bas-ventre, vis-à-vis l'anneau. Peut-être reçoit-il aussi quelques fibres du muscle transverse, & du pilier externe de l'anneau du muscle grand oblique. Il passe à travers cet anneau & descend jusqu'au bord supérieur de la tunique vaginale , fur laquelle il difparoît entièrement. Son épaiffeur eft peu confidérable, & fes fibres rapprochées par en haut , s'écartent en bas & ne forment qu'une couche fort mince. Il emprunte fon nom de fon ufage, qui eft de fufpendre le tefticule, de le fecoüer, & de le comprimer légèrement.

La tunique élythroïde ou vaginale, eft une véritable gaîne ou poche membraneufe, dans laquelle l'épididyme & le tefticule font renfermés. Cette poche tient au tiffu cellulaire qui tapiffe intérieurement le dartos de tous côtés. On la nomme fouvent la tunique vaginale du tefticule, pour la diftinguer de celle que l'on attribue, mal-à-propos, au cordon des vaiffeaux fpermatiques ; & l'on dit que ces deux poches font adoffées l'une à l'autre, & qu'elles ne font féparées que par une cloifon dont l'épaiffeur eft médiocre. Mais le cordon n'a point de tunique vaginale ; il n'a même point, à proprement parler, de tunique. Les vaiffeaux qui le forment font unis enfemble par un tiffu cellulaire & filamenteux , qui tient à la face externe du péritoine, & qui non-feulement les embraffe , mais s'introduit dans leurs intervalles , & les fépare les uns des autres. La face interne de la tunique vaginale eft liffe , & continuellement humectée d'une férofité qui s'échappe de fes parois, & peut-être auffi de ceux de la tunique albuginée. Cette férofité fert à lubrifier la face externe des tefticules, & à empêcher qu'ils ne contractent des adhérences avec leur tunique vaginale. Lorfqu'elle fe fépare en plus grande quantité qu'à l'ordinaire, & qu'elle n'eft pas reprife par les vaiffeaux abforbans de la partie, elle s'amaffe peu à peu , diftend la poche qui la contient , & produit enfin une tumeur dont la forme eſt circonſcrite, le plus ſouvent ovale, quelquefois alongée, qui préſente une fluctuation manifeſte, & qui eſt connue ſous le nom d'hydrocèle par épanchement, ou plutôt d'hydrocèle de la tunique vaginale du teſticule, pour la diſtinguer des autres eſpèces d'hydrocèles où l'eau eſt amaſſée dans une ſeule cavité, & ſur-tout de celle que l'on appelle improprement hydrocèle de la tunique vaginale du cordon des vaiſſeaux ſpermatiques. Cette eſpèce eſt la plus commune de toutes; elle arrive aux perſonnes avancées en âge, ou à celles qui ont ſouffert quelque contuſion ou quelque preſſion forte ſur les teſticules.

La tunique albuginée eſt la dernière de celles dont ces corps ſont enveloppés. C'eſt une membrane ferme, épaiſſe, blanche, polie, d'un tiſſu ſerre, parſemée de quelques vaiſſeaux ſanguins, & qui leur eſt fortement unie. Il ſe détache de ſa ſurface interne des prolongemens qui ſe plongent dans leur épaiſſeur, & qui forment des eſpèces de cloiſons entre leſquelles leur ſubſtance fibreuſe eſt renfermée. Ces prolongemens ſont fort nombreux. Ils viennent ſe raſſembler vers un cordon de couleur blanche, qui règne tout le long du bord ſupérieur des teſticules, & que l'on nomme le corps d'Hygmore. Les loges qui ſe trouvent entre eux ont une forme triangulaire; elles reſſemblent aſſez à celles que l'on voit au dedans des oranges & des citrons, & qui renferment la chair pulpeuſe de ces fruits.

La figure dès teſticules approche de celle d'un œuf. Ils ſont légèrement applatis ſur leur longueur, de ſorte qu'on peut aiſément y diſtinguer deux faces, une interne & l'autre externe; deux bords, un ſupérieur & l'autre inférieur; & deux extrémités, l'une antérieure & ſupérieure, &

l'autre inférieure & postérieure. Leur volume, dans l'âge adulte, est à-peu-près celui d'un œuf de pigeon. Mais il n'est pas toujours le même des deux côtés. Fabrice d'Aquapendente dit avoir été souvent consulté par des gens qui croyoient avoir un des testicules malades, parce qu'il étoit un peu plus gros que celui du côté opposé, quoique cependant ils n'eussent aucune incommodité. Il rapporte aussi qu'un jeune homme de sa connoissance, qui étoit dans ce cas, s'étant adressé à un Opérateur, celui-ci lui persuada qu'il avoit un squirrhe, & qu'il falloit lui faire l'extirpation du testicule de ce côté pour l'en guérir, de peur que la tumeur n'augmentât, & ne le fît périr en peu de temps. Le jeune homme crédule & craintif se mit entre ses mains; & l'opération alloit lui être faite, si son père ne fût survenu, & n'eût exigé qu'il consultât Fabrice d'Aquapendente, lequel assura qu'il n'avoit aucun mal.

Le bord supérieur des testicules est surmonté par un corps de forme oblongue, qui paroît leur être ajouté, & que l'on nomme l'épididyme. Ce corps se divise en tête, en partie moyenne, & en queue. La tête & la queue en sont les parties les plus épaisses; elles sont intimement adhérentes, l'une à l'extrémité supérieure, l'autre à l'extrémité inférieure des testicules. La partie moyenne, qui est la plus mince, ne leur est attachée que par une substance ligamenteuse, formée par un prolongement de la tunique albuginée qui passe de l'un à l'autre. On y distingue deux faces, une supérieure convexe, & une inférieure plate & en quelque sorte concave; & deux bords, un interne par lequel il tient aux testicules, & un externe qui s'avance sur la face externe de ces corps glanduleux. L'extrémité postérieure & inférieure

rieure de l'épididyme, se coude de derrière en devant & de bas en haut, & se rétrécit pour former un canal appelé le canal déférent, lequel conduit la semence dans une des deux poches membraneuses situées à la partie postérieure & inférieure de la vessie.

L'intérieur des testicules est rempli d'une substance grise & mollasse, qui est renfermée dans les loges que forment les prolongemens de la tunique albuginée. Cette substance est faite d'un nombre prodigieux de filamens, couverts de vaisseaux sanguins d'une petitesse extrême, flexueux, repliés sur eux-mêmes, & d'une assez grande ténuité. Ces filamens se voient fort bien sur les testicules humains, sans aucun secours étranger. Ils sont plus sensibles sur ceux des lièvres, des lapins, des chats, des rats, des souris, sur-tout lorsque ces animaux ont été long-temps sans s'approcher de leurs femelles, & qu'ils ont été excités depuis peu par leur présence, sans qu'on leur ait permis de se satisfaire. On les rend aussi faciles à appercevoir lorsqu'on pousse de l'eau dans les testicules, à travers une plaie que l'on fait à leur tunique albuginée, ou que l'on met ces organes en macération dans de l'eau, après les avoir ouverts. Ils reçoivent du mercure lorsqu'on en injecte par le canal déférent ; ce qui prouve que ce ne sont point des corps solides, mais de véritables tuyaux, & qu'ils ont une cavité intérieure. On les appelle conduits séminifères.

Leur communication avec le canal déférent se fait au moyen du corps d'Hygmore, dont les vaisseaux s'ouvrent dans l'épididyme. Ce corps, couché sur le bord supérieur des testicules, semble être de substance compacte. Sa grosseur & sa forme ont quelque ressemblance avec celles d'un des canaux falivaires. Il eft accompagné de vaiffeaux fanguins. Hygmore, qui ne l'a décrit qu'après Riolan, penfoit qu'il étoit creux, & qu'il portoit la femence à l'épididyme. Ceux qui font venus enfuite ont dit qu'il étoit folide, & qu'il n'avoit d'autre ufage que celui d'affermir la fubftance des tefticules. De Graaf n'a pas évité cette erreur, quoiqu'il ait vu les vaiffeaux féminifères fe rendre dans cinq ou fix tuyaux qui parcourent la tunique albuginée, vis-à-vis la tête de l'épididyme, & qui alloient bientôt fe terminer en un feul, dont le canal déférent étoit formé. Il eft étonnant qu'il ait pu appercevoir ces vaiffeaux fans le fecours d'aucune injection, & feulement en examinant des tefticules d'animaux lafcifs, & qu'il avoit excités par l'approche de leur femelle, avant de les foumettre à fes recherches. Celles que l'on fait avec le mercure, & qui ont été tentées pour la première fois en 1743 par Haller, & enfuite par MM. Hunter & Monro le fils, & par beaucoup d'autres, ne permettent pas de douter que le corps d'Hygmore ne renferme dans fon épaiffeur dix à douze tuyaux très-fins, qui percent la tunique albuginée fous la tête de l'épididyme, dans lequel ils vont s'ouvrir, & qui reçoivent la femence des tuyaux féminifères dont la fubftance des tefticules eft compofée; elles montrent auffi que l'épididyme eft entièrement vafculeux. Mais la plus grande partie de ce corps n'eft fans doute faite que d'un feul tuyau, replié un grand nombre de fois fur lui-même; car, lorfqu'on vient à le lier en quelque endroit que ce foit, le mercure ne peut plus le traverfer, & fi on le coupe en travers après l'avoir injecté, ce minéral s'en échappe par une feule ouverture. D'ailleurs, M. Monro eft parvenu plufieurs fois à difféquer différentes parties de l'épididyme préparé

de cette manière, & à le réfoudre en un feul
vaiffeau, fans qu'il en foit forti un atome de mercure. La longueur de ce tuyau eft fort confidérable.
De Graaf a dit qu'elle étoit de dix-huit pieds &
plus, & M. Monro la fait monter à trente-deux.

Le canal déférent en eft la continuation. Ce canal
s'élève de la partie inférieure & poftérieure de l'épididyme, & remontant le long de fa face fupérieure & de fon bord interne, il ne le quitte que
près de fon extrémité fupérieure ou de fa tête,
pour fe porter de bas en haut, le long de la partie
poftérieure du cordon des vaiffeaux fpermatiques,
jufqu'au-delà de l'anneau des mufcles du bas-ventre.
Quand il eft parvenu au péritoine, il s'écarte du
cordon, & defcend obliquement de dehors en dedans, en fuivant la face poftérieure de la veffie.
Il paffe d'abord derrière l'artère ombilicale, après
quoi il marche au-devant de l'uretère, & s'approche de fon femblable, avec lequel il fait un
angle fort aigu. Ces deux canaux, prêts à fe joindre,
s'avancent entre les véficules féminales. Ils fe collent
l'un à l'autre, & vont enfin s'ouvrir à la partie
la plus inférieure de chacune des véficules. Leur
groffeur eft affez confidérable à leurs extrémités,
c'eft-à-dire, vers l'épididyme & vers les véficules
féminales ; mais elle eft beaucoup moindre dans
le refte de leur étendue. Ils y font auffi flexueux,
& préfentent une cavité affez large ; mais par-
tout ailleurs, ils ne fouffrent d'autre inflexion que
celle qui leur arrive lorfqu'ils fe courbent pour
paffer par-deffus les os pubis, & la cavité dont
ils font percés eft fort étroite, & pour ainfi dire
capillaire. Cette cavité eft cylindrique, au lieu que
les canaux déférens font applatis fur deux faces,
ce qui fait que leur coupe repréfente un ovale.

D d 2

Les canaux dont il s'agit font d'une fubftance ferme, & pour ainfi dire cartilagineufe. Leur couleur eft blanche; ils font l'office de canaux excréteurs. Peut-être cependant ne font-ils pas les feuls dans lefquels paffe la femence qui vient d'être filtrée dans les tefticules. Haller, en injectant du mercure dans l'épididyme de l'homme, a vu trois fois qu'il fortoit de fa partie moyenne un canal unique, dont la direction étoit droite, & qui montoit avec les autres vaiffeaux du tefticule, mais dont il n'a jamais pu appercevoir la fin. Il a penfé que ce canal étoit deftiné à pomper une partie de la femence, & à la conduire dans le torrent de la circulation. D'autres expériences lui ont fait voir, depuis, le même canal qui tire toujours fon origine de la partie moyenne & intérieure de l'épididyme, dont le commencement eft tres-flexueux, & qui n'eft large que d'un quatre-vingtieme de ligne. Ce vaiffeau montoit le long du cordon fpermatique; mais il difparoiffoit un ou deux pouces après fa naiffance, parce que le mercure rompoit fes tuniques, & s'extravafoit dans le tiffu cellulaire voifin. Comme il fe replie d'abord un grand nombre de fois, le mercure le rempliffoit dans une étendue de quelques pouces, quoiqu'il ne parût y monter que pendant un ou deux. Lorfque Haller faifoit une plaie à l'épididyme, ce minéral pouvoit facilement y être repouffé de haut en bas; ce qui prouve l'abfence des valvules dans le conduit dont il s'agit. Enfin, ce conduit s'eft montré avec plus d'évidence fur un enfant de deux ans. Après avoir été flexueux, il prenoit une direction droite, & paroiffoit contenir des valvules. Un peu plus loin, il fe divifoit en deux branches qui accompagnoient le canal déférent, & qui fe réuniffoient au-deffus du lieu où ce canal s'éloigne des autres vaisseaux spermatiques, pour se plonger dans le petit bassin. On pouvoit le suivre un peu au-delà ; mais l'expérience n'a pu être conduite plus loin, parce que les autres parties étoient coupées. Cependant, cet illustre Anatomiste pense qu'il alloit s'ouvrir dans le canal thorachique. Meckel a depuis vérifié cette conjecture ; il a vu le conduit dont on vient de parler, s'ouvrir dans quelqu'une des grosses veines lymphatiques du bas-ventre.

Les testicules ont des artères & des veines sanguines, des vaisseaux lymphatiques & des nerfs. Leurs artères principales sont celles que l'on nomme spermatiques ; elles sont au nombre de deux, une pour chacun d'eux, & naissent de la partie antérieure de l'aorte, entre les artères rénales & la mésentérique inférieure, plus près des premières que de la seconde. Quelquefois ces artères sont deux de chaque côté, & alors elles viennent de l'aorte, l'une au-dessous de l'autre ; ou bien l'une sort de l'aorte, & l'autre de l'artère rénale. Il se trouve des sujets sur lesquels il y en a davantage. Leur origine est tantôt plus élevée, & tantôt plus basse. Pour le plus souvent, la gauche naît plus haut que la droite, & quelquefois c'est le contraire. Ces artères descendent en formant un angle aigu avec l'aorte ; cependant on les voit en sortir sous un angle plus ouvert, & qui approche d'un angle droit. Elles se portent en dehors, & passent au-devant de l'artère crurale. Quand elles sont arrivées au muscle psoas, elles se joignent aux veines du même nom. Tant qu'elles restent dans le ventre, elles conservent une direction droite, pour en prendre une très-flexueuse hors de cette cavité ; elles passent à travers les mailles que forment les ramifications des veines spermatiques, se portent en dehors par l'anneau des muscles du bas-ventre, & arrivent aux testicules par deux faisceaux de rameaux unis ensemble.

Ces artères donnent en chemin aux capsules atrabilaires, à la substance adipeuse qui entoure les reins, au foie, à la veine cave, aux uretères, aux glandes lombaires, aux parties du méso-colon qui soutiennent le duodénum & la portion gauche du colon, au péritoine, & aux cordons dans l'épaisseur desquels elles sont renfermées, de sorte que ces cordons ont un grand nombre de petites artères presque parallèles les unes aux autres. Après avoir produit tant de rameaux, leur calibre ne se trouve pas diminué : quelquefois, au contraire, il augmente beaucoup, tant parce que ces artères, ayant peu d'épaisseur, résistent mal aux efforts du sang que l'aorte y envoie, que parce qu'il s'y en joint d'autres. Elles sont presque toujours accompagnées d'une artériole qui vient de la capsulaire, & qui se cache aussi dans l'épaisseur du cordon spermatique, au-dessus de l'anneau, en se répandant sur ses membranes, sur la graisse & sur les glandes voisines, & qui communique avec elles.

Quand les artères spermatiques sont arrivées au-dessous de l'anneau, elles donnent beaucoup de petits rameaux au muscle crémaster, à la tunique vaginale, & au scrotum lui-même. Ensuite les deux faisceaux qui les terminent se séparent l'un de l'autre. Le plus gros va gagner la partie moyenne & inférieure du testicule. Il donne des rejetons qui pénètrent l'épididyme, & d'autres qui percent la tunique albuginée, & qui descendent le long des cloisons membraneuses qui séparent les tuyaux séminifères, pour se répandre entre ces tuyaux, & couvrir leur surface de ramifications extrémement fines ; l'autre faisceau va au testicule & à l'épididyme, vers la tête de ce corps, & donne à l'un & à l'autre des ramifications qui communiquent avec celles du premier.

Les autres artères qui vont aux testicules & à leurs enveloppes, tirent leur origine de l'épigastrique, de l'ombilicale, de la honteuse interne, & de la crurale.

Les veines qui répondent à ces artères, sont les spermatiques, & d'autres beaucoup plus petites, qui sont fournies par les hypogastriques, les épigastriques, les saphènes & les crurales, & dont la distribution est presque semblable à celle des artères. Les veines spermatiques, au nombre de deux, une de chaque côté, ont une origine aussi éloignée que celle des artères du même nom. Elles viennent du côté droit de la veine cave, au-dessous de l'émulgente, & du côté gauche de l'émulgente ; ce qui met cette veine spermatique à l'abri des secousses qu'elle auroit éprouvées de la part de l'aorte, si elle eût dû passer sur cette artère pour se rendre dans la veine cave.

Il n'est pas rare de trouver deux, trois, & même quatre veines spermatiques de chaque côté, lesquelles naissent de la veine cave, des émulgentes & de quelques lombaires, & même de l'iliaque, sur-tout du côté gauche. Du reste, ces veines sont assez considérables ; elles descendent le long de la partie postérieure du péritoine, & sont entourées d'un tissu cellulaire & filamenteux qui les unit aux artères du même nom, & qui les rassemble en un faisceau vasculeux, que l'on appelle le cordon des vaisseaux spermatiques. Lorsqu'elles sont arrivées au muscle psoas, elles se divisent en un grand nombre de rameaux qui s'entre-croisent les uns dans les autres, en formant des aréoles & des mailles. Le plexus qui en réfulte, eſt le corps pyramidal ou pampiniforme. Il devient de plus en plus épais, à meſure qu'il s'approche du teſticule, & ſe partage en deux faiſceaux, qui vont l'un à ce corps, l'autre à l'épididyme. Les veines ſpermatiques s'anaſtomoſent, ainſi que leurs artères, avec les veines lombaires, les veines adipeuſes, celles qui vont aux uretères & au péritoine, & celles qui naiſſent des iliaques. Elles donnent auſſi aux enveloppes des teſticules ; on y voit des valvules, principalement à l'endroit où elles ſe ramifient.

Des Anatomiſtes anciens avoient avancé que les veines ſpermatiques communiquoient avec les artères de même nom. Cette opinion, adoptée par Euſtache, lequel a fait graver les canaux qui forment cette communication, & enſuite par Harvée, a été confirmée, dans ces derniers temps, par Léal Léalis, qui a cru en trouver la preuve dans l'expérience. Il a lié les veines ſpermatiques près la veine cave, après les avoir vidées ; enſuite il a pouſſé le ſang de haut en bas par les artères. Voyant que les veines ſe gonfloient, il a penſé que ce phénomène ne pouvoit s'expliquer autrement que par des canaux extrêmement fins, qui euſſent laiſſé paſſer le ſang des unes dans les autres. Boerhaave a depuis embraſſé le même ſentiment, dont il croyoit que les expériences de Léal Léalis ne permettoient pas de douter. Mais de Graaf, Cowper, Winſlow, & pluſieurs autres ont rejeté le tout. Il eſt certain que les artérioles que l'on voit dans le cordon des vaiſſeaux ſpermatiques, après qu'il a été injecté, s'entre-croiſent avec les veines, de ſorte qu'elles ſe cachent mutuellement, qu'elles s'agglutinent enſemble, & que ces vaiſſeaux paroiſſent s'ouvrir les uns dans les autres. D'ailleurs, il est très-vrai que les injections poussées dans ces artères, reviennent par les veines, quoique les premières aient été liées près les testicules, ce qui vient des ramifications qu'elles distribuent dans le tissu cellulaire voisin. Au reste, cette disposition n'est pas particulière aux artères & aux veines spermatiques ; elle se rencontre dans presque toutes les parties de la machine animale.

Les testicules ont des vaisseaux lymphatiques valvulaires, qui s'élèvent avec les autres vaisseaux qui forment le cordon spermatique, & dont l'origine & la terminaison sont très-incertaines. Si l'on en croit Nuck, ils sont assez nombreux, & peuvent être apperçus en soufflant fortement dans les veines spermatiques. D'autres aiment mieux pousser de l'air dans la propre substance des testicules, après avoir fait une petite ouverture à leur tunique albuginée. Il y en a qui mettent ces corps en macération dans de l'eau, & d'autres qui parviennent à montrer les vaisseaux lymphatiques, en faisant couler du mercure dans le canal déférent.

Les nerfs des testicules sont fort petits. Ils sont formés par le plexus rénal, & par les deux plexus mésentériques. Les nerfs lombaires contribuent aussi à leur production. Ils rampent le long du cordon ; mais il n'est pas possible de les suivre jusqu'aux testicules, dans l'intérieur desquels on ne peut douter qu'ils ne se répandent, attendu la sensibilité de ces corps glanduleux. Les nerfs qui vont à leurs enveloppes, tirent leur origine des nerfs lombaires.

Dans le fœtus éloigné du terme de la naissance, les testicules, au lieu d'être contenus dans le scrotum, se trouvent situés dans la région lombaire auprès des reins, & sur les côtés du rectum, à l'endroit où cet inteſtin s'enfonce dans le baſſin. Leur figure & leur poſition ſont les mêmes que celles qu'ils auront dans la ſuite. Ils ſont attachés au muſcle pſoas, le long de leur bord poſtérieur, & cette attache eſt formée par le péritoine dont ils ſont couverts, comme les autres parties du bas-ventre. Leurs artères, leurs veines & leurs nerfs, dont l'origine paroît ſi éloignée dans l'âge adulte, viennent alors des troncs les plus voiſins, c'eſt à-dire, de l'aorte, de la veine cave, de la veine émulgente gauche & des nerfs lombaires. Les canaux déférens, au lieu de monter de bas en haut, deſcendent au contraire du haut en bas, pour ſe rendre aux véſicules ſéminales.

Tant que les choſes reſtent dans cet état, les teſticules ſont unis avec la partie inférieure des parois du bas-ventre, au moyen d'une ſubſtance qui vient de leur extrémité inférieure, & dont la forme eſt pyramidale. Cette ſubſtance eſt appelée par Haller le ligament ſuſpenſoire des teſticules, & par M. Jean Hunter, dans une Diſſertation inférée dans le premier volume des *Medical Commentaries* de Guillaume Hunter ſon frère, *gubernaculum teſtis.* Il eſt difficile de décider quelle en eſt la nature, quoiqu'elle ſoit fibreuſe. On ne peut mieux la comparer qu'avec celle des ligamens ronds de la matrice, avec leſquels on lui trouve d'ailleurs beaucoup de reſſemblance ; elle eſt recouverte de tous côtés par le péritoine, excepté le long de ſon bord poſtérieur, qui eſt uni au muſcle pſoas par le tiſſu cellulaire voiſin. Sa partie la plus épaiſſe eſt en haut & ſa pointe en bas. La portion du péritoine qui embraſſe les teſticules & leurs ligamens, lui eſt extrêmement adhérente ; mais celle qui couvre les muſcles voiſins n'y eſt attachée que d'une manière

fort lâche. Cette difpofition eft fur-tout remarquable près de l'anneau ; de forte que fi on vient
à tirer par cette ouverture les ligamens des tefticules en dehors & en bas , le péritoine les accompagne, & forme un prolongement qui, comme on
l'a dit ci-deffus, a la figure d'un doigt de gant, &
defcend jufques dans le fcrotum ; au lieu que fi on
fait remonter les tefticules en haut , le péritoine
fe remet dans fon état naturel , & le prolongement
dont il s'agit s'efface entièrement.

On ne peut dire en quel temps les tefticules
commencent à changer de pofition. Il réfulte des
obfervations de M. Hunter , que cela arrive plus
tôt chez les uns , & plus tard chez les autres.
Néanmoins il les a trouvés affez conftamment renfermés dans le ventre à l'âge de fept mois, & hors
de cette capacité dans le courant du neuvième. Ces
organes font toujours couverts par le péritoine ,
lors même qu'ils vont paffer à travers l'anneau.
La portion de cette membrane qui les précede ,
reffemble, à quelques égards, à un fac herniaire ,
& en diffère beaucoup à quelques autres. S'il étoit
poffible d'imaginer un fac de cette efpèce , qui def-
cendît jufqu'au bas du fcrotum , & qui fût enveloppé par le mufcle crémafter , dont la moitié
poftérieure couvrît une portion du tefticule, l'épididyme , les vaiffeaux fpermatiques & le canal déférent , & qui leur fût uni , pendant que fa moitié
antérieure n'auroit aucune adhérence avec ces parties , on auroit une idée très-jufte de l'état du
péritoine & des tefticules , lorfque ces derniers
defcendent dans le fcrotum. Les tefticules ne viennent pas fe placer dans un prolongement du péritoine , comme le feroient l'épiploon ou les inteftins
dans une hernie , mais ils gliffent de haut en bas ,
depuis la région des reins, en entraînant le péritoine

avec eux, & ils continuent d'avoir des adhérences avec le tiffu cellulaire du voifinage, le long de leur bord poftérieur, comme lorfqu'ils étoient fitués plus haut.

On voit bien que la cavité du fac ou du prolongement du péritoine qui renferme les tefticules lorfqu'ils font defcendus dans le fcrotum, communique avec la cavité du bas-ventre, par une ouverture qui répond à l'anneau ; que ce prolongement a l'apparence d'un fac herniaire ; que les vaiffeaux fpermatiques & le canal déférent font placés derrière lui, & qu'une fonde paffe aifément de la cavité du bas-ventre dans la fienne. Si on ouvre fa partie antérieure dans toute fa longueur, on verra clairement qu'il appartient au péritoine ; les tefticules & l'épididyme fe trouveront à fa partie inférieure fans être renfermés dans leur tunique vaginale, comme ils ont coutume de l'être, & le cordon des vaiffeaux fpermatiques fera ouvert par fa partie poftérieure. Tel eft l'état des chofes quand les tefticules font nouvellement fortis du bas-ventre, & cet état dure autant que la vie, dans ceux des quadrupèdes dont les tefticules font logés dans un fcrotum. Mais dans l'homme, toute communication entre le fac qui renferme les tefticules, & la cavité du bas-ventre, eft bientôt interceptée. Il y a apparence que la partie fupérieure de ce fac commence à fe retrécir lorfque les tefticules font paffés, & qu'elle fe ferme enfuite tout-à-fait, pendant que fa partie inférieure refte toujours ouverte, & forme la tunique vaginale des tefticules. Le refferrement & la clôture entière du paffage paroît être une opération de la nature, dépendant de principes uniformes, & non pas l'effet de l'inflammation, ou de toute autre caufe accidentelle. C'eft pourquoi fi ce refferrement n'a pas lieu dans le

temps convenable, il devient très-difficile. C'est
ce qu'on voit arriver dans les enfans, chez qui la
partie supérieure du sac est tenue ouverte par le
passage d'une portion d'épiploon ou d'intestin. Non-
seulement la hernie qui en résulte est en quelque
forte incurable, parce que le sac herniaire, dans
lequel les parties se sont glissées, reste toujours
dans le même état, mais encore on trouve les
testicules, les intestins & l'épiploon dans un contact
mutuel. Cette espèce de hernie, qu'on peut appeler
hernie de naissance, *hernia congenita*, est assez rare;
mais on en a quelques exemples : les Auteurs qui
les ont rapportés ont été obligés, pour expliquer
comment les intestins & les testicules étoient renfermés dans une même poche, de supposer la
rupture de celle qu'on nomme tunique vaginale
des testicules, ou d'avoir recours à un vice de
conformation qui n'existoit pas; pendant que cette
circonstance est une suite toute naturelle de l'état
des testicules & de leurs enveloppes, dans les enfans
dont les parties ne sont pas encore bien formées.

Il arrive assez souvent que les testicules, au
lieu de descendre dans la poche qu'ils doivent occuper, restent dans le ventre, appliqués à la face
interne de l'anneau, ou à demi engagés dans cette
ouverture. Dans le dernier cas, ils produisent à
l'aine une tumeur qu'il ne faut pas confondre avec
une hernie. Les efforts que l'on reçoit pour la réduire ou pour la contenir, ne pourroient être que
très-nuisibles aux malades, & donner lieu à des
accidens plus ou moins graves. J'ai souvent remarqué cette disposition, non-seulement sur des
enfans fort jeunes, mais encore sur des hommes
parvenus à l'âge adulte; & plusieurs m'ont consulté sur des tumeurs survenues tout-à-coup à l'aine

& aux bourfes, à l'occafion d'un effort, lefquelles fe font trouvées n'être occafionnées que par le déplacement d'un des deux tefticules.

Des Véficules féminales.

Les véficules féminales font deux réfervoirs membraneux, fitués obliquement à la partie poftérieure & inférieure de la veffie. Leur forme eft oblongue, & inégalement boffelée. On les divife en fond, en corps & en col. Le fond en eft la partie la plus large ; c'eft auffi celle qui eft la plus en dehors, & les boffelures en font plus remarquables que celles du refte des véficules. Le corps eft moins large & décroît infenfiblement jufqu'au col. Il eft incliné de dehors en dedans. Le col eft étroit : c'eft la partie des véficules dans laquelle chacun des canaux déférens va s'ouvrir. Il eft fort en dedans, de forte que celui de la véficule droite n'eft féparé de celui de la gauche que par les canaux déférens qui defcendent entre elles, & qui communiquent avec leur partie la plus inférieure. La couleur des véficules eft d'un blanc tirant fur le gris. Leurs dimenfions varient avec l'âge, & fuivant d'autres circonftances. Dans un homme adulte, fain & de ftature ordinaire, elles ont à-peu-près quatre travers de doigt de longueur, & un travers de doigt de largeur vers leur fond. Leur épaiffeur eft moins confidérable.

Les véficules féminales font entièrement membraneufes. Elles font entourées d'un tiffu cellulaire épais, blanchâtre & ferré, qui les fronce & qui leur donne l'apparence boffelée que l'on y remarque. Lorfque l'on détruit ce tiffu, leurs dimenfions augmentent beaucoup, & leur furface devient plus égale. On diroit que chacune d'elles ne forme plus qu'un inteſtin aveugle, mais ſurmonté en divers endroits de pluſieurs appendices, dont le nombre varie depuis dix juſqu'à quinze ou ſeize, & parmi leſquelles il y en a qui en portent de plus petites. La membrane qui forme cet inteſtin eſt de conſiſtance aſſez forte. On y voit intérieurement une eſpèce de velouté & des trous qui la font paroître réticulaire, & ſemblable à la ſubſtance qui tapiſſe la véſicule du fiel. Mais on ne peut la ſéparer en pluſieurs lames. Cette membrane repliée ſur elle-même, produit des eſpèces de cellules qui communiquent enſemble, & dont les poroſités repréſentent aſſez bien celles que l'on obſerve dans les ruches à miel. A l'endroit où le canal déférent vient s'inférer, elle donne naiſſance à une ſorte de valvule, ou plutôt d'éperon, de la nature de ceux qui ſe rencontrent dans tous les vaiſſeaux qui communiquent enſemble.

Le col de la véſicule ſéminale continue de décroître après cette inſertion. Ce n'eſt plus alors qu'un canal qui traverſe obliquement la proſtate de dehors en dedans, de derrière en devant, & de haut en bas, & qui va s'ouvrir au bas de la portion de l'urètre que ce corps glanduleux embraſſe. La forme de ce canal eſt conique, & ſa longueur d'un bon pouce. Celui du côté droit n'a nulle communication avec celui du côté gauche. Chacun a ſon inſertion ſur la partie latérale antérieure d'une ride ſaillante & oblique, connue ſous le nom de *verumontanum*. Cette inſertion eſt de derrière en devant, pour la facilité du cours de la ſemence qui doit être lancée dans cette direction. Les diverſes maladies de l'urètre peuvent y apporter des changemens tels, que la liqueur dont il s'agit reflue vers la veſſie, ou qu'elle ſoit dardée de bas en haut contre les parois de ce conduit, ce qui s'oppofe prefque également au but de la nature dans l'excrétion de cette liqueur. Les canaux dont il s'agit portent le nom d'éjaculateurs.

Les véficules féminales reçoivent des vaiffeaux fanguins de ceux qui vont au rectum & à la veffie. Sans doute elles ont auffi des nerfs, mais ils font trop peu confidérables pour qu'on puiffe les fuivre jufques fur leurs membranes. Il s'en élève des vaiffeaux lymphatiques qui ont été apperçus tout nouvellement par Meckel, & qui conduifent les parties les plus ténues de la liqueur féminale dans le torrent de la circulation. C'eft apparemment à cette caufe qu'il faut rapporter la confiftance de cette liqueur, qui n'auroit jamais pu traverfer la cavité capillaire des canaux déférens, fi elle eût été telle à la fortie des tefticules, que nous la voyons dans les véficules. L'abforption de fes parties les plus fines par les vaiffeaux dont il s'agit, rend auffi raifon de l'état de foibleffe ou d'épuifement dans lequel tombent ceux en qui il s'en fait une trop grande diffipation.

De la Verge.

La verge eft un corps cylindrique, dont l'ufage eft de porter dans les parties génitales de la femme l'humeur qui a été féparée dans les tefticules, & qui s'eft accumulée dans les véficules féminales. Elle eft compofée de parties que l'on peut divifer en contenantes & en contenues. Les premières font les tégumens communs & l'enveloppe ligamenteufe que la verge emprunte de fon ligament fufpenfoire; les fecondes font les corps caverneux & l'urètre.

La peau de la verge eft de la même nature que celle du fcrotum, c'eft-à-dire, qu'elle eft mince,

garnie

garnie d'un grand nombre de glandes fébacées, &
de quelques oignons de poils vers la racine de ce
corps, & partagée en partie droite & en partie
gauche par la continuation du raphé. Lorfqu'elle
eft parvenue à l'extrémité de la verge & à celle
du gland, elle fe replie fur elle-même, & remontant de bas en haut, elle va s'attacher au-delà
de la couronne du gland & à fa partie inférieure,
où elle forme une efpèce de ligament qui les unit
l'une à l'autre, & qu'on appelle le frein. Ce repli
de la peau fe nomme le prépuce. Il entoure le
gland avec plus ou moins d'exactitude, & il eft
percé d'une ouverture dont les dimenfions varient.
Lorfqu'elle eft trop étroite, elle ne permet pas de
mettre le gland à découvert, ou elle empêche que
le prépuce puiffe être ramené en devant, lorfque
par hafard il a été repouffé au-delà de la couronne
du gland. Ce qui donne lieu à deux indifpofitions
connues fous le nom de phimofis & de pharaphi-
mofis.

Le tiffu cellulaire que l'on trouve au-deffous de
la peau ne diffère point non plus de celui que l'on
voit ailleurs ; feulement il eft plus lâche & ne
contient point de graiffe. Il permet à la peau de
s'étendre, & de gliffer librement d'une partie de la
verge à l'autre. Ses feuillets, plus ferrés à mefure
qu'ils s'avancent vers le corps caverneux, lui donnent l'apparence d'une fubftance ligamenteufe, dont
les lames fe rapprochent au-deffous de la racine de
la verge, & paroiffent fe continuer avec la cloifon
du dartos. Ces lames s'adoffent auffi à la partie fupérieure & à la racine de ce corps ; elles forment
en cet endroit un ligament triangulaire qui tient à
la partie antérieure de la fymphyfe cartilagineufe des
os pubis, & qui eft connu fous le nom de ligament
fufpenfoire de la verge.

On a long - temps parlé du corps caverneux comme de deux tuyaux ligamenteux collés ensemble dans presque toute leur longueur ; mais on sait aujourd'hui qu'il est simple dans la plus grande partie de son étendue , & qu'il a deux racines en arrière , l'une à droite & l'autre à gauche. C'est lui qui donne à la verge la forme & les dimensions que nous lui connoissons. Ses racines sont minces & coniques ; elles sont fixées à la branche de l'ischion & à celle du pubis ; & après avoir été écartées inférieurement , elles se rapprochent. Lorsqu'elles sont arrivées au devant de la symphyse du pubis , elles se réunissent pour ne plus former qu'un corps , dont la grosseur est à - peu - près la même par-tout , excepté à son extrémité , où il se termine par une pointe mousse. Ce corps est applati sur sa longueur , & présente deux faces , une supérieure & l'autre inférieure , sur chacune desquelles se voit un sillon longitudinal. Celui de la face supérieure loge la grande veine honteuse externe , & celui de la face inférieure reçoit le canal de l'urètre.

Le corps caverneux est celluleux au dedans & membraneux au dehors. Le tissu dont il est composé contient du sang qui paroît y être en stagnation, & dont la quantité, devenue plus considérable qu'à l'ordinaire, le gonfle, le durcit , & produit l'érection. Il est facile de l'en dépouiller par des lotions souvent répétées. Si on le souffle alors & qu'on le fasse sécher, il se présente sous un aspect qui diffère peu de celui de la substance celluleuse que l'on trouve au dedans des os ; mais on peut présumer, avec raison , qu'il a été forcé, & que la plupart des lames qui le constituent ont été déchirées. Sa substance membraneuse a beaucoup d'épaisseur ; elle est ferme, solide, & manifestement

composée de plusieurs couches. Lorsqu'elle vient à
se relâcher en quelques endroits, elle se laisse aisément soulever par le sang dont le corps caverneux
est rempli, ce qui donne lieu à des tumeurs assez
semblables à des anévrismes, & dont le volume varie
suivant les différens états dans lesquels la verge se
trouve. Albinus rapporte un cas où une tumeur de
cette espèce a eu les suites les plus funestes.

Le corps caverneux a deux muscles connus sous
le nom d'ischio-caverneux, lesquels embrassent chacune de ses racines, & s'étendent sur toute leur longueur, depuis la partie interne de la tubérosité de
l'ischion à laquelle ils s'attachent par en bas, jusqu'à
deux pouces au-delà sur le corps caverneux même.
La situation de ces muscles est oblique de bas en
haut & de dedans en dehors, c'est-à-dire, que
chacun d'eux commençant à la tubérosité de l'ischion, se continue sur la racine du corps caverneux de son côté qu'il embrasse en manière d'écharpe.
Ils sont tendineux à leurs extrémités, & même à
leur partie moyenne. On a cru qu'en appliquant
fortement le corps caverneux à la partie antérieure
du pubis, ils opéroient sur la veine honteuse externe une compression qui forçoit le sang à séjourner
dans ce corps, & qui donnoit lieu à l'érection ; en
conséquence, on leur a donné le nom de muscles
érecteurs ; mais bien loin de relever la verge contre
la voûte des os pubis, ils paroissent propres à la
tirer en bas, ce qui est absolument opposé à l'effet
qu'on en attend. D'ailleurs, comme ils sont soumis
à la volonté, & qu'on peut les contracter & les
relâcher à son gré, il y a apparence qu'ils ne sont
pas la seule cause de l'érection qui n'en dépend certainement pas. Il semble que cet état vient d'un
spasme dont la nature est inconnue.

E e 2

L'urètre est un canal membraneux qui s'étend du col de la vessie à l'extrémité de la verge. Sa longueur dans l'homme n'est guère moindre de dix à douze pouces. Il est courbé en manière d'S romaine. On le voit descendre depuis son origine jusqu'à la partie inférieure de la symphyse des os pubis, monter au devant de cette symphyse jusqu'à la racine de la verge, & redescendre ensuite jusqu'au bout du gland. Il peut être divisé en trois portions. La première est logée dans l'épaisseur de la prostate ; sa longueur est de quinze à dix - huit lignes. La seconde est, pour ainsi dire, à nu, & porte le nom de partie membraneuse ; elle a environ un pouce de long. La troisième comprend tout le reste de son étendue ; elle est entourée par une substance analogue à celle qui se voit au dedans du corps caverneux : c'est ce qu'on appelle la partie spongieuse de l'urètre.

La prostate qui entoure la première portion de ce canal est un corps glanduleux, dont la forme approche assez de celle d'un cœur, tel qu'on le représente sur les cartes à jouer, & dont le volume égale celui d'une grosse châtaigne. On y distingue une base qui regarde le col de la vessie, où elle forme un bourrelet saillant & circulaire, mais dont l'épaisseur est plus grande sur les côtés qu'ailleurs. Cette base est tournée en arrière & en haut. La prostate a aussi une pointe qui est en devant & en bas ; deux faces, dont une postérieure qui est appuyée sur le rectum, & une antérieure qui regarde le pubis, & deux bords, l'un à droite & l'autre à gauche. Chacune de ses faces, & sur-tout la postérieure, est enfoncée par un sillon superficiel.

La prostate est composée intérieurement d'une substance assez ferme, au milieu de laquelle on

voit un grand nombre de follicules dont les canaux
excréteurs, au nombre de dix à douze, s'ouvrent
dans la partie de l'urètre qui la traverse, autour de
l'éminence figurée en manière de crête de coq à laquelle on donne le nom de *verumontanum*. L'urètre
ne passe pas au milieu de ce corps glanduleux ; il est
plus près de sa face antérieure que de la postérieure.
La prostate sert d'attache à la plus grande partie des
fibres musculeuses de la vessie ; elle est soutenue
par les ligamens antérieurs de cette poche, lesquels
de la partie postérieure & interne de chacun des
os pubis, vont se porter sur ses parties latérales.
Ces ligamens ont quelque apparence musculeuse,
& ont été décrits par Winslow comme des muscles
particuliers à la prostate, qu'il a désignés sous le
nom de muscles prostatiques supérieurs. L'humeur
filtrée dans la prostate est blanchâtre & visqueuse.
Sans doute elle lubrifie l'intérieur de l'urètre ; mais
son principal usage paroît être de servir de véhicule
à celle qui sort des vésicules séminales pendant
l'orgasme vénérien. L'excrétion de cette humeur est,
dit-on, accompagnée d'un sentiment de plaisir qui
peut suppléer, en ceux qui sont privés des testicules, à celui qu'excite la sortie de la véritable semence.

Ce qu'on appelle la partie membraneuse de
l'urètre présente une épaisseur assez considérable,
que Littre attribuoit à un corps glanduleux qu'il
disoit être placé entre deux feuillets membraneux,
& qu'il croyoit être la source d'une partie de l'humeur visqueuse qui lubrifie l'intérieur de ce canal.
Mais ce corps n'est pas facile à appercevoir. On
voit aussi extérieurement sur la portion de l'urètre
dont il s'agit, quelques fibres charnues qui paroissent l'embrasser, ou plutôt naître de ses parties latérales, pour aller se fixer de chaque côté

à la branche du pubis, près l'union ou l'angle de ces deux os. Je préfume que ce font ces fibres qui ont été décrites par Winflow , fous le nom de mufcles proftatiques inférieurs. La portion membraneufe de l'urètre mérite d'autant plus d'attention , qu'étant plus foible que les autres , elle eft moins capable de réfifter aux efforts que l'on eft quelquefois obligé de faire pour introduire la fonde dans la veffie, & qu'elle pourroit être percée dans cette opération , fi on ne prenoit les plus grandes précautions pour la mettre à l'abri d'un pareil accident.

La partie fpongieufe de l'urètre a beaucoup plus de longueur que celle dont on vient de parler ; elle s'étend depuis la partie inférieure de la fymphyfe des os pubis , jufqu'à l'extrémité de la verge. La fubftance dont elle eft entourée eft faite de cellules de diverfes grandeurs , dans lefquelles le fang refte en ftagnation comme dans celles du corps caverneux ; elle eft fujette aux mêmes changemens , & devient plus ferme & plus tendue dans l'orgafme vénérien , que dans les autres temps de la vie. Son épaiffeur n'eft pas la même dans tous les points de fon étendue : elle eft d'abord affez confidérable ; mais elle diminue peu à peu jufqu'à l'extrémité de la verge , où elle augmente de nouveau pour former le gland. L'endroit auquel commence la partie fpongieufe de l'urètre , eft ce qu'on en appelle le bulbe. Ce bulbe fe préfente fous la forme d'un corps obrond , alongé de devant en arrière fous la partie inférieure de l'urètre , & comme partagé en deux parties latérales par un enfoncement mitoyen qui règne fur toute fa longueur , & qui s'étend au loin. L'enfoncement dont il s'agit eft formé par une efpèce de cloifon intérieure. Le bulbe, devenu moins épais , fe fépare en deux portions, qui, après avoir embraffé les parties inférieure & latérales de l'urètre, l'entourent enfuite de tous les côtés. Il eft couvert par un mufcle qui s'avance depuis fa partie poftérieure & le voifinage de l'anus, jufqu'à la racine de la verge.

Ce mufcle, qui enveloppe la partie inférieure de l'urètre, a long-temps été regardé comme formé de deux parties diftinctes auxquelles on a donné le nom de mufcles accélérateurs ou de bulbocaverneux ; mais ce n'en eft qu'un feul dont les fibres obliques de derrière en devant fe réuniffent, le long de fa partie moyenne, à une ligne tendineufe affez femblable à celle qui fe voit au mylohyoïdien, & vont fe terminer par leur extrémité antérieure, qui eft tendineufe, au bas du corps caverneux. Le bulbo-caverneux eft plus large en arrière qu'en devant ; il y forme un angle faillant qui s'unit & fe confond avec la partie antérieure du fphincter cutané de l'anus, & avec la partie moyenne des mufcles tranfverfes. En devant, ce mufcle fait un angle rentrant. Le nom d'accélérateur indique affez fon ufage, qui confifte effectivement à refferrer la partie du canal de l'urètre qu'il embraffe, & à accélérer le cours des urines & de la femence.

On trouve affez fouvent entre les parties poftérieures & latérales du mufcle bulbo-caverneux & le bulbe de l'urètre, deux glandes, une de chaque côté, du volume d'un gros pois, de couleur brune obfcure, de forme ronde, de fubftance mollaffe, qui ont été décrites pour la première fois par Mery en 1684, & enfuite par Cowper, dont elles portent le nom. On les appelle auffi quelquefois proftates inférieures ou petites proftates. Il en part un canal excréteur affez alongé qui traverse obliquement la subſtance de l'urètre, & qui vient s'ouvrir au dedans de ce canal plus antérieurement que le *verumontanum*. Le tiſſu cellulaire & les vaiſſeaux nombreux dont elles ſont entourées, ne permettent pas toujours de les bien diſtinguer. Il y a ſans doute des ſujets chez qui elles manquent ; car ces glandes ne ſont point admiſes par Morgagni, & Heiſter dit les avoir ſouvent cherchées ſans ſuccès. L'humeur qu'elles verſent dans l'urètre ſert à le lubrifier, & peut-être auſſi fait - elle fonction de véhicule pour la liqueur ſéminale.

Les tranſverſes, avec qui la partie poſtérieure du bulbo-caverneux a des connexions, paroiſſent auſſi appartenir au bulbe de l'urètre. Ces muſcles un de chaque côté, ont une forme triangulaire. Ils ſont attachés, d'une part, à la face interne de la branche de l'iſchion au-delà de la racine du corps caverneux, & de l'autre ils ſe perdent dans la partie poſtérieure du muſcle bulbo - caverneux. Leurs fibres ſont de longueur inégale. Les ſupérieures ſont plus courtes que les autres, & les inférieures plus apparentes ; elles ſemblent former un muſcle digaſtrique, dont les corps charnus ſe réuniſſent à un tendon mitoyen. Les tranſverſes manquent, dit-on, ſouvent, & ſe trouvent plus fréquemment ſur les femmes que ſur les hommes ; mais je les ai rencontrés toutes les fois que je l'ai voulu. L'uſage de ces muſcles eſt difficile à déterminer. On les croit propres à produire la dilatation de l'urètre. Il me ſemble au contraire qu'ils doivent repouſſer en arrière & en haut la partie bulbeuſe de ce canal, & par conſéquent qu'ils ſervent à le reſſerrer. Peut-être auſſi agiſſent-ils ſur le rectum, & concourent-ils avec les releveurs de l'anus, à ſoutenir la partie inférieure de cet inteſtin. C'eſt la feule fonction qu'ils paroiffent pouvoir exercer chez les femmes.

Le gland eft la dernière partie du tiffu fpongieux de l'urètre. Il fe préfente fous l'apparence d'un chapiteau qui furmonte l'extrémité du corps caverneux. Sa forme eft celle d'un cône applati en deffus & en deffous, & dont la bafe eft coupée très-obliquement de derrière en devant & de haut en bas. Cette bafe, qui déborde un peu le niveau du corps caverneux, fait une faillie à-peu-près circulaire & oblique, à laquelle on donne le nom de couronne du gland. On le trouve percé d'une ouverture oblongue qui s'étend de haut en bas, & qui termine l'urètre. Toute la furface du gland eft couverte de papilles oblongues dirigées de fa bafe à fon fommet, & que l'on croit être faites par les nerfs qui s'y diftribuent. On voit auffi fur fa couronne des tubercules blanchâtres, plus ou moins faillans, de forme obronde, & quelquefois alongée, difpofés fur deux ou trois lignes, & que l'on regarde comme des glandes deftinées à la fecrétion de l'humeur graffe & odorante qui s'amaffe entre le prépuce & le gland chez les perfonnes qui n'ont pas foin d'elles. Cependant ces tubercules ne font percés d'aucune ouverture, & il n'eft pas poffible d'en rien exprimer. La faillie qu'ils font eft fi confidérable en quelques fujets, que l'on pourroit, faute d'attention, les prendre pour des porreaux vénériens qui ne font que commencer à paroître ; mais la fymmétrie de leur arrangement fuffit pour empêcher qu'on ne fe livre à une pareille méprife. Il y a des Anatomiftes qui les prennent pour des houppes nerveufes, & qui leur attribuent l'extrême fenfibilité que l'on fait appartenir au gland.

La cavité intérieure de l'urètre offre des particularités qui méritent attention. Cette cavité eſt plus large dans la partie du canal qui eſt embraſſée par la proſtate, que par-tout ailleurs. On y voit une éminence oblongue qui s'élève inſenſiblement depuis le col de la veſſie juſqu'à l'extrémité de ce corps glanduleux, où ſon épaiſſeur eſt plus grande. Cette éminence règne ſur la paroi inférieure du canal. On l'a comparée, mal-à-propos, à une crête de coq, ce qui lui a fait donner le nom de *caput gallinaginis*. C'eſt ce que l'on appelle plus ordinairement le *verumontanum*; elle eſt percée à ſon extrémité d'une fente oblongue qui répond à un ſinus de même forme, creuſé dans ſon épaiſſeur, & dont on doit la connoiſſance à Morgagni; & de deux autres ouvertures obrondes, ſituées un peu latéralement à ſa partie antérieure & la plus épaiſſe, qui appartiennent aux canaux éjaculateurs, & par leſquels la matière ſéminale eſt lancée dans l'urètre. Il y a ſur les côtés deux eſpèces d'enfoncemens en manière de cul-de-ſac, dans leſquels le bout des ſondes que l'on veut introduire dans la veſſie s'engageroit, ſi on n'avoit ſoin de le relever un peu lorſqu'on eſt parvenu à cet endroit.

Depuis les proſtates juſqu'au gland, la cavité de l'urètre a des dimenſions à-peu-près égales. La membrane qui la forme eſt pliſſée ſur ſa longueur; elle paroît rougeâtre par rapport au grand nombre de vaiſſeaux dont elle eſt parſemée. On y voit auſſi des ouvertures oblongues diſpoſées ſuivant ſa longueur, dont le nombre varie depuis trois juſqu'à douze, & parmi leſquelles il y en a de plus grandes que les autres. Ces ouvertures, qui ont auſſi été décrites pour la première fois par Morgagni, ſont ce que l'on appelle les ſinus muqueux de l'urètre; elles conduiſent à des cavités de même forme, qui ne font féparées de celles de l'urètre que par une pellicule extrêmement mince. On ne peut douter qu'elles ne fourniffent une matière propre à lubrifier la furface interne du canal, & à la mettre à l'abri de l'impreffion des urines. Enfin, la partie de l'urètre qui paffe à travers le gland eft plus près de la face inférieure que de la face fupérieure de ce corps ; elle eft large & évafée ; mais l'ouverture en eft fort étroite. On lui donne le nom de foffe naviculaire.

La verge a des vaiffeaux fanguins, des vaiffeaux lymphatiques & des nerfs. Les arteres lui font principalement fournies par la honteufe interne.

Les veines fe réuniffent en un feul tronc qui, paffant au-delà de la fymphyfe du pubis, va s'ouvrir dans un plexus très - confidérable qui embraffe la proftate & le col de la veffie, & qui eft fourni par la veine hypogaftrique, & par quelques branches de l'une & de l'autre veine méfaraïque. Ce tronc eft fitué fur le dos de la verge, entre les deux artères de cette partie. Il a un rameau fuperficiel & un profond. Outre ces veines, la verge en a de cutanées qui viennent de la faphène & de la crurale, lefquelles s'étendent jufques fur le prépuce où elles forment la principale veine de cette partie.

Les vaiffeaux lymphatiques de la verge ne font pas faciles à appercevoir, mais leur exiftence eft fuffifamment prouvée par la tuméfaction qui furvient aux glandes des aines de ceux qui ont eu commerce avec des femmes attaquées de mal vénérien. D'ailleurs ils ont été vus par Cowper, qui dit qu'on peut les rendre fenfibles en pouffant avec force de l'air dans les veines fanguines.

Les nerfs qui fe répandent fur cette partie font

beaucoup plus confidérables ; ils viennent principalement de la feconde , de la troifième & de la
quatrième paire des nerfs facrés.

DES PARTIES GÉNITALES DE LA FEMME.

LES parties génitales de la femme fe diftinguent
en externes & en internes. Les premières , que l'on
apperçoit aifément fans le fecours de la diffeélion,
font le pénil , la vulve ou le *pudendum* , les grandes
lèvres , la fourchette , la foffe naviculaire , le clitoris ,
les nymphes ou les petites lèvres , le méat urinaire
& l'orifice du vagin. Les fecondes , fituées profondément & logées pour la plupart dans la cavité du
bas-ventre , font le vagin , la matrice , les trompes
de Fallope , & les ovaires.

Des Parties Génitales externes.

Le pénil eft une éminence large qui fe voit au
pubis entre les aines, & qui eft couverte de poils
dans l'âge de puberté. Cette éminence n'eft faite
que par la membrane adipeufe plus épaiffe en cet
endroit qu'ailleurs. L'ouverture longitudinale qui
fe voit au - deffous , & qui s'étend jufqu'à peu
de diftance de l'anus , eft ce que l'on nomme la
valvule ou le *pudendum.* Elle eft bordée par les
grandes lèvres qui ne font autre chofe que deux
replis de la peau , dont l'épaiffeur dépend d'un
tiffu cellulaire affez abondant , & au dedans defquelles on trouve des feuillets ou lames membraneufes qui defcendent de la branche du pubis &
de celle de l'ifchion , jufqu'à leur bord le plus
faillant. La face externe de ces lèvres eft garnie
de poils & de glandes fébacées ; l'interne , liffe ,

polie, & de couleur vermeille dans les jeunes perfonnes, eft continuellement humectée par un humeur
muqueufe qu'y verfent des glandes cachées fous la
membrane mince dont elle eft couverte. Les grandes
lèvres devenues fort minces à leur partie inférieure,
fe joignent au moyen d'une bride membraneufe
que l'on nomme la fourchette, & derrière laquelle
fe trouve l'enfoncement qui eft connu fous le nom
de foffe naviculaire.

Le clitoris occupe la partie fupérieure du *pudendum*. Il fe préfente fous la forme d'une caroncule rougeâtre, peu élevée, figurée comme le
gland qui termine la verge de l'homme, & qui
n'en diffère que par fon peu de groffeur, & parce
qu'elle n'eft pas percée à fon fommet. Mais ce
corps a une étendue plus confidérable que celle
qu'il paroît avoir. On trouve, au moyen de la
diffection, qu'il eft fait d'un corps caverneux tout
femblable à celui qui fe rencontre dans l'épaiffeur
de la verge, & dont les branches écartées en arrière & en bas, vont fe fixer à la partie interne
de la branche du pubis, & à celle de l'ifchion,
jufqu'au voifinage de la tubérofité de ce dernier
os. Il eft foutenu par un ligament fufpenfoire qui
vient de même de la partie antérieure & moyenne
de la fymphyfe du pubis ; & chacune de fes branches a fon mufcle ifchio-caverneux qui monte de
la tubérofité & de la branche de l'ifchion, & qui
va fe perdre fur fa partie externe, à l'endroit où
elle fe joint à celle du côté oppofé. Le clitoris eft
le fiége principal de la volupté chez les femmes ;
il fe gonfle & fe roidit dans l'orgafme vénérien.
Le volume de ce corps eft quelquefois affez confidérable pour égaler celui de la verge ; & lorfque cette difpofition fe trouve accompagnée de

quelqu'autre vice d'organisation dans les parties génitales externes, les femmes ainsi constituées paroissent moins participer du sexe féminin que du masculin, & passent pour hermaphrodites. Mais rien n'est plus rare que de trouver des sujets qui méritent ce nom : peut-être même n'y en a-t-il aucun en qui les deux sexes se trouvent réunis d'une manière plus ou moins parfaite. Le clitoris dépasse ordinairement les grandes lèvres dans les enfans nouveau-nés, de sorte que, si l'on n'y prenoit garde, il seroit possible de se méprendre sur leur sexe, & de présenter des filles sur les fonts baptismaux, comme si c'étoient des garçons.

La partie du clitoris qui fait saillie dans le *pudendum*, est entourée d'un repli de la peau de cette partie, qui fait en quelque sorte fonction de prépuce, & sous lequel s'amasse une humeur épaisse & jaunâtre, de la nature de celle qui se trouve entre le prépuce & le gland de l'homme. Cette espèce de prépuce donne naissance aux nymphes & aux petites lèvres. Celles-ci, figurées comme des crêtes de coq, descendent en s'écartant l'une de l'autre, jusqu'au milieu de la hauteur de l'orifice du vagin. Leur couleur est rougeâtre dans les jeunes personnes, & brune-obscure en celles qui sont avancées en âge & en celles qui ont eu des enfans. Elles sont larges à leur partie moyenne, & étroites à leurs extrémités. Leur largueur varie dans les différens sujets, & on les voit quelquefois dépasser les grandes lèvres. Elles sont formées par un pli de la peau intérieure du *pudendum*, & n'ont d'autre usage que de favoriser l'élargissement & la dilatation de cette partie, dans le temps de l'accouchement. Les nymphes renferment dans leur épaisseur, & sur-tout à leur base, de ces glandes muqueuses qui fourniffent dans tous les temps de la vie, & principalement pendant l'acte vénérien, la mucofité abondante dont toutes les parties du *pudendum* font humectées : leur extrême fenfibilité approche de celle du clitoris.

Le méat urinaire eft fitué entre les petites lèvres, à quelque diftance au - deffous du clitoris, & très - près de l'orifice du vagin. C'eft une ouverture irrégulièrement arrondie, entourée d'un bourrelet plus ou moins faillant fur lequel on apperçoit de petits trous qui terminent les tuyaux excréteurs des glandes fituées au voifinage, & qui appartient au canal de l'urètre. Ce canal fe porte dans une direction prefque horizontale depuis le col de la veffie, jufqu'au-deffous de la fymphyfe des os pubis, & jufqu'à l'ouverture dont on vient de parler. Il n'a guère qu'un pouce de long, mais il eft plus large & plus fufceptible de dilatation que dans l'homme. On le trouve environné d'une fubftance en quelque forte celluleufe, & glanduleufe qui en augmente l'épaiffeur. Il préfente intérieurement des rugofités difpofées en long, entre lefquelles fe voient des ouvertures longitudinales & peu profondes, affez femblables aux finus de l'urètre de l'homme. Ces finus ne verfent pas feulement dans ce canal une mucofité qui le défend de l'impreffion des urines ; ils fourniffent auffi une partie de l'humeur que les femmes répandent dans l'acte vénérien, & dont l'écoulement eft une des principales caufes du plaifir qu'elles reffentent en cette occafion.

L'orifice du vagin eft placé au-deffous du méat urinaire. Son état & fes dimenfions varient fuivant diverfes circonftances. Dans les perfonnes qui n'ont point exercé l'acte vénérien, & qui n'ont fouffert aucune violence en cette partie, il eſt étroit, & en quelque ſorte bouché par une production membraneuſe, dont la forme eſt très - différente, mais qui ſe rencontre dans tous les ſujets. Quelquefois cette production reſſemble à un cercle de largeur inégale dans les différens points de ſa circonférence; mais, pour le plus ſouvent, elle repréſente un croiſſant dont la partie la plus large eſt en bas, & dont les extrémités viennent aboutir au-deſſous du méat urinaire. Dans les femmes mariées, & ſurtout dans celles qui ont eu des enfans, on trouve à la place de cette production que l'on appelle l'hymen, des tubercules épais, calleux, rougeâtres, obtus à leur extrémité, dont la figure approche aſſez de celle d'une feuille de myrte, & que l'on appelle les caroncules myrtiformes. Le nombre de ces caroncules varie depuis trois juſqu'à cinq. Quoique leur épaiſſeur ſoit aſſez conſidérable, on les regarde comme des reſtes de l'hymen.

La préſence de cette membrane paſſe pour un des ſignes les plus certains de la virginité; mais il s'en faut beaucoup qu'elle ſoit une preuve aſſurée de cet état, qui, tout conſidéré, eſt plutôt un être moral, une vertu qui conſiſte dans la pureté du cœur, qu'un être phyſique. Un grand nombre d'indiſpoſitions peuvent détruire cette membrane dans les perſonnes les plus ſages, pendant que des circonſtances favorables peuvent l'avoir laiſſée intacte dans les filles déflorées; de ſorte que les unes paroîtront corrompues, quoique vierges, & les autres paroîtront vierges, quoique corrompues. Severin Pineau, l'un des Chirurgiens de Paris qui ſe ſoit le plus diſtingué autrefois par ſon ſavoir & ſon érudition, en rapporte des exemples frappans dans ſon excellent Traité *de notis virginitatis*.

Quelquefois

Quelquefois, au lieu du cercle ou des caroncules, on trouve à l'entrée du vagin une membrane qui en ferme l'orifice. Cette membrane, qui est contre nature, ne produit aucune incommodité, jusqu'à ce que les perſonnes en qui elle ſe rencontre parviennent à l'âge de puberté. Le ſang menſtruel ne trouvant pas d'iſſue pour s'échapper au dehors, cauſe alors un grand nombre d'indiſpoſitions aſſez ſemblables à celles que donne la groſſeſſe : telles ſont les borborygmes, les brouiſſemens d'inteſtins, la perte ou la dépravation de l'appétit, les nauſées, les vomiſſemens, le gonflement des mamelles, les ſpaſmes, les moüvemens convulſifs, la tuméfaction du ventre, &c. Auſſi eſt-il ſouvent arrivé que de jeunes filles qui étoient dans ce cas, aient paſſé pour enceintes, quoiqu'elles n'euſſent pas en elles les conditions néceſſaires pour le devenir. Quelques-unes ſont mortes après avoir éprouvé les accidens les plus graves & les plus douloureux. Lorſque la membrane qui ſe trouve à l'extrémité inférieure du vagin eſt le ſeul vice de conformation que préſentent les parties génitales, il eſt facile de guérir les malades par une inciſion cruciale, ou par une ſeule inciſion, dont on tiendra les bords écartés par une tente d'une longueur & d'une groſſeur raiſonnables. On trouve des exemples de la réuſſite de cette opération dans un grand nombre d'auteurs. Mais il n'eſt pas toujours également facile de remédier à l'imperforation du vagin. Lorſqu'elle eſt produite par le rapprochement des parois de ce canal dans une grande étendue, la réuſſite de l'opération devient beaucoup plus difficile, parce qu'on ne peut parvenir au lieu qui contient le ſang, qu'en traverſant une épaiſſeur de parties plus ou moins conſidérable,

Tome II.   F f

& qu'il eſt à craindre d'intéreſſer le rectum ou la
la veſſie.

Le vagin eſt ſitué un peu obliquement de bas
en haut, entre la veſſie & le rectum, & communique par une de ſes extrémités avec les parties
extérieures, & par l'autre avec la matrice dont
il embraſſe le col. Sa longueur eſt d'environ cinq
à ſix pouces, & ſa largeur d'un bon pouce ſeulement: mais, comme il eſt membraneux, ſes dimenſions peuvent changer. On le dit compoſé de
pluſieurs couches ou tuniques, dont la première
eſt membraneuſe & vient du péritoine; la ſeconde
eſt charnue & compoſée de fibres longitudinales
& circulaires, & la troiſième eſt nerveuſe. Cependant le péritoine n'en couvre que la partie ſupérieure, & le reſte de ce canal ne préſente pas une
organiſation aſſez diſtincte, pour qu'on puiſſe dire
poſitivement de combien de tuniques il eſt formé,
& quelle en eſt la nature. On le trouve garni
intérieurement d'un grand nombre de rides plus
remarquables à ſon extrémité inférieure & à ſa
partie antérieure & poſtérieure, que dans le reſte
de ſon étendue. Ces rides s'effacent dans les
femmes qui ont eu beaucoup d'enfans, & ne
paroiſſent, ainſi que les nymphes qui ſont formées par un pli de la membrane qui tapiſſe la
vulve, que des reſſources que la nature s'eſt ménagées pour la facilité de la dilatation qui arrive
à toutes ces parties au temps de l'accouchement.
La ſurface intérieure du vagin eſt percée d'un
grand nombre de trous qui répondent à autant
de glandes qu'on a nommées vaginales. On a vu
plus d'une fois le vagin ſe déchirer dans l'accouchement, & ſur-tout dans l'endroit où il ſe joint
à la matrice, & l'enfant paſſer dans le ventre par
cette voie.

L'extrémité inférieure du vagin se trouve embrassée extérieurement par une espèce de tissu caverneux, de la largeur d'un pouce, & de l'épaisseur de deux lignes ou à-peu-près, que l'on croit composé de vaisseaux sanguins, & que l'on connoît sous le nom de plexus rétiforme.

Il y a de chaque côté, au-dessous de ce plexus, une glande conglomérée, dont le conduit excréteur, qui a environ six lignes de longueur, vient s'ouvrir près l'orifice du vagin, immédiatement à la partie antérieure & moyenne du cercle membraneux que j'ai dit s'y rencontrer. Ces glandes sont semblables aux prostates inférieures de l'homme, & on appelle lacunes les orifices de leurs conduits excréteurs. Les muscles qui dans les femmes répondent au bulbo-caverneux ou à l'accélérateur dans l'homme, sont placés au-dessus du plexus rétiforme, & le couvrent en entier. Ils descendent de chaque côté de la partie inférieure du corps du clitoris, & se portent sur les parties latérales du vagin. Ils vont se terminer en arrière à la partie moyenne du muscle transverse, & à la partie antérieure du muscle sphincter de l'anus. On les appelle communément les muscles constricteurs du vagin, eu égard à leur usage.

Des Parties Génitales internes.

Des parties intérieures de la femme qui servent à la génération, la plus considérable est la matrice. C'est un viscère creux, situé dans l'hypogastre, entre la vessie & l'intestin rectum, & dont la figure approche d'une poire applatie de derrière en devant ; mais cette figure change souvent, & sur-tout dans la grossesse, pendant laquelle la matrice devient presque ronde. Ce viscère se divise ordinairement en fond, en corps &

en col. Le fond en est la partie la plus large &
la plus évasée, & le col la partie la plus étroite :
le corps de la matrice est entre le fond & le
col. Celui-ci s'avance plus ou moins dans le vagin,
en y formant comme une espèce de museau de
tanche. Il est percé d'une ouverture ovale, dont
le grand diamètre est en travers. C'est cette ouverture qu'on appelle l'orifice de la matrice : elle
est plus ou moins béante, suivant que les femmes
n'ont point eu d'enfans ou qu'elles en ont eu
plusieurs. On remarque aussi qu'elle est plus resserrée dans les femmes nouvellement enceintes.
Ce changement n'est pas le seul qui arrive alors
au col de la matrice. Il s'alonge, devient plus
ferme, plus chaud, plus rugueux ; ensuite il s'a-
mollit à mesure que la grossesse avance ; & vers
les derniers temps il s'efface peu à peu, & s'applique assez exactement au globe que présente
la tête de l'enfant. Il s'entre-ouvre à la fin, &
n'offre plus qu'une ouverture exactement ronde,
qui s'élargit peu à peu. Cette dernière circonstance annonce que l'accouchement est prêt à se
faire.

La matrice a deux faces, l'une antérieure, l'autre
postérieure ; & deux bords, dont un est à droite
& l'autre à gauche. Sa situation ordinaire est telle,
que son fond est en arrière & en haut, & son col
en devant & en bas ; mais cette situation varie
beaucoup ; car on voit souvent la matrice se porter
à droite, à gauche, en devant ou en arrière,
ce qui arrive dans la grossesse, sur-tout vers la
fin, & dépend du lieu sur lequel le placenta est
implanté. On peut s'en assurer en touchant l'orifice de ce viscère, car pour lors on le trouve
tourné du côté opposé à celui où son fond s'est
jeté. La tuméfaction du ventre, qui est plus con-

fidérable d'un côté que de l'autre , annonce auffi
cette difpofition , à laquelle il eft bon de remédier de bonne heure pendant l'accouchement, en
donnant à la femme une fituation qui ramène ,
autant qu'il eft poffible , la matrice à celle qui lui
eft naturelle.

Quant aux dimenfions de la matrice , on obferve que dans une femme qui n'eft pas enceinte,
elle a pour l'ordinaire trois à quatre travers de
doigt de longueur fur un pouce d'épaiffeur. Son
fond a environ trois travers de doigt de largeur,
& fon col en a deux feulement. Ces dimenfions
peuvent changer, non-feulement eu égard à la
groffeffe , mais encore par rapport à diverfes circonftances.

La cavité de la matrice répond à fon volume.
On la divife en deux parties , dont l'une eft la
cavité du fond, & l'autre celle du col , quoique
l'une & l'autre communiquent enfemble , & n'en
forment pour ainfi dire qu'une. La cavité du col
de la matrice eft oblongue , & plus étroite à fes
extrémités que dans fon milieu. Son ouverture
extérieure répond au vagin. C'eft celle dont eft
percé le col de la matrice, & que nous avons dit
être l'orifice inférieur de ce vifcère. On trouve
dans cette cavité plufieurs replis ou rugofités formées par la membrane qui la tapiffe , & dont les
unes font tranfverfales , & quelques autres, placées en devant & en arrière, font longitudinales.
On y voit plufieurs petits trous ou lacunes dont
l'ufage eft de fournir une humeur mucilagineufe
propre à lubrifier toutes ces parties. Il fe trouve
auffi quelquefois, dans l'intervalle des rides tranfverfales , de petits corps de couleur blanchâtre &
prefque tranfparente , dont la figure eft fphérique ,
& dont le volume varie beaucoup, les uns étant

plus gros, & les autres plus petits & à peine fenfibles. La nature de ces corps n'eft pas encore bien connue. Naboth les a pris pour des œufs, mais ils n'en ont que la forme extérieure , & paroiffent être des follicules remplis d'une lymphe muqueufe.

La cavité du corps de la matrice eft plus ample que celle de fon col. Sa figure eft triangulaire , ce qui s'obferve principalement lorfque le volume de ce vifcère n'a fouffert aucun changement. Des trois angles que cette cavité préfente , il y en a un qui répond à la cavité du col , & les deux autres à deux conduits appelés les trompes de Fallope , qui communiquent avec elle par des ouvertures très-petites. La membrane qui tapiffe la cavité du corps de la matrice, n'offre aucune rugofité, fi ce n'eft peut-être une forte d'élévation qui règne en quelques fujets le long de fa face antérieure & de fa face poftérieure, & qui femble la partager en deux parties égales , l'une à droite & l'autre à gauche. Cette membrane eft percée d'une infinité de petits trous , par lefquels on voit fortir du fang à la moindre preffion , ce qui les a fait regarder comme la voie des écoulemens périodiques auxquels les femmes font affujetties , & que l'on nomme flux menftruel , parce qu'il revient tous les mois.

Il n'eft pas extrêmement rare de voir la cavité de la matrice partagée en deux parties égales , par une cloifon qui les fépare. Littre , difféquant une petite fille morte à l'âge de douze ans , trouva le vagin divifé par une cloifon charnue perpendiculaire , en deux cavités égales , l'une à droite , & l'autre à gauche , de forte cependant que la cloifon n'étoit entière & ne formoit ces deux cavités que depuis le milieu du vagin jufqu'à la matrice. Chacune de ces deux cavités aboutiſſoit à une matrice particulière, qui avoit ſon orifice, ſon col & ſon fond. Ces matrices, qui étoient très-diſtinctes & ſéparées à l'intérieur, ne montroient en dehors qu'un corps ſimple & continu, à l'exception néanmoins de leurs fonds, qui ſe trouvoient ſéparés l'un de l'autre, ou, pour mieux dire, qui n'étoient unis que par un ligament membraneux en forme de triangle. Chaque fond ſe terminoit en pointe, & avoit une trompe. Il s'y trouvoit auſſi un ovaire, un ligament large & un ligament rond. La conſéquence que Littre tiroit de cette obſervation, étoit que ſi cette fille eût vécu, & qu'elle eût été mariée, elle auroit pu concevoir en différentes approches, tantôt par l'une & tantôt par l'autre, ſelon que l'humeur ſéminale eût été portée à l'une ou à l'autre de ces deux parties. L'Hiſtoire de l'Académie royale des Sciences, année 1752, contient une ſeconde hiſtoire de matrice double.

Ces faits, qui ne ſont pas, à beaucoup près, les ſeuls, fourniſſent une explication bien naturelle des exemples de ſuperfétation qu'on rapporte ; & il y en a beaucoup de la vérité deſquels il ne paroît pas poſſible de douter. Tel eſt, entre autres, celui-ci, que M. de Buffon a tiré d'un ouvrage anglois du docteur Parſon, imprimé en 1745. Une femme de Charles-Town, dans la Caroline méridionale, accoucha, en 1714, de deux jumeaux qui vinrent au monde tout de ſuite l'un après l'autre. Il ſe trouva que l'un étoit un enfant nègre, & l'autre un enfant blanc, ce qui ſurprit beaucoup les aſſiſtans. Ce témoignage évident de l'infidélité de cette femme à l'égard de ſon mari, la força d'avouer qu'un Nègre qui la ſervoit, étoit entré dans ſa chambre un jour que ſon mari venoit de la quitter & de la laisser dans son lit ; & elle ajouta, pour s'excuser, que ce Nègre l'avoit menacée de la tuer, & qu'elle avoit été contrainte de le satisfaire.

La substance de la matrice est assez ferme dans les femmes qui ne sont point enceintes. On n'y distingue qu'un tissu serré, garni d'un grand nombre de vaisseaux tortueux & de grosseur médiocre. Elle est couverte extérieurement par le péritoine, & paroît tapissée intérieurement par une membrane mince, glaireuse, & percée d'un grand nombre d'ouvertures qui laissent échapper dans sa cavité une humeur mucilagineuse, & qui fournissent aussi, comme il a été dit plus haut, la plus grande partie du sang menstruel. Mais cette membrane fait corps avec la matrice, & ne peut en être séparée. L'épaisseur des parois de ce viscère est de trois à quatre lignes vers son fond, & un peu moins vers son col.

La matrice est tout autrement disposée dans les femmes qui sont enceintes. Non-seulement elle change de figure & devient presque ronde, mais elle présente une organisation différente, en ce que la membrane dont elle est garnie intérieurement, se sépare du reste de sa substance avec beaucoup de facilité, & laisse appercevoir, dans la face interne de ce viscère, beaucoup de fibres musculeuses fort distinctes, qui s'étendent depuis son col jusqu'à sa partie supérieure, & qui passent d'une de ses faces à l'autre, pour descendre vers son col du côté opposé. Ces fibres sont croisées par d'autres qui sont moins nombreuses & moins grosses, & qui se rencontrent vers le fond de la matrice, ce qui forme en cet endroit un entrelacement très-difficile à démêler. C'est sans doute l'entrelacement dont il s'agit, que Ruysch a regardé comme un mufcle particulier au fond de la matrice, deftiné à faciliter la féparation de l'arrière-faix après la fortie du fœtus, & qu'il a nommé mufcle utérin. La difficulté de le rencontrer a fait douter de fon exiftence. On voit dans l'épaiffeur de la matrice, des cavités larges qui communiquent les unes avec les autres, & qui s'ouvrent à la furface interne de ce vifcère par des orifices plus ou moins évafés : ces cavités font affez femblables à celles de la rate, ou à celles du corps caverneux de la verge. Elles reçoivent le fang d'une infinité d'artères, dont les branches latérales viennent s'y ouvrir, & il en part des veines qui fe réuniffent avec celles du voifinage. Ce font les finus de la matrice. Ces finus font en plus grand nombre vers le fond de ce vifcère que par-tout ailleurs. On les trouve pleins de fang dans le temps des règles, & alors leurs orifices font plus grands ; mais, pendant la groffeffe, ils fe diftendent & s'élargiffent beaucoup davantage. Vers le troifième & le quatrième mois, ils font déjà dilatés, & leurs orifices font affez larges pour recevoir l'extrémité d'une plume à écrire. Vers la fin, les finus de la matrice deviennent fi grands, qu'ils recevroient l'extrémité du pouce, & les canaux qui en partent le font affez pour qu'on puiffe y introduire celle du petit doigt.

Les ligamens de la matrice font au nombre de quatre. Deux font larges, & les deux autres font grêles & portent le nom de ligamens ronds. Les premiers ne font autre chofe que deux replis du péritoine, attachés d'une part aux côtés de la matrice, & de l'autre à ceux du petit baffin. Leur fituation eft telle qu'ils partagent la cavité du baffin en deux parties, l'une antérieure, & l'autre poſtérieure. Chacun de ces ligamens eſt diviſé vers ſon bord ſupérieur en deux feuillets ou aîlerons, dont un eſt en devant, & l'autre en arrière. Le premier eſt le plus large & le plus élevé. Il renferme dans ſon épaiſſeur un conduit qu'on nomme la trompe de Fallope. Le ſecond eſt plus étroit, & ſitué plus bas ; il embraſſe de même l'ovaire avec ſon ligament. Les ligamens larges ſont étendus depuis le col de la matrice, juſques vers ſon fond, dans les femmes qui ne ſont pas enceintes, mais dans celles qui le ſont, ils ne montent pas ſi haut. On remarque qu'ils ſont ſitués d'autant plus bas, & qu'ils occupent d'autant moins d'eſpace, que la matrice eſt plus tuméfiée ; de ſorte que vers les derniers mois de la groſſeſſe ils diſparoiſſent preſqu'entièrement, & les trompes & les ovaires qui y ſont logés ſe trouvent appliqués aux parties latérales & inférieures de la matrice. L'uſage des ligamens larges eſt non-ſeulement de retenir ce viſcère & d'empêcher qu'il ne ſe porte à droite & à gauche, mais encore de lui fournir une enveloppe membraneuſe, lorſqu'il commence à s'étendre. Dans les derniers temps de la groſſeſſe, où ſon volume devient plus conſidérable, il détache & ſoulève peu à peu la portion du péritoine qui s'étend ſur les parties voiſines de la veſſie & de l'inteſtin rectum. C'eſt pourquoi la cavité du bas-ventre paroît deſcendre moins bas qu'à l'ordinaire, & la veſſie, dont la face poſtérieure fait boſſe dans la cavité du bas-ventre, ſe trouve totalement cachée au milieu du tiſſu cellulaire qui l'environne, &, pour ainſi dire, collée à la face antérieure du vagin.

Les ligamens ronds de la matrice naiſſent de ſes parties ſupérieures & latérales, ſous la forme de deux cordons de médiocre groſſeur, & ſe por-

tent obliquement de haut en bas & de dedans
en dehors, dans l'épaiffeur de chacun des deux
ligamens larges. Ils paffent à travers les anneaux
des mufcles obliques du bas-ventre, & vont fe
terminer par plufieurs filets à la région du pubis,
& aux parties fupérieures des cuiffes. Ces ligamens font faits de l'affemblage de vaiffeaux dont
la plupart font fanguins, & qui établiffent une
forte de communication entre les parties génitales internes & celles qui font externes. Ce font
eux dont l'engorgement fait fentir aux femmes
des douleurs & des laffitudes au haut des cuiffes
lorfqu'elles font enceintes, ou que la matrice eft
engorgée. Outre ces ligamens, & ceux qui viennent d'être décrits fous le nom de ligamens larges, quelques-uns difent que la matrice en a
encore deux autres qu'ils appellent fes ligamens
poftérieurs, mais qui ne paroiffent être que des
replis de la portion du péritoine, qui, après avoir
couvert la partie poftérieure & inférieure de la
matrice, fe porte fur la partie inférieure & antérieure du rectum. Ces replis naiffent de chaque
côté de la partie poftérieure & moyenne de la
matrice ; ils defcendent jufqu'au col de ce vifcère, après quoi ils fe réfléchiffent en fe courbant
pour venir gagner les parties latérales du rectum,
le long duquel ils montent plus ou moins haut.
Ils different peu de ceux qui, dans l'homme, fe
voient à la partie poftérieure & inférieure de la
veffie, & ils ne renferment aucune fubftance
étrangère. Lorfqu'on renverfe la matrice de derrière en devant, & qu'en même-temps on la foulève un peu, ils fe préfentent fous la forme de
deux croiffans, dont les concavités fe regardent,
& dont les extrémités tiennent à la matrice & au
rectum. On peut croire qu'ils retiennent le col

de la matrice, & qu'ils l'empêchent de se porter en devant & en bas. Santorius, & Gunzs, célèbre Professeur de Médecine à Leipsick, en avoient donné une description assez exacte ; mais M. Petit les a surpassés dans un Mémoire inséré parmi ceux de l'Académie royale des Sciences, pour l'année 1760.

Les trompes de Fallope font des conduits tortueux qui naissent des parties supérieures & latérales du fond de la matrice. Ces conduits font d'abord fort étroits, mais ils s'élargissent à mesure qu'ils s'éloignent de la matrice, en se portant sur les côtés, en sorte que dans l'endroit où ils font le plus dilatés, on y pourroit introduire l'extrémité du petit doigt. Ils se rétrécissent ensuite vers leur extrémité, laissant seulement un petit trou capable de recevoir un stylet, & s'évasent enfin pour former ce qu'on nomme le pavillon, dont la circonférence est non-seulement plissée, mais encore frangée & découpée par les bords. Cette partie se nomme aussi le morceau frangé. La longueur des trompes est d'environ sept à huit travers de doigt, & leur structure est absolument la même que celle de la matrice. Elles font enveloppées dans toute leur longueur par l'aileron antérieur des ligamens larges, & tiennent par son moyen aux ovaires, auxquels elles se trouvent aussi unies par une portion du morceau frangé.

Les ovaires font deux corps blanchâtres, ovales & un peu applatis, du volume d'un petit œuf de pigeon, situés dans l'épaisseur des ailerons postérieurs des ligamens larges, & par conséquent aux côtés de la matrice, auxquels ils tiennent par une espèce de ligament arrondi, que les anciens ont regardé comme un conduit qui leur étoit particulier, & qu'ils ont nommé canal déférent, par comparaison avec celui qui s'éleve des testicules de l'homme. Les ovaires sont enveloppés de deux membranes ; la première leur est fournie par les ligamens larges ; la seconde, qui leur est propre, recouvre immédiatement leur substance, laquelle est formée d'un tissu spongieux très-serré, & de plusieurs petites vésicules remplies d'une liqueur fort claire, & qui a toutes les qualités de la lymphe. Ces vésicules sont au nombre de dix à douze dans chaque ovaire, tantôt plus, tantôt moins ; elles sont si petites avant l'âge de puberté, qu'on a de la peine à les distinguer. Au-delà de cet âge, elles diminuent & disparoissent presque en entier ; mais dans les femmes qui sont en état d'avoir des enfans, elles sont très-apparentes. Leur volume n'est pas toujours le même : les unes sont grosses comme un grain de chenevi, & les autres sont plus petites qu'un grain de millet. Les premières sont plus proches de la surface de l'ovaire, & les secondes sont situées plus profondément. Le plus grand nombre des Physiciens regarde à présent ces vésicules comme autant d'œufs, auxquels le tissu spongieux qui les entoure fournit une espèce d'écorce ou de calice particulier. Le tout est parsemé de vaisseaux tant sanguins que nerveux.

On trouve sur les ovaires des femmes enceintes & des femelles des animaux pleines, un corps de couleur jaune tirant sur le rouge, qui commence à se former peu de temps après qu'elles ont conçu, & qui décroît vers la fin de la gestation, pour disparoître entièrement. Ce corps n'a pas d'autre nom que celui de *corpus luteum*, corps jaune. Il est unique, même sur les femmes qui sont enceintes de deux ou trois enfans, & sur les femelles d'animaux qui portent un plus grand nombre de petits à-la-fois. Le volume le plus confidérable auquel il parvienne, eft celui d'une cerife; alors il occupe la plus grande partie de l'ovaire. Ce corps eft compofé de plufieurs lobules anguleux, dont la pofition eft irrégulière; & il eft formé intérieurement d'une tunique affez ferme, parfemée de vaiffeaux fanguins & de nerfs. Sa forme & fa difpofition intérieure varient dans les différens temps de fa durée : lorfqu'il n'eft encore que de la groffeur d'un grain de millet, il a à-peu-près la forme d'un paquet globuleux, dont l'intérieur ne paroît que comme un tiffu variqueux : lorfqu'il a acquis le volume d'un pois, il a la figure d'une poire, & en dedans on rencontre vers fon centre une petite cavité remplie de liqueur ; mais quand il eft devenu de la groffeur d'une cerife, fa cavité intérieure eft plus grande, & la liqueur que cette cavité contient eft beaucoup plus abondante. Les dernières obfervations qui aient été faites fur des femelles d'animaux nouvellement fécondées, montrent que le corps jaune n'exifte ni en celles qui font en rut, ni en celles qui ont conçu depuis peu. Il n'eft pas une partie de l'ovaire, & ne paroît être produit que par une efpèce d'inflammation qui furvient à quelqu'un des points de la furface de ce corps, en vertu de la conception. On ne voit d'abord qu'une fimple bleffure qui eft entourée de fang caillé. En foufflant dans cette ouverture, on trouve qu'elle communique avec une véficule qui s'eft crevée, & qui a rendu fa lymphe par - là ; mais peu à peu l'intérieur de cette véficule fe durcit, fe gonfle, & devient un corps de la nature de celui dont il eft queftion.

Les ovaires des femmes parvenues à l'âge de puberté, & ceux des femmes avancées en âge, préfentent des cicatrices plus ou moins nombreufes,

que l'on a cru être la suite des crevasses qui s'y
étoient faites à chaque conception. Quelques-uns
ont même pensé qu'on pourroit juger du nombre
d'enfans qu'une femme auroit faits, par celui de
ces cicatrices ; mais on en rencontre également
sur les ovaires des femmes qui n'ont pas eu de
commerce avec des hommes & sur celles qui ont
eu beaucoup d'enfans , & leur nombre est quelquefois si considérable, qu'elles supposeroient une
merveilleuse fécondité , qui n'a certainement pas
lieu dans l'espèce humaine.

Les anciens ont regardé les ovaires comme de
véritables testicules , & leur ont attribué l'usage
de fournir une liqueur séminale, qui, étant portée
dans la matrice , se mêle avec la semence de
l'homme, & donne ainsi lieu à la formation du
fœtus. Cette opinion a été adoptée par les modernes jusqu'à Stenon qui le premier a dit que les
vésicules contenues dans les ovaires étoient de
véritables œufs, lesquels, après avoir été fécondés
par la semence du mâle, se gonfloient, rompoient
le calice dans lequel ils étoient renfermés, & tom-
boient le long des trompes de Fallope, jusque dans
la matrice, pour y prendre l'accroissement dont
ils sont susceptibles. Cet Anatomiste avoit en quelque sorte été prévenu par Guillaume Harvée ,
lequel avoit avancé que le premier produit de la
conception des vivipares étoit une espèce d'œuf,
& que la seule différence qu'il y eût entre eux
& les ovipares, c'est que les fœtus des premiers
prennent leur origine, acquièrent leur accroissement & arrivent à leur entier développement
dans la matrice, au lieu que les fœtus des seconds
prennent, à la vérité, leur première origine au
dedans de la matrice , où ils ne sont encore
qu'œufs, & que ce n'est qu'après être sortis du

corps de leur mère qu'ils deviennent réellement des fœtus. Mais Harvée n'a pas cru que les testicules des femmes continssent des œufs. Ce n'est que par une comparaison du sac qui se forme autour du fœtus dans la matrice des vivipares, avec le revêtement & l'accroissement des œufs dans celle des ovipares, qu'il a dit que tous venoient d'un œuf; & à cet égard il n'a fait que répéter ce qu'Aristote avoit dit avant lui.

A peine la découverte des prétendus œufs eut-elle été connue, qu'elle attira l'attention des Anatomistes ; & quoiqu'ils ne trouvassent que des vésicules dans les testicules des femmes & dans ceux des autres animaux femelles, ils ne crurent pas devoir hésiter à regarder ces vésicules comme de véritables œufs ; & les testicules eux-mêmes comme des ovaires. Cependant les observations faites avec le plus grand soin, & répétées sur un grand nombre de femelles d'animaux de toute espèce, prouvent que les vésicules des ovaires ne tombent point dans les trompes de Fallope pour être portées dans la matrice. Malpighi, l'un des plus grands fauteurs du système des œufs, après les avoir cherchés long-temps, a dit que l'une des vésicules des ovaires se rompoit au moment de la conception, que le corps jaune naissoit de ses débris, & que la cavité de ce corps renfermoit un œuf de la grosseur d'un grain de millet, lequel tomboit avec le temps dans les trompes de Fallope ; de sorte que, selon lui, l'usage du corps jaune est de conserver l'œuf, de le faire sortir du testicule qu'il appelle l'ovaire, & peut-être même de contribuer à sa génération. Par conséquent, il ne regarde pas les vésicules qu'on rencontre en tout temps dans les ovaires, comme des œufs, & il pense qu'elles ne servent qu'à la production du

corps

corps jaune où l'œuf doit se former. Valifnieri, fon difciple & fon émule, eft de même avis au fujet des véficules apparentes des ovaires ; mais il n'a jamais pu appercevoir l'œuf que Malpighi croyoit avoir vu une fois ou deux feulement dans la cavité du corps jaune. On peut dire cependant qu'il n'eft guère poffible de faire un plus grand nombre d'expériences, ni mieux qu'il les a faites. Enfin, Haller, après avoir fait couvrir quarante brebis choifies avec foin, & les avoir difféquées à différentes diftances du temps de l'accouplement, a cherché inutilement l'œuf dans les trompes, jufqu'au dix-feptième jour. Avant ce temps, il n'a trouvé qu'une efpèce de gelée affez conftamment placée en-deçà d'un retréciffement dans les trompes, affez voifin de l'ovaire ; mais après le dix-feptième jour, il a prefque toujours vu le fœtus long d'environ trois lignes, bien conformé & enveloppé dans fes membranes, & il a exactement fuivi fon développement. D'où il réfulte que l'œuf eft en apparence un fluide gélatineux pendant quelque temps, qu'il prend fous cette forme un accroiffement confidérable, & qu'il ne paroît fous celle d'œuf, que lorfque le fœtus a commencé à être fenfiblement développé.

Mais fi les véficules contenues dans les ovaires ne font pas de véritables œufs, on ne pourra donc admettre le fyftême des œufs ni celui des animalcules pour expliquer la génération ? L'un fuppofe que, de même que toutes les parties qui doivent compofer le poulet fe trouvent formées en abrégé dans l'œuf fécondé d'une poule, de même auffi toutes celles qui doivent compofer le fœtus fe trouvent en raccourci dans les petits œufs de la femme & des animaux vivipares ; & l'autre, que l'animal eft tout formé dans la femence du mâle, avec laquelle il doit être apporté à l'un des œufs contenus dans les ovaires. Ainsi, dans le premier, la femence du mâle est considérée comme une matière propre à développer les parties du germe que renferme l'œuf ; dans le fecond, les œufs font regardés comme autant de nids propres à recevoir les animalcules qu'on dit fe trouver dans la femence du mâle, & que l'on affure pouvoir être apperçus, par le fecours d'un bon microfcope, dans une goutte de femence prolifique nouvellement fortie & encore toute chaude.

Il est vrai que la femence, examinée de cette manière, préfente un grand nombre de particules longues qui font toujours en mouvement, & qui s'agitent avec beaucoup de vîteffe ; mais la plupart des autres liqueurs animales en contiennent de femblables. D'ailleurs, l'humeur qu'on trouve dans les véficules des ovaires, en offre qui paraiffent de la même efpèce. Ces particules agitées font-elles des animalcules qui n'attendent que des circonftances favorables pour fe développer & s'accroître ? On peut en douter avec d'autant plus de raifon, qu'étant exceffivement nombreufes, il y en auroit une grande quantité de perdue, & que ces animalcules fuppoferoient une fuite incompréhenfible d'animaux renfermés les uns dans les autres. D'ailleurs, tout le monde n'en a pas la même idée. Un des plus habiles Phyficens de nos jours ne regarde les molécules oblongues de la femence, que comme des particules organiques vivantes, qui viennent de toutes les parties du corps de l'animal auquel elles appartiennent. Ces particules, conduites dans la matrice avec le refte de l'humeur féminale, fe joignent à celles de la femence prolifique qui s'écoule d'une des véficules de l'ovaire rompu, & le fœtus réfulte de leur mélange. Cette opinion, toute extraordinaire qu'elle paroisse, a cependant beaucoup de rapport avec celle d'Hippocrate, & celle qu'ont suivie presque tous les Physiciens, avant que Stenon vînt annoncer le système des œufs, & elle ne répond pas moins bien qu'une autre à la plupart des phénomènes de la génération. Si le mélange des deux semences se fait dans la matrice, ce qui arrive le plus souvent, le fœtus s'y forme, & y prend ses accroissemens; mais s'il se fait dans l'une des trompes de Falloppe ou dans un des ovaires, la conception se fait dans une de ces deux parties par erreur de lieu : c'est ce dont on a des exemples assez nombreux. On lit dans les Mémoires de l'Académie royale des Sciences, année 1701, que Littre trouva dans l'ovaire d'une femme une vésicule qui, quoique moins grosse, & située plus profondément que d'autres, contenoit un embryon d'une ligne & demie de grosseur, sur trois lignes de long, & qui étoit attaché au dedans des enveloppes de la vésicule par un cordon gros d'un tiers de ligne, & long d'une ligne & demie. Cet embryon nágeoit dans une liqueur claire & mucilagineuse. On y distinguoit fort sensiblement la tête, & sur cette tête une ouverture à l'endroit de la bouche. Il y avoit une éminence à la place du nez, & une ligne de chaque côté de la racine de cette partie. Ces deux lignes étoient apparemment les places des paupières. Les côtés du tronc offroient en haut & en bas des éminences de forme ronde, qui sans doute étoient les extrémités supérieures & inférieures.

Les mêmes Mémoires, année 1756, font mention d'un fœtus bien plus considérable, qui fut pareillement rencontré dans un des ovaires. On rapporte aussi quelques cas dans lesquels la conception s'eſt faite dans le ventre ; mais il eſt bien plus ordinaire des voir des fœtus ſe former & ſe développer dans les trompes. Lorſque cela arrive , ou la trompe ſe rompt lorſqu'elle eſt parvenue à ſon dernier degré d'extenſion , & alors l'enfant paſſe dans le ventre , & la mère périt plus ou moins promptement de l'hémorragie interne qui eſt la ſuite inévitable d'un pareil déſordre , ou de l'inflammation qui ſurvient aux parties du bas-ventre ; ou le fœtus meurt de fort bonne heure , & tombe dans une putréfaction qui ſe communique à tout le voiſinage. On croiroit que dans des circonſtances auſſi malheureuſes , les mères ne peuvent ſurvivre à leurs enfans ; mais on en a vu beaucoup qui ont été heureuſement délivrées par les ſecours de la nature , aidés de ceux de l'art. Les parties du fœtus, ſéparées les unes des autres par la pourriture, ſont ſorties par différentes voies , tantôt par le fondement , quelquefois par le nombril , &c.

On lit dans les Mémoires de l'Académie royale des Sciences, pour l'année 1702, que Littre tira par le fondement les os d'un fœtus qui s'étoit pourri dans le ventre, & qui avoit occaſionné un dépôt dont l'ouverture s'étoit faite au rectum, à peu de diſtance de l'anus. La femme a ſurvécu à cette opération.

Enfin, il y a des faits qui prouvent que des enfans ſont reſtés très-long-temps dans le ventre de leurs mères, ſans leur occaſionner d'autres incommodités que celles qui réſultent de leur volume & de leur peſanteur. Ces faits ont été raſſemblés par Morand, dans un Mémoire lu à l'Académie royale des Sciences , en 1748. Le plus récent eſt celui d'une femme morte à Joigny, à l'âge de ſoixante & un ans , trente - trois ans après une groſſeſſe qui ne se termina point, quoiqu'il y eût des signes qui annonçassent un accouchement prochain. On trouva dans le ventre une masse du poids de huit livres, de forme ovale, qui sembloit naître de la trompe droite, & qui contenoit un enfant mâle très-bien conservé. Les autres faits de cette espèce sont celui de Sens, en 1582, celui de Toulouse, 1678, & celui de Linzell en Souabe, en 1720. L'enfant de Sens resta vingt-huit ans dans le ventre de sa mère, l'enfant de Toulouse y demeura vingt-trois ans, & celui de Linzell quarante-six ; & ce qu'il y a de plus extraordinaire, la grossesse de la femme qui le portoit, ne l'empêcha pas de devenir encore enceinte, & de mettre au monde deux autres enfans qui se portèrent bien.

Les parties génitales de la femme reçoivent un grand nombre de vaisseaux sanguins; elles ont des vaisseaux lymphatiques & des nerfs : leurs artères viennent de celles qu'on nomme spermatiques, ou des hypogastriques. Les spermatiques ont la même origine & la même marche que dans l'homme; elles n'en diffèrent qu'en ce qu'elles sont plus flexueuses. Ces artères, au lieu de sortir de la cavité du ventre, se glissent le long du péritoine jusqu'aux ovaires, où le plus grand nombre de leurs rameaux va se porter. On en voit quelques-uns passer au devant de ce corps, & se répandre sur toute la longueur des trompes de Fallope, sur les côtés de la matrice, & même jusques dans l'épaisseur des ligamens ronds qu'ils accompagnent hors du ventre, pour s'anastomoser avec des rejetons des artères épigastriques.

Les artères que les hypogastriques envoient aux parties génitales sont l'artère utérine, la vaginale, l'hémorroïdale moyenne, & la honteuse interne.

Outre ces artères, les parties génitales externes,

en reçoivent aussi qui viennent de l'épigastrique &
de la crurale , & qui ressemblent beaucoup à celles
qui dans l'homme portent le nom de honteuses externes.

Les veines ont la même origine que les artères :
elles font principalement fournies par les spermatiques & par les hypogastriques. Les premières, femblables à celles de l'homme, viennent fe répandre
fur les ovaires, fur les trompes de Fallope, & même
fur la matrice. La vessie urinaire en reçoit quelquefois des ramifications. Elles fe distendent considérablement pendant la grossesse. La plupart des
veines auxquelles l'hypogastrique donne naissance,
fe réunissent pour former un plexus duquel partent
des veines pour la partie inférieure de la matrice,
pour le vagin & pour la vessie, fous le nom
d'utérines, de vaginales & de vésicales. D'autres
fortent du bassin avec l'artère honteuse interne
qu'elles accompagnent, & dont elles suivent les
distributions. Il fe joint à ces veines des rameaux
de l'épigastrique, & de petits troncs veineux qui
fortent de la crurale, & qui vont aux parties génitales externes.

Les vaisseaux lymphatiques de ces parties font
peu connus : on en a cependant observé fur la
matrice, & l'on a dit autrefois en avoir vû fur
des ovaires malades, lesquels étoient fort dilatés,
& remplis d'une lymphe visqueuse. Pour les nerfs,
ils viennent des plexus rénaux & méfentérique
inférieur, & des grands nerfs intercostaux à leur
entrée dans le bassin, & vont aux ovaires, aux
ligamens larges, & peut-être aussi fur les côtés
de la matrice, où leur ténuité ne permet pas de
les suivre ; où ils tirent leur origine des dernières
paires facrées, & fe distribuent aux parties latérales inférieures de la matrice, fur les côtés du

vagin , & fur les parties génitales externes , à-peu-près comme dans l'homme.

Du Fœtus & de fes Enveloppes.

De quelque manière & en quelque lieu que la conception fe faffe , l'embryon fe développe ; & on voit fe former avec lui le placenta , le cordon ombilical , & les membranes qui renferment les eaux dans lefquelles il nage.

Le placenta ou l'arrière-faix , communément appelé le délivre , eft un corps fpongieux & cellulaire , principalement compofé de l'entrelacement d'une infinité de vaiffeaux fanguins. Sa figure eft orbiculaire & applatie , de forte qu'il préfente deux faces , une convexe par laquelle il eft appliqué à la matrice , & l'autre concave qui eft tournée vers le dedans des membranes. Sa grandeur & fon épaiffeur varient fuivant la difpofition du fœtus & le temps de la groffeffe. Dans les derniers mois , il a environ fix travers de doigt de largeur fur un pouce d'épaiffeur dans fon milieu , laquelle diminue infenfiblement en approchant de la circonférence. On voit fur la furface concave du placenta un grand nombre d'artères & de veines. Ces dernières forment par leur réunion un tronc affez confidérable , que l'on nomme veine ombilicale ; & les artères fe réuniffent en deux troncs principaux , qui portent auffi le nom d'artères ombilicales. Ces trois vaiffeaux unis enfemble par le moyen du tiffu cellulaire , & recouverts par une membrane continue à celle qui enveloppe le fœtus , forment le cordon ombilical dont la longueur eft d'environ une demi-aune. La veine ombilicale fe contourne en fpirale autour des artères , qui pénètrent avec elle dans le ventre du fœtus par l'anneau de l'ombilic. La veine gagne le foie, & paffant par fa fciffure, va fe décharger dans le finus de la veine porte; & l'on voit partir du même finus, prefque vis-à-vis l'infertion de la veine ombilicale, un conduit particulier nommé canal veineux, qui fe rend dans la veine cave inférieure immédiatement au-deffous du diaphragme. Les artères defcendent le long des parties latérales de la veffie à laquelle elles fourniffent quelques rameaux, & fe terminent dans les artères iliaques internes, ou plutôt dans le tonc même des artères iliaques primitives. Si l'on a égard au cours de la liqueur renfermée dans ces trois vaiffeaux, on verra que la veine ombilicale tire fon origine du placenta, & les artères des iliaques.

On trouve, dans l'épaiffeur du cordon ombilical de plufieurs animaux, un quatrième vaiffeau nommé ouraque, lequel prend naiffance du fond de la veffie, paffe par l'anneau de l'ombilic, fe continue le long du cordon, & vient enfin fe terminer dans une poche membraneufe appelée allantoïde. Cette poche eft mince & tranfparente : elle eft logée entre le chorion & l'amnios, & fon étendue eft différente dans les différentes efpèces d'animaux. Dans les vaches, par exemple, les brebis & les chèvres, elle ne couvre qu'une petite portion de l'amnios, & fe rencontre principalement dans les cornes de la matrice. Dans les truies & dans les lapines, elle enveloppe un peu moins de la moitié de l'amnios; & dans les jumens, les chiennes & les chattes, elle le recouvre en entier. L'allantoïde eft probablement formée par la dilatation de l'ouraque, & fon ufage eft de recevoir l'urine qui vient de la veffie, fans que cette liqueur puiffe en fortir, parce qu'elle y eft retenue par un repli membraneux en forme de valvule.

Ses vaisseaux sont très-fins & en petit nombre, & on ne peut pousser d'injection au-delà de ses bords. Elle est analogue à la sur-peau. On a beaucoup disputé pour savoir si elle avoit lieu chez les femmes ou non. Ceux qui en nient l'existence, disent ne l'avoir pu jamais rencontrer ; & que quand même on la trouveroit, on ne pourroit lui assigner la même utilité que chez les brutes, l'ouraque n'étant pas ordinairement percé. Mais si l'on considère que la vessie du fœtus contient de l'urine ; qu'un réservoir propre à la recevoir ne paroît pas moins nécessaire chez les hommes que chez les autres animaux ; que dans certains cas où l'urine ne pouvoit sortir par les voies ordinaires, on l'a vue passer par le nombril ; que les Accoucheurs remarquent généralement deux espèces d'eaux lors de la sortie de l'enfant ; enfin, que Littre & Hales ont montré l'allantoïde préparée avec le reste de l'arrière-faix, le premier à l'Académie royale des Sciences de Paris, & le second à la Société royale de Londres, qui toutes deux certifient & assurent la vérité de leur exposition, sans parler de Verrheyen, de Heister & de Keil, qui disent avoir vu cette poche, & d'Albinus, qui, dit-on, en montroit tous les ans une préparation à ses disciples, il paroîtra fort vraisemblable qu'elle se trouve aussi dans l'homme, quoiqu'on n'ait pu la voir qu'en un petit nombre de sujets.

Le cordon ombilical s'élève ordinairement de la partie moyenne du placenta. Cependant il n'est pas rare de le trouver implanté vers l'un des bords de ce corps, qui, au lieu d'avoir un figure orbiculaire, en prend alors une plus ou moins alongée. Cette disposition vient du lieu de la matrice auquel le placenta se trouve attaché. Lorsqu'il répond exactement à la partie supérieure &

moyenne, ou à la partie inférieure de ce viscère vis-à-vis son col, le cordon ombilical vient de la partie moyenne du placenta ; mais lorsqu'il s'en éloigne, comme la matrice ne se dilate pas uniformément dans tous ses points, que ses parties latérales prêtent beaucoup davantage que les autres, & que le placenta fait dans ses accroissemens la dilatation de la partie de la matrice à laquelle il est attaché, ce corps croît plus dans un sens que dans un autre, & devient oblong & d'une figure analogue à celle d'une raquette.

La face externe du placenta ne présente qu'un tissu mollasse & spongieux. Elle est couverte d'une membrane extrêmement mince, à travers laquelle on apperçoit plusieurs lobes faciles à séparer les uns des autres, jusqu'au côté opposé où ils sont soutenus par une portion du chorion & de l'amnios. On y voit aussi des vaisseaux extrêmement fins, repliés sur eux-mêmes, en manière de spirale alongée, lesquels viennent en grand nombre de la surface interne de la matrice, & vont s'implanter dans ce corps. Il est impossible d'appercevoir jusqu'où ces vaisseaux s'étendent lorsqu'ils ne sont remplis que du sang qui y reste après la mort. Mais lorsqu'ils sont distendus par une substance suifeuse & colorée injectée dans les vaisseaux de la matrice, on voit qu'ils s'enfoncent dans les lobes du placenta, sans qu'il s'en glisse dans leurs intervalles. Là, ces vaisseaux aboutissent à un tissu cellulaire dans lequel ils laissent échapper une partie de l'injection dont ils ont été remplis, & où chacun d'eux forme une infiltration qui est plus proche de la face interne du placenta que de l'externe. Il n'y en a point qui se continue sous la forme qui lui appartient ; ou qui verse dans d'autres vaisseaux du placenta la moindre portion de la substance qui les remplit. Cette fubftance ne parvient donc pas à la face interne du corps dont il s'agit, & à plus forte raifon dans les vaiffeaux dont la réunion forme le cordon ombilical, & dans ce cordon lui-même.

La face externe du placenta eft garnie de tubercules ou de mamelons de différente groffeur, lefquels étoient implantés dans les finus de la matrice, lorfqu'il étoit collé à ce vifcère. Les tubercules dont il s'agit font fans doute formés de l'affemblage de vaiffeaux d'une ténuité extrême qui vont puifer dans les finus utérins les fucs néceffaires à la nourriture du fœtus. Mais quelle eft la nature de ces fucs ? eft-ce du fang qui paffe librement de la matrice au placenta, en vertu d'une communication ou d'une anaftomofe directe des vaiffeaux de ce corps avec ceux de la matrice ? Mal-à-propos voudroit-on le conclure de l'exiftence des vaiffeaux dont il a été parlé précédemment ; car quoique ces vaiffeaux viennent de la matrice & qu'ils contiennent du fang qui leur eft fourni par ceux de ce vifcère, ou de la matière de l'injection que l'on y fait paffer, & qu'ils foient très-nombreux, leur petiteffe, & la manière dont ils fe terminent, ne permettent pas de penfer qu'ils établiffent la communication dont il s'agit. Ils femblent plutôt n'avoir d'autre ufage que celui de fervir à la nourriture & à la vie du placenta, à-peu-près comme les artères bronchiques & hépatiques fervent à celle des poumons & du foie, fans concourir effentiellement à l'exercice des fonctions auxquelles ces vifcères font deftinés.

La communication ou l'anaftomofe directe des vaiffeaux du placenta & de ceux de la matrice paroît fondée fur des faits que l'on croiroit pofitifs, & qui pourtant ne le font pas. Cowper a, dit-on, mis hors de doute l'union des vaisseaux de la matrice avec ceux du placenta; mais l'incertitude qui règne dans ce qu'il dit à ce sujet, montre qu'il a plutôt avancé ce qu'il a cru devoir arriver, qu'il n'a décrit ce qu'il a vu réellement. Pour ôter tout lieu d'insister sur l'autorité de cet auteur, Monro a pris le parti de répéter l'expérience qu'on lui atttribue. Il a injecté de l'huile de térébenthine dans l'artère iliaque d'une femme morte au troisième ou quatrième mois de sa grossesse : la liqueur ne pouvoit passer dans l'artère iliaque externe, ni revenir par la veine, & l'huile a été poussée jusqu'à ce que la matrice fût si considérablement gonflée, qu'il fût à craindre que ses vaisseaux ne rompissent. Lorsqu'il a ouvert ce viscère, Monro a trouvé les vaisseaux ombilicaux vides ; il n'y avoit dedans aucune partie d'huile de térébenthine, & le sang coagulé dans les veines n'en avoit ni le goût ni l'odeur.

Manget rapporte une expérience beaucoup plus décisive, que Vieussens lui a, dit-il, communiquée. Du mercure injecté par l'artère carotide d'une chienne pleine, s'est non-seulement porté dans tous les vaisseaux de son corps, mais a encore pénétré par la veine ombilicale dans celui des petits enfermés dans sa matrice ; de sorte que toutes les parties internes & externes, & par conséquent tous les tégumens, étoient parsemés d'une manière curieuse de globules mercuriels qui circuloient dans les vaisseaux sanguins. Monro a pareillement vérifié ce fait en présence de plusieurs témoins éclairés. Il a introduit un tuyau dans l'artère carotide d'une chienne pleine, & n'a ouvert des tégumens qu'autant qu'il étoit nécessaire pour parvenir à ce vaisseau. Ensuite il a suspendu la chienne par le cou, & a versé du

vif-argent par le tuyau. Il a préféré cette méthode,
parce qu'elle lui a paru plus propre à empêcher
que le mercure ne s'échappât par les extrémités
des vaisseaux coupés, & enfin qu'il se frayât lui-
même des routes à travers les vaisseaux de la matrice, par la seule pression d'une colonne aussi haute
qu'elle pouvoit l'être dans la situation droite de l'a-
nimal. Il a continué d'introduire du vif-argent
jusqu'à ce qu'il sortît abondamment par les parties
génitales, ce qui étoit un signe certain qu'il avoit
pénétré assez avant pour avoir pu s'introduire dans
les vaisseaux du placenta, supposé qu'ils fussent
anastomosés avec ceux de la matrice ; & afin de
l'aider à passer encore plus aisément dans les vaisseaux ombilicaux, il a lié fortement le vagin, & a
continué de verser du mercure par l'artère carotide.

En ouvrant la chienne, il a trouvé les vaisseaux
de la matrice & ceux des trompes engorgés de mercure. Le corps de la matrice & la trompe droite ne
contenoient pas de fœtus, mais l'une & l'autre de
ces parties étoient distendues par le vif-argent qui
s'y étoit extravasé. Il y avoit dans la trompe gauche
un fœtus qu'il a enlevé, & qu'il a mis sur une
assiette après avoir bien lié la trompe au-dessous
& au-dessus de l'endroit où il étoit logé. Quand
cette trompe eut été ouverte dans toute sa longueur, il fut aisé d'en séparer le placenta, & in-
continent le mercure s'échappa en quantité des
vaisseaux de la trompe ; mais il n'en sortit pas
un atôme de la surface du placenta, & il ne s'en
trouva pas non plus dans les vaisseaux ombilicaux.
Cependant, quand Monro eut manié quelque temps
l'arrière-faix, & que l'amnios fut renversé en dehors, il apperçut sous cette membrane quelques
traces de vif-argent qui ne s'étendoient pas bien

loin, & qui étoient fort fines. D'ailleurs, le peu qu'il y en avoit n'étoit pas enfermé dans des vaisseaux ; de sorte qu'il en conclut que ce n'étoit autre chose que quelques gouttes de mercure qui s'étoient attachées à la surface externe du placenta ou de la trompe, lesquelles avoient été poussées dans les interstices de cette masse fongueuse pendant qu'elle avoit été maniée. Il jugea donc qu'il n'avoit passé aucune partie de mercure dans les vaisseaux ombilicaux.

Roederer a cru devoir s'assurer aussi, par des expériences, si celle de Vieussens réussissoit ou non : mais ayant pensé que le mercure s'introduit par-tout avec la plus grande facilité, & qu'il peut aisément pénétrer en partie dans l'épaisseur de la substance mollasse du placenta sans être entré dans ses vaisseaux, il a jugé à propos de faire ses injections avec une matière suifeuse, semblable à celle qu'on emploie ordinairement. Il les a répétées plusieurs fois sur des matrices de vaches ; & il a toujours vu que quoique les vaisseaux fussent pleins jusqu'à être prêts à crever, il n'en passoit cependant rien dans ceux du placenta.

Un fait qui paroît prouver plus sûrement encore la continuité des vaisseaux du placenta avec ceux de la matrice, c'est celui que rapporte Méri dans les Mémoires de l'Académie des Sciences, année 1707. Une femme grosse, dit-il, & qui touchoit à son terme, se tua d'une chûte très-rude, & presque sur le champ. On lui trouva sept à huit pintes de sang dans la cavité du ventre, & tous les vaisseaux sanguins entièrement épuisés. Son enfant étoit mort, mais sans aucune blessure, & ses vaisseaux étoient vides de sang aussi-bien que ceux de sa mère. Le corps du placenta étoit encore attaché à la surface interne de la matrice, où il n'y avoit point de sang extravasé. Heister rapporte une observation qui est presque la même. Mais si on prend une chienne prête à mettre bas, qu'on la saigne en l'épuisant de sang autant qu'il est possible, & qu'on l'ouvre ensuite, on trouvera ses petits non - seulement pleins de sang, mais encore vivans, & cela quoiqu'on n'ouvre la chienne qu'une demi-heure après sa mort. Il est certain que ce fait est absolument contraire à ceux de Méry & d'Heister: ainsi voilà expérience contre expérience. Le premier prétend que ces expériences s'accorderoient, si l'on n'ouvroit la chienne qu'après avoir laissé à ses petits le temps de mourir, & qu'on les trouveroit vides de sang; mais les observations suivantes prouvent le contraire. Roederer ayant ouvert une femme morte pendant le travail de l'enfantement, d'une hémorragie utérine qui avoit duré pendant douze heures, ne trouva rien dans son enfant qui indiquât que ses vaisseaux continssent moins de sang qu'à l'ordinaire. Haller, après avoir fait périr une chienne en lui ouvrant la veine jugulaire, & en lui faisant perdre tout son sang, ne s'est pas apperçu que les petits contenus dans les cornes de la matrice, ni leurs vaisseaux ombilicaux fussent vides de sang. D'ailleurs, comment juger sur un enfant mort-né, s'il a été épuisé de sang ou non avant de périr ? Ses vaisseaux en contiennent si peu dans l'état naturel, qu'il est presque impossible d'appercevoir aucune différence à cet égard.

Rien ne prouve donc que les vaisseaux du placenta s'anastomosent avec ceux de la matrice ; au contraire, il y a des raisons très-fortes pour croire qu'il ne se fait pas de circulation directe de l'une de ces parties à l'autre ; & ces raisons sont tirées de l'expérience. Roederer a coupé plusieurs fois le cordon ombilical sans y faire de ligature du côté du placenta ; & , laiſſant cette partie attachée à la matrice , il a reçu dans un vaiſſeau le ſang qui s'en écouloit. La quantité n'en a jamais excédé celle d'une once & demie, & quelquefois elle a été moindre. Comme on auroit pu penſer que le cordon ombilical étoit étranglé par le reſſerrement du col de la matrice, il a porté le doigt ſur toute ſa longueur pour s'en aſſurer , & n'a rien trouvé de ſemblable. Lorſqu'enſuite il a fait l'extraction du placenta , il n'a pas vu que les vaiſſeaux ombilicaux continſſent des caillots auxquels ou pût attribuer la ſuppreſſion du cours du ſang. Les ramifications artérielles & veineuſes qui ſe répandoient dans ce corps étoient vides & affaiſſées. Or , il eſt facile de voir que le contraire ſeroit arrivé, ſi le ſang paſſoit librement de la matrice au placenta. L'ingénieux auteur de ces expériences n'ignoroit pas qu'il y a des faits qui paroiſſent les contredire. On trouve dans les Mémoires de l'Académie des Sciences , année 1720, & dans le Traité des Accouchemens de Lamotte , des obſervations de femmes attaquées d'hémorragies violentes après leur accouchement, parce qu'on avoit négligé de faire une ligature au cordon ombilical du côté de la matrice. Mais eſt-il bien ſûr que , dans ces cas , le ſang ſoit venu par ce cordon ? & n'eſt - il pas plus vraiſemblable qu'il eſt ſorti de la matrice, en conſéquence de la ſéparation d'une partie , ou peut-être de la totalité du placenta ?

De crainte qu'il ne reſtât quelque doute ſur le défaut de communication entre les vaiſſeaux du placenta & ceux de la matrice, le même Roederer a fait diverſes autres expériences. Au lieu de lier & de couper le cordon ombilical, pour attendre

ou

ou pour procurer enfuite la fortie du placenta, il
a tiré plufieurs fois ce corps en même temps que
l'enfant, & les a laiffé tenir l'un à l'autre par le
cordon. Son deffein étoit de voir s'il fortiroit du
fang de la furface externe du placenta. Il a obfervé
que dans les premiers momens apres la naiffance,
les artères ombilicales battoient avec force dans
le cordon & dans le placenta, mais qu'il ne s'é-
couloit pas même une goutte de fang du dernier.
Peu à peu les battemens fe font ralentis, & ont
difparu tout-à-fait dans le placenta & dans la
partie du cordon qui le regarde, & enfin, au bout
d'un quart-d'heure au plus, dans celle qui tient à
l'enfant. Peu de temps après, ces parties fe font
refroidies. Il auroit pu fe faire que dans cette
expérience, le contact de l'air extérieur eût coagulé le fang contenu dans les parties voifines de
la furface du placenta, & que par ce moyen il
eût mis obftacle à fa fortie. Cet effet n'a pu avoir
lieu dans celles qui les ont fuivies & qui ont été les
mêmes, à cette différence près, que le placenta, le
cordon ombilical & l'enfant même, ont été plongés
fur le champ dans de l'eau médiocrement chaude.
Cependant le fuccès en a été le même; il n'eft pas
forti une goutte de fang; & les battemens, après
avoir été affez forts, ont diminué & ceffé enfuite
entièrement, mais un peu plus lentement que lorfque le placenta étoit refté expofé à l'air.

Il n'y avoit plus rien à tenter pour favoir s'il y
a une anaftomofe directe des vaiffeaux du placenta
avec ceux de la matrice, que de les laiffer attachés
l'un à l'autre fans lier le cordon ombilical, &
d'obferver ce qui en arriveroit. Les chofes fe font
paffées comme dans les expériences précédentes.
Les battemens, après s'être fait fentir avec force,
ont bientôt diminué & difparu pour toujours.

On peut, ce femble, conclure de toút ce qui vient d'être dit, que les vaiffeaux de la matrice & ceux du placenta ne font pas continus, & qu'au lieu de porter du fang à l'enfant, les **extrémités** des veines ombilicales ne puifent dans les finus de la matrice qu'un fuc blanc qu'elles pompent par voie d'abforption, comme les vaiffeaux lactés tirent le chyle qui eft contenu dans les inteftins. Ainfi il n'eft pas étonnant que le placenta fe flétriffe après la fortie & la féparation de l'enfant, puifqu'il ne reçoit plus rien de la matrice. En effet, la force d'abforption que lui communiquoit le fœtus fe perd en entier.

S'il étoit permis de fe fervir d'une comparaifon groffière, pour faire entendre d'une manière plus intelligible la communication qu'il y a entre la mère & l'enfant, on pourroit dire avec Monro, que les finus de la matrice font au fœtus ce que les inteftins font à l'adulte. Le fang qui eft dépofé dans ces finus eft analogue aux alimens reçus dans l'eftomac & dans le canal inteftinal. Les liqueurs que les extrémités des artères ombilicales verfent dans les finus peuvent être regardées comme la bile, le fuc pancréatique, & les autres liqueurs digeftives. Les veines ombilicales prennent les parties les plus fluides de cette maffe compofée, de même que les vaiffeaux lactés abforbent le chyle qui fe fépare des matières contenues dans les inteftins. Les parties les plus groffières du fang qui refte dans les finus, font reprifes par les veines de la matrice, comme les parties les plus groffières des alimens continuent leur route à travers le canal des gros inteftins, pour être chaffées par l'anus. La feule difficulté qui fe préfente ici, eft de favoir comment il fe trouve du fang dans le fœtus. Mais il eft facile d'y répondre, en difant qu'il en contient par la même raifon que le poulet, lorfqu'il eft encore renfermé dans l'œuf. Quant à la force qui produit cette liqueur, elle ne peut être que l'action du cœur & des gros vaiffeaux. N'oublions pas de remarquer que la nature a évité beaucoup d'inconvéniens, en n'établiffant point d'anaftomofe entre les vaiffeaux de la matrice & ceux du placenta. L'embryon, encore tendre, n'eft pas expofé à être détruit par la force avec laquelle les humeurs de la mère circulent. Il n'y a point de vaiffeaux déchirés à la fortie de l'enfant. Le placenta fe détache avec beaucoup plus de facilité, & il ne réfulte ni inflammation, ni fuppuration de fa féparation d'avec la matrice ; ce qui n'auroit pu manquer d'arriver, fi les chofes euffent été autrement difpofées.

On remarque que le placenta eft plus grand, par rapport au fœtus, dans les premiers mois de la groffeffe que dans les derniers, & qu'il forme une plus grande partie du tout où il eft compris. La raifon de cette différence eft que, comme il eft deftiné à préparer les fucs qui doivent fervir à la nourriture du fœtus, & à les lui tranfmettre au moyen du cordon ombilical, il faut que dans les premiers temps cette partie fe trouve la plus formée & la plus avancée ; & quoique dans la fuite elle fe nourriffe elle-même & qu'elle croiffe, tandis qu'elle nourrit & fait croître le fœtus, elle ne conferve pas fon premier avantage, parce qu'elle nourrit un fœtus plus grand & plus fort, qui en tire toujours plus de fucs, & par conféquent qui la defsèche & l'épuife, pour ainfi dire, de plus en plus. Ainfi, quand le fœtus eft à terme, le placenta étant plus petit à proportion, il a plus de facilité à fortir. Delà vient que les accouchemens avant terme, quoique plus faciles par la petitesse du fœtus, font cependant plus dangereux; car le fœtus, qui s'est préparé une issue suffisante pour lui-même, peut ne l'avoir pas faite assez grande pour son placenta qui doit le suivre.

Les membranes qui environnent le fœtus, sont nommées chorion & amnios. La première est la plus extérieure; elle se trouve immédiatement appliquée à toute la surface interne de la matrice. Sa substance est spongieuse & son épaisseur médiocre. On y découvre des vaisseaux sanguins. Il s'en détache une lame fort fine qui recouvre la surface convexe du placenta. Cette lame est percée d'un grand nombre de petites ouvertures, pour le passage des vaisseaux du placenta, qui vont s'implanter dans les sinus de la matrice; ce qui a donné lieu à quelques-uns de la nommer réticulaire. La seconde membrane, qui est connue sous le nom d'amnios, est transparente & beaucoup plus mince que le chorion. Les vaisseaux sanguins qui s'y distribuent sont en très-petit nombre & fort fins. Elle paroît se terminer au cordon ombilical, quoiqu'elle lui fournisse une espèce de gaîne, dans l'intérieur de laquelle les vaisseaux dont il est composé & le tissu cellulaire & muqueux qui les unit, se trouvent renfermés. La gaîne dont il s'agit, accompagne le cordon jusqu'au nombril de l'enfant, & se continue en quelque sorte avec les tégumens qui entourent cette partie. La cavité que forme l'amnios contient, outre le fœtus, une liqueur dans laquelle il nage & fait ses mouvemens; c'est la liqueur de l'amnios, dont la quantité varie beaucoup, non-seulement dans les différens temps de la grossesse, mais encore dans les différens individus. Elle est plus abondante, proportion gardée, au commencement, & diminue beaucoup fur la fin. Cependant le plus grand nombre des femmes rend une grande quantité d'eaux avant d'accoucher, & il n'en fort guère moins après la fortie de l'enfant. Cette liqueur, après avoir été d'abord épaiffe, muqueufe & douce, devient enfuite limpide & coulante, & prend une faveur âcre. Sa couleur & fon odeur font affez femblables à celles de l'urine. Il y a apparence qu'elle fuinte des pores dont la furface interne de l'amnios eft percée : peut-être auffi eft-elle en partie formée par la tranfpiration du fœtus. Son ufage eft d'entretenir la foupleffe de fes parties & celle de fes enveloppes. Elle empêche l'adhérence des unes avec les autres, & garantit le fœtus de la compreffion, tandis qu'il eft encore tendre. C'eft pour cette raifon qu'elle eft alors en plus grande quantité. Si elle diminue dans la fuite, lorfqu'il devient plus grand & plus fort, c'eft pour éviter que la matrice foit exceffivement dilatée. La liqueur de l'amnios fert encore à faciliter la fortie du fœtus au terme de l'accouchement, en dilatant peu à peu le col de la matrice, lorfque cette liqueur eft encore contenue dans fes membranes, & à rendre les paffages plus gliffans lorfqu'elle les a rompues. Son écoulement hors de la matrice annonce pour l'ordinaire une accouchement prochain, & l'on dit communément qu'une femme a rendu fes eaux, lorfque cet écoulement eft fait. On doit diftinguer la liqueur de l'amnios, d'avec celle que les femmes rendent quelquefois vers la fin de la groffeffe. Cette dernière s'étoit vraifemblablement amaffée entre les membranes, car fa fortie ne détermine pas celle du fœtus.

Quoique la liqueur de l'amnios ne paroiffe avoir aucune des qualités requifes pour fervir

d'aliment, cependant il y a beaucoup d'Anatomiftes qui penfent qu'elle eft deftinée à nourrir
le fœtus pendant la plus grande partie du temps
qu'il paffe dans la matrice: Mais les raifons qu'ils
en donnent font plus fpécieufes qu'elles n'ont
de force; de forte qu'il eft vraifemblable que le
fœtus ne fe nourrit que par le cordon ombilical,
tant qu'il refte dans la matrice.

La fituation en eft affez incertaine pendant les
premiers temps de la groffeffe. Néanmoins il eft
toujours difpofé de façon que toutes les parties
de fon corps font pliées, & qu'elles forment une
maffe ronde pour s'accommoder à la concavité
du vifcère dans lequel il eft renfermé, de même
que tous les membres d'un poulet fe trouvent
pliés tant qu'il eft contenu dans l'œuf. Cette pofition vient fans doute de ce que fes mufcles font
abandonnés à leur propre contraction, & de ce
que les fléchiffeurs, qui font les plus forts & les
plus nombreux, l'emportent fur les extenfeurs.
Car on remarque que les mufcles des perfonnes
qui dorment, en affectent une à-peu-près femblable; & le fœtus peut être confidéré comme
étant dans un état de fommeil, puifqu'il y a tant
de penchant après fa naiffance. Lorfque la groffeffe eft plus avancée, on trouve que le fœtus a
la tête penchée en devant, l'épine du dos courbée
dans le même fens, les cuiffes & les jambes pliées,
de forte que fes talons s'approchent des feffes;
les bouts de fes pieds font en dedans, fes bras font
fléchis, & fes mains près de fes genoux. Il a pour
lors l'épine du dos tournée vers celle de fa mère,
la tête en haut, la face en devant & les pieds en
bas. Enfin, vers les derniers mois, c'eft-à-dire,
vers la fin du huitième, il fait la culbute; & pour
lors la tête fe porte en bas, du côté de l'orifice

de la matrice, & fa face eft en arrière. Ce mouvement peut être attribué à la pefanteur de la tête du fœtus, laquelle devient plus grande de jour en jour, & l'entraîne dans la fituation la plus favorable à fa fortie de la matrice.

Le fœtus ne ceffe de croître tant qu'il eft renfermé dans ce vifcère, & il devient d'autant plus grand, qu'il approche davantage du terme de fa naiffance. Il eft fort difficile de déterminer quelles font fes dimenfions pendant le premier mois qui fuccède à la conception; mais lorfque ce terme eft écoulé, fes parties font extrêmement développées, & l'on peut en juger : il a un pouce de hauteur alors; à deux mois, il a deux pouces & un quart; à trois mois, trois pouces & demi; à quatre mois, cinq pouces & plus; à cinq mois, fix pouces & demi ou fept pouces; à fix mois, huit pouces & demi ou neuf pouces; à fept mois, onze pouces & plus; à huit mois, quatorze pouces; à neuf mois, dix-huit pouces. Toutes ces mefures varient dans les différens fujets; ce n'eft qu'en prenant des termes moyens qu'on peut les déterminer. Par exemple, il naît des enfans de vingt-deux pouces, & d'autres de quatorze; & l'on prend dix-huit pour terme moyen : il en eft de même des autres mefures. Mais quand il y auroit quelque variété dans chacune d'elles en particulier, cela feroit abfolument indifférent pour le réfultat général. Ce qu'il y a de fort fingulier, c'eft qu'un enfant croît au contraire de moins en moins, jufqu'à ce qu'il ait acquis l'âge de puberté, temps auquel il fe développe, pour ainfi dire, tout-à-coup, & parvient fort vîte à la hauteur qu'il doit avoir pour toujours. Car, s'il a dix-huit pouces en naiffant, il ne grandira pendant les douze mois qui fuivent, que de fix à sept pouces au plus, c'est-à-dire, qu'à la fin de la première année, il aura vingt-quatre ou vingt-cinq pouces; à deux ans, il n'en aura que vingt-huit ou vingt-neuf; à trois ans, trente ou trente-deux au plus; & ensuite il ne grandira plus que d'un pouce & demi ou deux pouces par an, jusqu'à l'âge de puberté. Il faut cependant convenir que l'accroissement a ses phénomènes comme les autres opérations de la Nature: tantôt il est plus lent, & tantôt d'une rapidité étonnante. On trouve dans les Mémoires de l'Académie des Sciences, pour les années 1736 & 1758, deux exemples de cette dernière espèce.

Quoique les mouvemens que fait le fœtus dans la matrice ne soient jamais sensibles avant qu'il ait atteint le terme de trois mois, & qu'ils le soient souvent beaucoup plus tard, il est cependant probable qu'il est animé plus tôt, & que l'ame raisonnable existe en lui dès le commencement, c'est-à-dire, après la conception. C'est pourquoi on ne doit pas manquer de conférer le baptême aux avortons, quelque petits qu'ils soient, pourvu qu'ils aient la moindre apparence de vie; & même lorsque le cas est douteux, & qu'on ne peut déterminer si l'enfant est vivant ou mort, il faut le lui conférer sous condition. Telle est la doctrine qu'enseigne Jérôme Florentini, dans une Dissertation publié en 1658, sous le titre: *Des Hommes douteux ou du Baptême des Avortons.* Comme personne, avant lui, n'avoit traité cette matière à fond, son ouvrage fut reçu avec une approbation générale. Il essuya aussi bien des critiques: on lui reprocha de soutenir une opinion nouvelle, parce que l'Église n'avoit parlé jusques-là de l'obligation de baptiser tous les fœtus, & son livre fut mis à l'Index. **Les examinateurs chargés d'en** rendre compte, ayant rapporté que la doctrine de l'Auteur étoit probable, les Cardinaux crurent qu'il étoit à propos qu'il fît une seconde édition de son Ouvrage, accompagnée d'une protestation, par laquelle il déclareroit qu'il ne prétendoit rien définir sur cette matière, mais proposer seulement une chose vraisemblable. Florentini se soumit à ce qui lui avoit été prescrit.

On ne peut donc examiner avec trop d'attention ce que rendent les femmes dans leurs fausses couches, à quelque terme que ce soit, pour voir si le fœtus, quoique fort petit encore, & même formé d'une manière imparfaite, ne jouit pas de la vie, ce qui le rendroit susceptible du baptême. On ne peut, pour la même raison, se dispenser de pratiquer l'operation césarienne sur les femmes qui meurent enceintes, quelque peu avancée que la grossesse puisse être; car l'expérience prouve que les embryons survivent quelquefois à leur mère, aussi bien que des fœtus plus âgés. Il seroit impossible de déterminer combien de temps les uns & les autres peuvent conserver la vie; mais il y en a eu qui ont été tirés vivans par l'opération césarienne, quoique leur mère fût morte depuis long-temps.

Lorsque le fœtus est parvenu au terme de neuf mois, il est chassé de la matrice par les contractions réitérées de ce viscère, aidées de celles du diaphragme & de celles des muscles du bas-ventre. Comme il peut en sortir beaucoup plus tôt par l'effet d'un grand nombre de causes connues, on demande s'il peut y rester plus long-temps, si le temps de la naissance est incertain, & s'il peut être prolongé beaucoup au-delà du terme ordinaire? Cette question, qui intéresse l'ordre public, ne peut guère être décidée par les faits; car ceux qu'on allègue en faveur des naiſſances tardives, ou montrent des femmes qui ont eu envie de donner des héritiers à leurs maris morts ſans enfans, ou trompées par de fauſſes ſupputations, lorſqu'elles n'ont eu aucun intérêt de déguiſer l'époque à laquelle elles ſont devenues enceintes. C'eſt dans l'analogie, c'eſt dans l'ordre qu'obſerve la nature dans la naiſſance des animaux, qu'il faut en chercher la ſolution : or, cet ordre eſt conſtant & invariable. Tous les animaux, dit M. Louis, dans un excellent Mémoire contre la légitimité des naiſſances prétendues tardives, font leurs petits dans un certain eſpace de temps. Ils ne les portent pas au-delà du terme que l'Auteur de la Nature a déterminé pour chaque eſpèce; & ils ne mettent point bas avant que le période de la geſtation ſoit arrivé. La différence de ces périodes dans les différentes eſpèces, ne ſe tire, ni de la force des animaux, ni de leur taille, ni de leur tempérament particulier, ni du volume du fœtus. Les jumens & les âneſſes portent conſtamment onze mois, les vaches neuf, les biches huit. La geſtation des brebis, qui ſont des animaux doux & paiſibles, eſt de cinq mois, preſque la même que celle des chèvres qui ſont vives, légères & toujours en mouvement. De quelque taille que ſoit une chienne, qu'elle ſoit grande ou petite, forte ou foible, elle porte ſoixante jours; les hazes & les lapines, trente jours. Enfin, les femelles de tous les animaux mettent toujours bas au même terme ou à-peu-près. Pourquoi donc les femmes ſeules feroient-elles exception à une règle ſi conſtante & ſi générale ?

On ne ſait trop quelles ſont les cauſes qui déterminent la ſortie du fœtus. Les Phyſiologiſtes ont penſé que la gêne qu'il éprouve lorſqu'il a

acquis une certaine grosseur, ou que ses intestins
& sa vessie sont remplis d'excrémens, le force à
faire des mouvemens capables de mettre la matrice
en contraction; mais il est facile de voir que ces
deux causes ne peuvent produire un pareil effet.
Quelque extension que la matrice éprouve vers
les derniers temps de la grossesse, il est certain
qu'elle en peut prendre davantage. Lorsqu'elle
contient deux enfans à la fois, elle est plus distendue que lorsqu'il n'y en a qu'un, & cependant
l'accouchement ne se fait pas plus tôt. Les enfans
foibles & mal constitués ne naissent pas plus tard
que ceux qui sont gras & bien portans ; ceux
qui périssent au sein de leur mère ne sont pas
chassés hors de la matrice avec plus de difficultés
que ceux qui sont pleins de vie. Enfin les femmes
n'éprouvent pas que leurs enfans se meuvent avec
plus de force qu'à l'ordinaire au temps qui précède leur accouchement : souvent au contraire
elles ne les sentent plus remuer, & prennent à
cette occasion des inquiétudes qui ne sont pas
toujours fondées. Peut-être l'exclusion du fœtus
vient-elle de ce qu'ayant acquis une sorte de maturité
au terme de neuf mois, les mamelons du placenta sortent des orifices des sinus de la matrice,
à-peu-près comme une sangsue pleine de sang se
détache d'elle-même de la partie sur laquelle on
l'a appliquée ; ce qui fait que ce viscère, irrité
par la présence du fœtus & de ses membranes qui
deviennent, pour ainsi dire, des corps étrangers,
se contracte sur lui avec toute la force dont il est
capable, & entraîne, par une sorte de sympathie,
le diaphragme & les muscles du bas-ventre dans
des mouvemens simultanés, & qui favorisent son
action. Quoi qu'il en soit, le resserrement de la
matrice pousse la portion des membranes qui ré-

pond à fa partie inférieure, à travers fon orifice qui en eft dilaté peu à peu. Les efforts qui fe renouvellent à chaque inftant augmentent la dilatation de fon col. Les membranes fortement étendues par l'impulfion des eaux qu'elles contiennent, fe déchirent ; les eaux s'écoulent. Les parties, déjà lubrifiées & humectées par une mucofité abondante, dont l'excrétion a précédé le travail, fe relâchent de plus en plus. La tête de l'enfant s'engage dans l'orifice de la matrice ; elle defcend infenfiblement à travers les détroits que forment les os du baffin ; elle fe fait jour au dehors, & eft bientôt fuivie du refte du corps. Le placenta & les membranes ne tardent pas à être expulfés à leur tour, & la matrice revient en peu de temps à fon état naturel.

L'enfant qui vient de naître n'eft pas formé comme il le fera dans la fuite. Ses parties préfentent par-tout des différences qui font relatives à la manière dont il fe nourrit dans la matrice, à fon défaut de refpiration, tant qu'il eft renfermé dans la cavité de ce vifcère, & au développement encore imparfait de fes organes. Les premières font les plus fenfibles ; elles fe font principalement remarquer dans les parties qui fervent à la circulation du fang. Nous avons dit plus haut que le cordon ombilical eft compofé d'une veine & de deux artères ; que la veine tire fon origine du placenta même, & qu'après s'être contournée autour des artères, elle les quitte à l'ombilic pour fe gliffer de bas en haut, & aller gagner la partie concave du foie ; que les deux artères viennent des artères iliaques primitives du fœtus ; qu'elles montent fur les côtés de la veffie ; qu'elles fe rapprochent l'une de l'autre au nombril, fe continuent le long du cordon, & vont enfin fe perdre dans l'épaiffeur du placenta. Ce font ces vaiffeaux qui établiffent la communication du fœtus & du placenta, ou, fi l'on veut, du fœtus & de la matrice. La veine fait en quelque forte fonction d'artère, en portant au fœtus le fang & les humeurs dont il a befoin ; & les artères font celle de veines, en rapportant au placenta l'excédent du fang contenu dans les vaiffeaux du fœtus.

La veine ombilicale, parvenue dans le ventre, monte de bas en haut & de gauche à droite, enfoncée dans l'épaiffeur du ligament fufpenfoire du foie. Elle traverfe la partie inférieure de ce vifcère auquel elle donne un grand nombre de ramifications, & s'unit enfin avec la veine porte. Une partie du fang qu'elle contient eft conduit à la veine cave inférieure par le canal veineux : l'autre y arrive par les veines hépatiques. Le trou ovale le tranfmet à l'oreillette gauche. Lorfqu'il eft tombé dans le ventricule du même côté, il paffe dans l'aorte où il fe mêle avec celui que la veine cave fupérieure avoit verfé dans l'oreillette droite & dans le ventricule voifin, & qui, au lieu de parcourir toutes les routes pulmonaires, eft conduit à cette artère au moyen du canal artériel. Enfin, le fang que l'aorte inférieure a reçu des deux ventricules, eft en partie rendu au placenta par les artères ombilicales.

Les autres différences qui fe trouvent entre les parties du fœtus & celles de l'adulte, fe voient à la tête, à la poitrine, au bas ventre, & dans prefque toutes les parties du corps. On obferve à la tête qu'elle eft plus groffe, proportion gardée ; que le cerveau eft mou, qu'il eft abreuvé d'une grande quantité de férofité ; que les prunelles font bouchées par la membrane nommée pupillaire; qu'une femblable membrane bouche quelquefois le conduit auditif externe, &c.

Dans la poitrine, on trouve le thymus beaucoup plus gros & plus alongé à proportion qu'il ne l'eft dans l'adulte. Ce corps eft auffi d'une couleur plus rougeâtre, & contient intérieurement une grande quantité de fucs laiteux. Les poumons font compactes, livides & pefans.

Dans le bas-ventre, le foie eft d'un volume confidérable, fur-tout fon lobe gauche, qui égale, pour ainfi dire, le droit, & qui s'étend jufqu'à la partie la plus reculée de l'hypocondre gauche; la véficule du fiel eft fort ample, & contient beaucoup de bile; les gros inteftins n'ont pas de boffelures & font pleins de méconium; l'appendice vermiforme a plus de longueur & de groffeur à proportion que dans l'adulte; les capfules atrabilaires ont beaucoup de volume, & contiennent un fuc jaunâtre & fanguinolent; les reins font boffelés à leur furface; la veffie urinaire a une forme alongée, & monte davantage vers le nombril; enfin les tefticules ne font pas toujours hors du ventre.

Les autres différences que préfente le fœtus fe remarquent principalement dans fes parties offeufes, & ont été expofées affez au long dans l'Oftéologie, pour qu'il ne foit pas néceffaire d'y revenir ici.

Fin du fecond Volume.

BIBLIOTHÈQUE ROYALE

www.ingramcontent.com/pod-product-compliance
Lightning Source LLC
LaVergne TN
LVHW050826060726
842527LV00001BA/128